JN312221

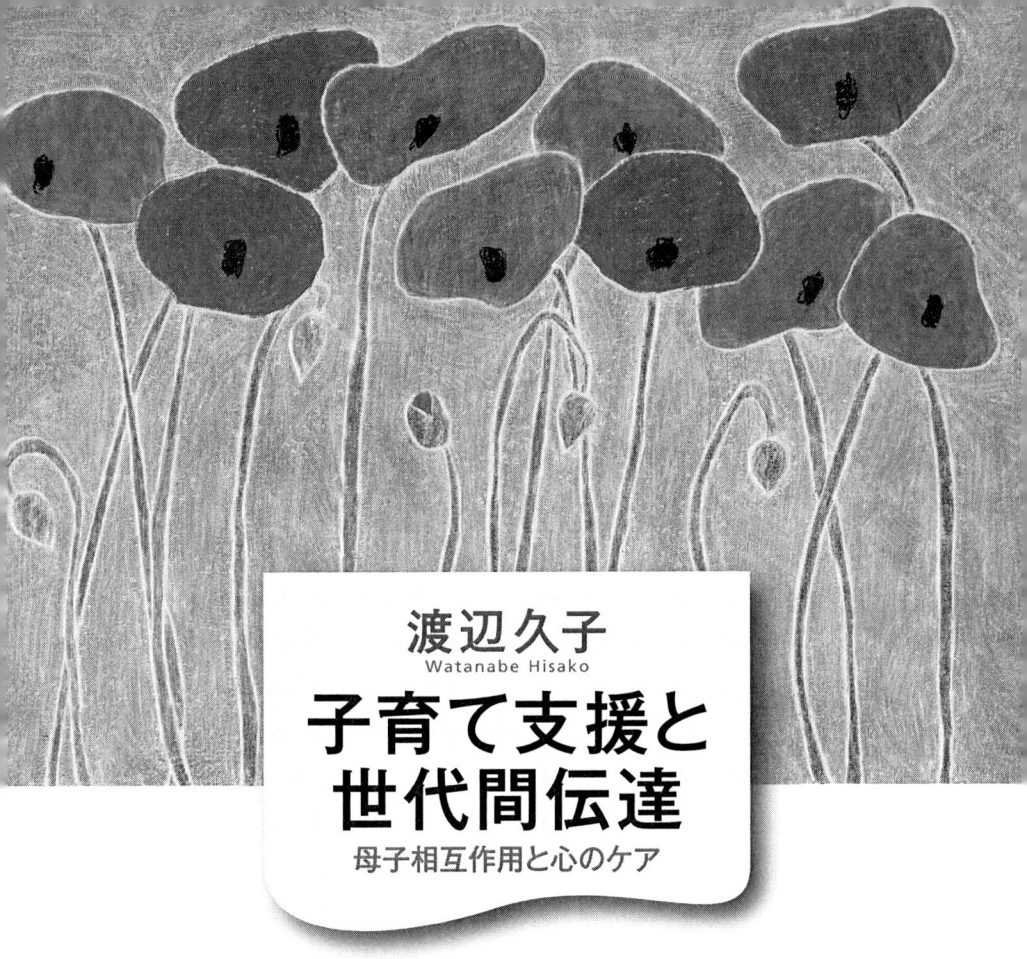

渡辺久子
Watanabe Hisako

子育て支援と世代間伝達
母子相互作用と心のケア

金剛出版

目　次

1. 子どもの心のケアと母子のコミュニケーション
   ――乳幼児の心の世界―― ……………………………………7
2. 成長・発達からみた思春期の特徴
   ――心の視点から―― ………………………………………33
3. 児童虐待と心的外傷 ……………………………………………48
4. 子どもの心に影響を与える家族の問題 ………………………65
5. 乳幼児のプレイ・セラピー
   ――幼児のプレイ・セラピーと母親‐乳幼児セラピー―― …………77
6. 家庭内暴力への対応 ……………………………………………89
7. 子どもの自殺企図
   ――対応の原則―― …………………………………………104
8. 少子化時代の子どもの死 ………………………………………111
9. 生殖補助医療で生まれた子どもの心 …………………………132
10. 転移・逆転移と世代間伝達
    ――親子のすれ違いの謎を解く鍵―― ……………………144
11. 心のあけぼの
    ――ダイナミックな赤ちゃんの世界―― …………………159
12. 子どもを育てる心のネットワーク
    ――新しい時代の心のふるさと作り―― …………………184

あとがきにかえて ……………………………………………………219
初出一覧 ………………………………………………………………222

子育て支援と世代間伝達
母子相互作用と心のケア

1．子どもの心のケアと母子のコミュニケーション
―― 乳幼児の心の世界 ――

Ⅰ　赤ちゃんのメンタルヘルス

　「赤ちゃんのメンタルヘルスのプログラム？　そりゃ一体なんだ！」乳幼児精神医学のパイオニアであるフライバーグ（Fraiberg, S；1918-1981）が1972年に，初めてミシガン大学で乳幼児メンタルヘルスの講座を開いた時の周囲の反応である（Fraiberg, et al., 1980）。

　ソーシャルワーカーで精神分析家のフライバーグは，シカゴのスラム街で家庭訪問をし乳児虐待を予防した。わが子の泣き声にかっとなり思わず手をあげる母親。その瞬間「この泣き声は，何かを思い出させるのかしら？」とフライバーグは声をかける。母親は不意をうたれ，手をとめ，「ああ，幼い頃からいつも私は叩かれていた」と呟き，「この子が泣くと，辛い記憶が蘇り，思わず叩いてしまう」としみじみと語り，虐待行動は消える。

　「台所の心理治療（kitchen psychotherapy）」と呼ばれるフライバーグの早期介入は，不幸な生い立ちのまま親になる人への共感に根ざした実践である。心に押し殺された葛藤が，時空を超え放射能のように現在の親密なふれあいに侵入し母親を脅かす。この不気味な現象をフライバーグは「赤ちゃん部屋のお化け（ghosts in the nursery）」と名づけた（Fraiberg, 1980；1987）。

　フライバーグの実践は，今日なお乳幼児精神保健の基本である。その治療的介入には以下の３つの治療要素が含まれる。①危機介入（crisis inter-vention），②発達ガイダンス（developmental guidance），③表象に方向づけした精神療法（representation-oriented psychotherapy）。ケースにより３つのいずれかに分類されると考えられるが，筆者自身の経験では，どのケースにもこの３要素は内包される。

1．危機介入

赤ちゃんと母親の問題の生じる場では，時をおかずに介入することが求められる。「台所の心理療法」に匹敵するものとして，病院では「新生児室の心理療法」「ベッドサイドの心理療法」がある。

2．発達ガイダンス

母親が手をあげる理由は，ひとつには赤ちゃんの泣く意味がわからないからである。この無知からくる誤解を解くため，「今泣いたのは人見知り。この時期には自然なこと」と発達的な意味を説明すると，「私を困らせようとしているのではない」と母親は安心する。発達ガイダンスは母親自身の行動にもあてはまる。たとえば1歳半児の「いや！」にカーッとするのは，この月齢の子をもつ母親の自然な反応である。"世界一の優しいお母さんでも1歳半の子の癇癪を憎らしく思うものらしい"（Winnicott, 1968）と伝えると，母親はほぐれる。

3．表象に方向づけした心理療法

治療者はここで手をあげる母親を「虐待する悪い母親」とは決めつけない。「なぜ，今ここで，赤ちゃんが泣き，母親は手をあげるのか？」とそこにいる自分の存在の影響をふり返り，母 - 乳幼児 - 治療者関係を吟味する。母親は初対面の家庭訪問者を「あらさがしにきた侵入者」と構えやすい。すると赤ちゃんもささいなことで泣きだす。治療者の不安耐性が低く，自分が"良い子"（＝良い治療者）でいたい場合は，泣く赤ちゃんと母親に不安を抱き過剰反応をしがちである。指導のつもりで「お母さんだめじゃないの」とあたり，母親からみれば治療者は幼い頃いつも自分を叩いた実母像と重なってしまう。

治療者は代わりに自己の逆転移，つまり「赤ちゃんの泣き声でカーッとなるお母さんにカーッとさせられそうな自分」を見つめる。そしてこの情動の響きあいを，母親の辛い気持ちの非言語的なコミュニケーションと読み取る。「ああまた叱られる」と怯える母親の心の中の幼児に働きかける。「何かを思い出したの？」と声をかけると，母親は「私をだめな子と決めつけない人がいる」とほっとし，本音があふれてくる。幼児期のフラッシュバックや未解決の葛藤が内省により言語化され，虐待につながる行動化は消えていく。

II 乳幼児精神医学の動向

　ある会合で乳幼児精神医学者のエムディ（Emde, R.）は「古代ギリシャのデルフィの神託には関係性こそ人間の精神生活の真髄と書かれている」と述べていた。確かに，人は生まれてから死ぬまで，誰か，あるいは何かとの関係の中で生きている。関係性（relationship）は人の心の発達の普遍的な研究のテーマであり，誕生から始まる関係性の発達とその問題に取り組むのが乳幼児精神医学であるともいえる。

　乳幼児とは語源的に〈infant＝言葉をもたない〉であり，生後0～3歳の非言語的発達段階をさす。レボヴィシ（Lebovici, S.）は乳幼児精神医学を超領域分野（trans-disciplinary area）と呼んでいるが，実際に胎生期学，新生児学，産婦人科学，発達神経学，精神分析的発達心理学，比較文化人類学，社会学，生態行動学など，広範な専門領域が壁を越え交流しあい融合しあって発展している分野である。

1．乳幼児精神医学から乳幼児精神保健への流れ

　1980年に初めて世界乳幼児精神医学会（World Association of Infant Psychiatry and Allied Disciplines：WAIPAD）が設立された時，乳幼児の精神医学とあえて名づけられたのは，乳幼児期に緊急の専門的援助を要する心の状態があり，放置すれば後年の精神病理のリスクにつながる点を強調するためであった。乳幼児期は旺盛な発達期で，適切な介入にめざましく反応する。母親と乳幼児への実践的援助を柱に，乳幼児精神医学会の活動は早期発見，対応とフォローアップにより，個人のライフサイクルにわたる精神衛生の向上と精神病理の予防をめざして発展した。

　この世界乳幼児精神医学会はオープンな交流の精神により大きな飛躍をとげ，WAIPADは1986年の第3回ストックホルム大会以後，Infant Mental Health Journalに合流し，欧米からカナダ，ラテン・アメリカ，環太平洋へと広がった。1988年にエムディが「乳幼児精神医学は成人期を迎えた」と述べ，1989年の第4回ルガノ大会以後は世界各地の地域活動に主力を注ぐようになった。また「母親‐乳幼児精神療法」「性同一性障害」などテーマ別の国際研究班が発足する一方，「国境なき医師団」（Medicin Sans Frontier）との連携や，

各国の母子衛生へのアドバイスを行い，国際紛争にまきこまれる難民の母子保健を支援し，世界規模の地道な実践活動を積み上げている。異なる社会文化的環境のもとで発達する乳幼児や，新しい乳幼児精神発達研究のもたらした人間の発達の多様性への認識に基づき，精神病理を個人ではなく関係性の病理（relationship disturbance）としてとらえる視点に至っている。その結果1992年9月の第5回シカゴ大会で，WAIPADは国際乳幼児精神保健学会（International Association of Infant Mental Health：IAIMH）と融合し，新たに世界乳幼児精神保健学会（World Association of Infant Mental Health：WAIMH）が誕生した。

2．乳幼児精神保健の基本的認識

乳幼児精神保健は，以下の基本的認識にたつ。

①乳幼児は養育環境との能動的な相互作用の中で発達する存在である。
②乳幼児の問題は乳幼児と養育環境の関係性の障害と考え，治療は関係性の改善に取り組む。
③乳幼児の要因と環境の要因の相互作用には母子，家族，社会の異なるレベルがあり，それらの複雑な交流の総体をみていく。
④母子の行動における相互作用の背景には，母子の表象の世界の相互交流と発達が起きている。母子の相互作用という行動の「窓」を通して，母子の心の中の表象世界を解明しようとする。
⑤乳幼児期の問題がどのように，その個人のその後の発達に影響するかを，ライフサイクルにわたりみていく。
⑥異なる社会文化的環境下での発達の多様性を理解する。
⑦発達と相互作用に内在する精神病理のリスクと，その介入のあり方を解明していく。
⑧精神病理の世代間伝達が乳幼児期からどのように生じるのか，そのメカニズムの解明と予防のあり方を研究する。

3．激動する世界と乳幼児精神保健

多極化する世界情勢を反映し，欧米中心に発展した乳幼児精神医学は，今日東欧，アジア，アフリカ，中南米などの社会変動の激しい地域にも広がり，そこでの乳幼児の飢餓，AIDS・移民難民などの問題にも積極的に取り組んでい

る。たとえばパリのレボヴィシの東欧支援チームは，定期的にルーマニア，ハンガリー，チェコ，ポーランドの乳幼児精神保健活動を応援し，1992年に「国境なき医師団」と連携を結んだ。同年のシカゴ大会でルーマニアの孤児院の活動がビデオで報告され（Lebovici, 1992），孤児らの悲惨な状態は「スピッツの依託抑うつ」の再現であった。

　治療チームは，母性的養育を剥奪された上，1人の人間としてのアイデンティティを奪われた乳幼児に対し，親身なケアとともに克明な日記をつけ続ける。親から見捨てられながらも保母から愛された個人史が，その孤児の対象関係の発達を支える命綱になるであろうという視点にたつ。ブラジル，チリ，アルゼンチン，ウルグアイなどの中南米でも，WAIMHの当地域副会長らを中心に国家，自治体レベルでの乳幼児保健活動の促進にあたっている。

　一方，先進工業国では対照的に，都市化，核家族化，母親の職業進出，初産の高齢化，少子化などの変化が進み，乳幼児が受けるストレスの質や内容が今までになく複雑化しつつある。親-乳幼児精神療法（Cramer, 1989）のニードの増加などと並び，社会の仕組み自体の検討の必要から，フランス議会は1989年に「職業をもつ母親と乳幼児をめぐる育児のシンポジウム」を開催した。レボヴィシ，クラメール（Cramer, B.），スターン（Stern, D.），オソフスキー（Osofsky, J.）や筆者ら乳幼児精神医学会の運営委員が，フランス全土から集まった政治家，保育の専門家らに母親の社会参加と新しい時代の育児の諸問題についての提言を行った（Cohen-Solal, 1992）。

　これらの流れや，体外受精を始めとする生命誕生のテクノロジーの進歩に随伴する複雑な心理的問題の増加により，乳幼児の健やかな発達に必要な平均的に期待される環境（average expectable environment; Hartmann, H.）の概念は今，大きく変わろうとしている。新しい時代に適した乳幼児の発達環境を母乳幼児のミクロレベルと社会のマクロレベルから考えていく方向が必要である。

4．乳幼児精神保健トレーニング

　WAIMHを〈ウイ・エイム〉と発音すれば〈we aim＝われわれは目指す〉という意味にもなる。臨床実践力の向上を目指し，世界各国で臨床家の熱心な研修が行われている。パリのレボヴィシのもとから東欧のルーマニア，ハンガリー，ポーランドへ，ジュネーヴのクラメールのもとからオランダ，オーストリア，フランスへ，ロンドンのアックワローネ（Acquarone, S.）のもとから

スペイン，南米のアルゼンチンやブラジルへ。また北米のサンフランシスコのコール（Call, J.）やリーベルマン（Lieberman, A.），デンヴァーのエムディのもとに留学といった具合に。筆者も日本国内の研修会以外に，南米ウルグアイや南アフリカの乳幼児精神保健の研修会に参加し，乳幼児精神保健の実践への熱意が洋の東西を問わぬものであることを実感している。

　包括的なアプローチを習得するために，社会福祉出身の臨床家が母－乳幼児精神療法を学ぶため精神分析研究所に通ったり，実証的発達研究者が臨床現場を経験し直したり領域間の相互交流（cross-fertilization）も活発である。

　筆者自身の乳幼児精神保健の実践の場は大学病院の小児科である。新生児室，新生児集中治療室NICUでは，正常出産と併行してハイリスク周産期障害との闘いがある。診療内容には以下のようなものがある。産後抑うつの母－乳児精神療法，乳児虐待の母子治療，摂食障害の母の出産育児の危機介入と育児支援，障害児の誕生と親の悲嘆へのケア，流産死産などの対象喪失に対するモーニング・ワーク（渡辺，2003a；2003b）。以下にその一端を紹介しよう。

症例1　障害の告知と母の悲嘆

　　ポケベルが鳴る。新生児室からである。「1週間前に生まれた18トリソミーのAちゃんのお母さんが暗い。すぐきてください！」筆者はすぐ新生児室に駆けつける。染色体異常をもつ赤ちゃんの誕生は特に深刻で，診断を告げた直後から，親の衝撃を新生児治療チームが受けとめる。医師と看護師らの配慮だけでは，親の危険な行動化を防げず，自殺，赤ちゃん殺し，発狂，脱院のリスクの高い時，乳幼児精神保健医が呼ばれる。

　　母親はすりガラス様の瞳をして，魂の抜け殻のようにぼーっと座っている。「Aちゃんの診断を聞かれたのですね」と声をかけるとショックで麻痺したように動かない。無言でじーっと見つめる。「いつもの自分じゃないような感じ？」と問うとうなずく。「私とあなたの間に，怖い異様なものがうごめいている感じ？」とたずねると，言葉にできぬ混乱と恐怖を察してもらえたように，初めてうなずいた。「寝るどころではない。食べるどころではない，なんとかしてAちゃんを不気味な運命から奪いかえしたいのでしょうね」と母親を代弁すると，少しずつ生気がよみがえってきた。「この辛さこそが親心。お母さんは今，命がけでわが子を守ろうとしている」「Aちゃんにはあなたが必要。胎内で何カ月も聞いたあなたの声，においのすべ

てが安心のもと。だから生き延びてくださいね。よければ睡眠剤，安定剤をだしましょう」

この危機介入の後，母親はぐっすり眠り，いろいろ語るようになった。「1年しか生きない子が多いと聞いた。可愛いさかりに死なれたら生きていけそうもない」「こわくて近寄れない」「今すぐにでもつれて帰りたい」「不妊治療を7年受けて，やっと授かった子」，「産婦人科医は超音波エコーでわかっていたはず」と怒りもだせるようになった。「せめて医者や天に怒りや本音をぶつける自由は確保してくださいね」と支えていった。それでも母親がまだAちゃんを抱けないでいる時，たまたま来日中の乳幼児研究者トレバーセン（Treavarthen, C.）がNICUにたちより，「なんてかわいい赤ちゃんだろう！」とAちゃんに声をかけてくれた。Aちゃんははっきりと目を見開き，それを見て母親は驚いて「まあ，あなたわかるの！」といってAちゃんを抱き上げた。Aちゃんは母親のいきいきとした喜びの声を聞いて，くいいるように母親をみつめた。そこから絆が深まり，母親はAちゃんを自宅でケアする覚悟をした。1年過ぎてもAちゃんは元気で，両親はAちゃんをつれて新婚旅行先の外国にまで旅をした。その後Aちゃんは2歳を迎え，そして両親は明るい父母として成熟している。

症例2　拒食症の母の出産育児：羊水と子宮のようなリスクマネージメント

母体のやせが進み，胎生期32週の胎児の体重が一向に増加しない妊婦がいる。胎児の命の危険で産科医が入院させたところ，病院食をたべず，がりがりにやせ，ぶつぶつ「ああどうしよう，生まれたら虐待しちゃいそう」と呟いたり，夜間，トイレに長く閉じこもり出てこない。夫が見舞いにくるとヒステリックにどなりちらしている。この妊婦の言動，感情，食行動や身体状態から，出産にこぎつけることができるのか，育児ができるのか，という不安が治療チームにひろがり，筆者が招かれた。この不安定な母親を心の胎児と思い，治療チームは羊水と子宮のように包みましょうと話し合い，産科と小児科で一丸となって母親を包み，無事出産育児を軌道にのせることができた。

Ⅲ　心のあけぼの

はじめに

周産期は不思議な出会いの時期である。精子と卵子から生まれた受精卵が分

割を繰り返し胎児となり、母親の胎内で刻々と発達し成長する。その極めて生物学的な現象をめぐって複雑な心の世界や社会的な関係が生み出される。周産期は身体と心と社会の出会いの時期である。男女の心理的な愛から、新しい生命が誕生する。

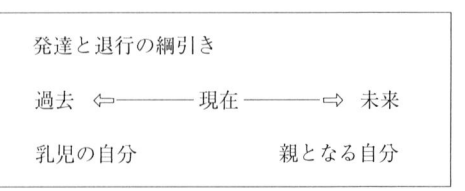

```
発達と退行の綱引き

過去 ⇐——— 現在 ———⇒ 未来

乳児の自分           親となる自分
```

図1　周産期・早期乳幼児期の親の心理

そして1人の女性は母親、男性は父親という社会的存在に変化させられる、また周産期は現在と過去と未来が融合する時である。妊娠中の女性は約10カ月の月日、子宮に宿るまだ見ぬわが子を思い描きながら、母親として成長する自分や大きくなったわが子を思い描く。未来に心が向かいながら、過去の体験がよみがえる。母親はかつて乳幼児だった自分、意識にものぼらぬ遠い昔の世界の記憶を知らぬ間に想起しているといわれる。妊婦の夢や自由に語る連想は、心の奥で原始的な感覚世界への退行が生じていることを示唆している（図1）。

　父親となる男性の心の中にも似たような発達と退行の綱引きが起きている。妻のお腹が大きくなるにつれ、大張り切りで仕事をこなし、新しいアイディアを生みだす夫がいる。かと思うと得体のしれぬ不安にかられ、精神安定剤を必要とするような不安状態におちいった夫もいる。その人はよく聞くと、かつて2歳の時に弟が生まれ、母親の膝を弟に奪われた時の不安や嫉みを想起したようであった。この人は今まで自分でも意識できなかった気持ちを理解し整理して普段の自分にもどっていった。周産期はこのように私たちの現在の瞬間の中に過去や未来が生々しく入りこんでくる複雑な時期である。

1．胎生期の発達

　胎生期は危機に富んだ発達期である。受精卵は生後2週目に前後に細長い神経管を形成する。のびた先端が折り曲がり、脳となり目鼻と耳が作られる。胎生期18週頃までに視覚、聴覚、深部覚、固有覚などのほぼすべての知覚が確立する。胎児は羊水の中で自発的に体を動かし、自分から指しゃぶりをしたり、感覚体験を楽しんでいる。胎生期の後半には脳の中に体験を記憶として蓄積する営みも始まっているらしい。

2．妊娠・出産と母性の芽生え

　胎児の発達と並行して，母性の発達がある。妊娠を前期，中期，後期に分けると，最初の3カ月は，妊娠という事実をめぐって，さまざまな感情が沸く。喜びと不安。戸惑いと誇り。つまり微妙な体の変化が妊娠のまぎれもない事実の確認となるが，子どもによって現在の生活と未来の計画が変化を迫られるとなると，生むことへの迷いも生じる。望まぬ妊娠，不安や危険を伴う妊娠であればなお，悩みは深まる。自分の体が命を生む能力を持つことへの自信と安心，新しい命を引き受けることの負担と不安の間で心は揺れる。

　胎動がはっきりと自分に感じられる妊娠中期は，実態をもった胎児の存在を確認し，もはやもどることのできない時間の流れの中の自分を意識する。否定的な脈絡の状況では，育ちゆく胎児は自分の人生への闖入者(ちんにゅうしゃ)とも感じられる。

　いよいよ端からも目に見えてお腹が大きくなる妊娠後期は，妊婦が社会的にも母親となっていく自分を，周囲の人々の関わりの中で確認していく時である。実際の出産の準備とともに，生まれた後の日々を具体的に思いめぐらさざるをえなくなる。

　出産はどの母親にとっても全身の強烈なインパクトを伴う体験である。生むという陣痛と分娩の主体的で健康な自己の営みにより，女性は実感をもって母親になる。しかし先進工業国では，分娩は病院と医療スタッフに管理される受け身的な体験になりやすい。そのために，自信を失い，落ち込む母親もいる。

　出産は子宮の中にいたわが子が，はっきりと分離し，去っていく体験であり，多くの母親は，やれやれ生まれてくれたと思う瞬間，同時に別離や分離，対象喪失を体験している。

　極端な例だが，自分で子どもを育てる気がないのに妊娠出産を繰り返す女性がいる。生まれた子どもを里子に出してしまうその人は，自分が里子に出された生い立ちをもち，妊娠の一体感のみが自分にとり忘れられない母なる体験であった。

3．赤ちゃんのイメージ：幻想的乳児，空想的乳児

　ウィニコットは言う「赤ん坊がお母さんを見るとき，2つのものを見ている。お母さんの瞳と，自分を見つめている母親とを」ウィニコットは自分を見つめている母親を見つめている赤ん坊，という相互に見つめ照らしあう関係こそが赤ん坊の世界であると言っている。

これは赤ん坊を見る母親についてもいえる。母親は赤ん坊を見る時，2つのものを見ている。自分を見つめているわが子と，そのわが子の姿によって想起するかつての赤ん坊の自分とを。そこで実際の赤ん坊（real baby）と同時に，母親は心の中の自分の主観的な体験に基づく赤ん坊イメージとも向きあっている。

　この心の中の赤ん坊を，フランスのレボヴィシやスイスのクラメールは幻想的な乳児（fantasmatic baby）と空想的な乳児（imaginary baby）の2つに大別している。幻想的な乳児とは，やや難解な精神分析的な概念であるが，わかりやすくいえば，かつて赤ちゃんとして生きた時の身体記憶を無意識に想起している時の精神状態である。それは実際の赤ん坊と関わる時に，思わず赤ん坊の気持ちに同一化し，身をおくことを助けてくれる世界でもある。空想的な乳児とは，自分が女の子としていつかお母さんのようになりたい，そして赤ちゃんが欲しいとの願いを託した赤ちゃんである。母親として赤ちゃんのイメージを抱けるようになるには，このような長い生活史の中の空想的体験の過程がある。

　女性が母親になりわが子を抱く時，この幻想的乳児と空想的乳児のイメージが赤ちゃんに対する気持ちの土台になっていく。自分自身が赤ちゃん，あるいは女の子として幸せな親子関係を体験した人の幻想的乳児にはさまざまなよい感情が伴いやすい。その一方で不幸な場合には，葛藤的な感情がわいたり，さまざまな困難が生じやすい。

　ある母親は「この子おっぱい飲みすぎだわ。過食症なのかしら」と思いつめ，実際はそうでないのに心配する。そのため，不自然に子どもの授乳を制限し，授乳時に不安定になる。この母親自身が実は過食症であり，その裏には自分の幼児期に実母が病弱のため，十分に安心して甘えられなかったという不幸な経緯がある。

4．初期の母子の絆

　乳児は胎生期の後半には，胎内での体験を記憶し始めているらしい。誕生直後の乳児はじっと外界に関心を向け，約48時間覚醒しやすい状態にあり，その後よく眠る時期に入る。生理的に外界への活発な適応が起き，呼吸と心臓の拍出，体温調節，睡眠と覚醒，空腹と満腹，栄養分の摂取と排泄のリズムの変化など，体内の生理的な調節機能が活発に発達していく。

この時期，新生児はどのような主観的な世界を生きているのであろう。スターンはさまざまな角度から早期新生児期の感覚体験を研究し，乳児が生まれつき，無様式感覚（amodal per-ception）を持っていることを指摘した。

無様式感覚とは，様式を超えた様式のない感覚，つまり耳で聞こうと，目で見ようと，肌で触ろうと，いかなる知覚様式にも共通し

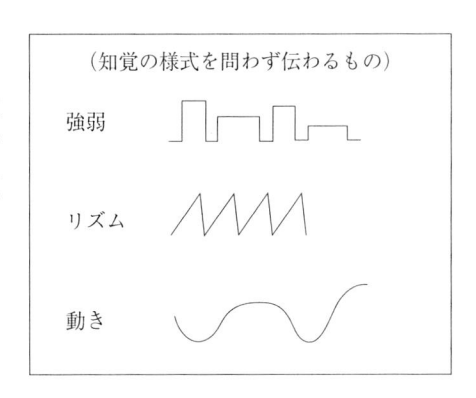

図2　無様式知覚と情動調律

て伝達可能な知覚をいう。それは音や光ではなく，ものの動きの強弱やリズム，流れ具合であり，光のゆらゆら，音のさらさら，そよ風のそよそよとした肌ざわりなどで表される（図2）。乳児はその感覚を少なくとも胎生期後期から体験し，よく知っているらしい。胎児の運動の研究をしたケステンバーグ（Kestenberg, K.）は胎児が腹壁から子宮内に伝わる不快な刺激から遠ざかり，快い刺激には接近することを観察している。

胎児にとり，明るく弾んだ母親の声や表情や動きは，いきいきとした気持ちを引き起こし，沈んだ平淡な声や表情は，沈んだ気分そして生理的状態を引き起こしやすい。

10カ月間住みなれた子宮から押し出され初めて外気に触れる乳児はどんな体験をしているのであろう。見慣れぬ世界に緊張しているのか，それとも何も感じずにぼんやりしているのであろうか。産婦人科医の中島洋博士は，誕生直後に乳児が母親の自然な呼びかけに安心するありさまを観察し報告している。母親が声をかけるとそれまで泣いていたのが，ぴたりと泣き止み，ほっとした表情を示す。それはまるで仏さまのような柔和な表情なので仏の顔（budda face）と表現している。このような詳しい臨床観察から，誕生直後からの心の世界についてのさまざまなヒントが与えられつつある。

5．周産期抑うつと乳児の発達

無様式感覚の世界に生きる乳児は，したがって母親の声や表情や筋緊張など，さまざまな様式を通して母親の精神状態を感知していると考えられる。

そこで仮に母親が抑うつ的気分で、赤ちゃんのケアをしていると、赤ちゃんは敏感に察知し反応する。英国ケンブリッジのマレー（Murray, L.）はスコットランドのエディンバラでコックス（Cox, J.）らと、出産後の母親の精神状態の研究をし、英国ではほぼ10人に1人が産後抑うつ病を発生することを調べた。さらにそれが乳児自身の発達に思いがけぬ悪影響を及ぼすため、見過ごしてはならぬことを指摘した。

たとえば1歳の時点で対象認知に歪みがあらわれる。予防的介入に、何もせずただ家庭訪問する、育児指導をする、母親の話をよく聞く、という3つの異なる方法を実施し、効果の相違を研究した。それによると、母親が産後うつ病の時、母親は現在の不安や不満と同時に過去の否定的な体験にもとらわれており、相談者が親身に話を聞くことが有益とわかった。

乳幼児をもつ母親が抑うつ状態に陥りやすい要因にはいろいろあるが、アメリカで社会問題となっているのが10代の妊娠である。未婚の未成年で母親になった女性の多くが、無理な社会状況で気分の沈んだまま育児をし、乳児に心理的影響を及ぼしている。フィールド（Field, T.）は未婚の抑うつ的な母親にケアされる乳児を研究し、乳児が生後2〜3カ月からすでに母親の目を見なくなったり、無表情になったりする事実を観察している。

6．周産期障害の予防と早期介入

このように周産期は心のあけぼのであるが、それは明るい未来にも暗い未来にもつながる微妙な時期である。その変化や兆候がかすかであるため、今までは見過ごされてきた。今日では乳幼児精神保健の発達により、周産期を母子にとって幸せで安心できる日々にすることが、将来の発達の障害や精神障害の大切な予防になることが知られている。

今、世界中で、保健婦、小児科医、産科医、保母らが、早期の母子のよい出会いを援助する方法を研究し、実践している。その際、自然な生活や行動の中に内在するものを活用する方向が主である。たとえばフィールドはしっかりと手の平で全身を触るという素朴なタッチ療法（touch therapy）を開発している。このアプローチはウィニコットの「抱っこ」（holding）の概念にもつながるものである。

症例3　赤ちゃん部屋のお化け

　生後4カ月の男の赤ちゃんが，病院の新生児室から退院してから，家で2カ月間毎日泣き続けている。母親は冷ややかにあやしている。このあやしかたを見て何人もの保健師は，「あなたの抱き方が悪い」と言ってしまった。実際にほぼ24時間わが子に泣き続けられている母親は，泣き声も聞こえないふりをしていた。この場合の母親からの大事なメッセージは，"私はこの子の泣き喚く声を聞こえないふりをし，能面であやすほかない毎日である"ということなのである。この母親にとり，この赤ちゃんはまさに「赤ちゃん部屋のお化け」である。この子は第二子で，2カ月早く生まれ，2カ月保育器で過ごした。機械音の世界になじんだ新生児が家に帰ると，家庭という静かな環境への急激な変化に適応できず，泣き始めることがある。そこにわが子を早産で生んだ母親の負い目が重なると，育児不安に陥いる。この両者の心地わるさが生みだす微妙なズレはやがて悪循環を生み，赤ちゃんはますます泣きやまず，ミルクを飲まない。この赤ちゃんの混乱を見て，母親は「私にはこの子は育てられない，この子は障害児にちがいない」と思いこんでしまった。

　このような母親がどこにいっても癒されず，しかも2カ月も苦しみ続けるというのは酷である。そこで常識的に，直感を働かせつつ，さりげなく，暖かく，実家の状況や，夫のことを聞いていく。すると，この母親には両親がいない。「実父は小学校入学前後に亡くなった」と話し始める。小学校の入り口で父親が亡くなれば，残された母子家庭の不安と緊張ははかりしれない。実母はしゃにむに子どもを育てるために働いた。今，治療者の目の前にいる母親の2カ月も子どもの泣き声に耐えてきた忍耐強さはこの実母像と重なる。そこで，「あなたがこんなひどい泣き方を我慢できるのは，子育てをがんばってきたあなたのお母さんを見てきたからなのね」とポジティブにねぎらった。するとその母親は実母も高校時代に亡くなったことをうち明けてくれた。そして父母に先立たれ，2度も大切な人を失っていて，その対象喪失のために「これから先に何か悪いことがあるに違いない」という未来への予期不安が強い。そのため，赤ちゃんの夜泣きが，深い不安を誘発し，「この子は障害をもっているに違いない」というネガティブな思いこみを抱いていることがわかった。「よくぞあなたは生きのびている」と治療者がねぎらう中で，はじめて，自分を肯定しほっと肩の力をぬくことができた。するとその夜から赤ちゃんの夜泣きが消えたのである。現実がさらにネガティブな文脈になり，ますます自分を追い込んでしまう。

症例4　死んだ母親コンプレックス

　この症例では，母親は，「私の母は，私を生後3日間，抱いてくれなかった。私は不倫の子で，私の父は母が身ごもり，私がこの世に生まれると私の母を捨ててしまった」と話し始めた。この母親は，わが子を抱いていると，自然に，かつての自分を赤ちゃんのなかに見いだしてしまうという。父が母を捨てたので，母は落ち込みまるで死んだような母子関係だった，と回想する時，母親の声は低いトーンになる。しかし着目すべきことは，お乳が張ってくるとこの母親は自然に上手に赤ちゃんに飲ませているのである。このような辛い体験にもかかわらず，母親の身体が母性的に赤ちゃんを守っている事実を指摘した。ネガティブなことを語りながら，自分の身体は自然な母性を豊かにもつことを母親に気づかせていくという介入をしていくと，母親は育児意欲をもちはじめることができた。

Ⅳ　関係性の世界

1．関係性の関係性への影響（effect of relationship on relationship）

　乳幼児精神保健の中心テーマは，乳幼児の主観的世界の発達の解明である。乳幼児の心の世界は，乳幼児自身の資質と周囲の環境が，日々刻々と出会い，その子固有の外界との相互作用を創りだす中から生まれる。たとえば，蘭の花が，たんぽぽとは違い，普通の土壌・日射しや湿度では育ちにくいように，特殊な気質の乳幼児には，いわゆる普通の育児環境は居心地が悪く，特別な配慮がないと育ちにくい。この場合，問題を乳幼児，環境いずれのせいにもせず，両者の出会いの不適合，両者の関係障害とみなす。

　さらに環境には乳幼児個体の内部環境，母親と乳幼児の作り出すミクロシステム（microsystem），家族と乳幼児の作り出すミニシステム（minisystem），家族と社会文化の作り出すマクロシステム（macrosystem）などの異なる位相がある。各レベルの相互関係が複雑に影響しあう力動的な作用を理解していく。

a．個体内要因の相互作用

　たとえば乳児自身の内部でもさまざまな要因の出会いがある。その子特有の脳の成熟の仕方には，従来知られているよりもはるかに幅の広い個体差がある（Edelman, 1992）。

これに生まれもった気質（temperament）や身体発育の特徴が加わり，生みだされる世界はダイナミックである。チェス（Chess, S.）らの研究が明らかにしたように，育てにくい乳児や，周囲への適応に時間のかかる乳児は，同じ環境がストレスのもとであり，普通の生活刺激が不安を招く。すると母親も緊張して悪循環が生じ，乳児は

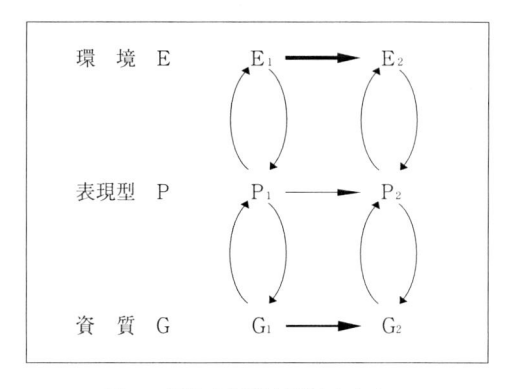

図3　個体の資質と環境の出会い

葛藤的な接近・回避行動などを示すようになり，これが昂じて慢性的な発達の偏りや，発達障害の状態像が作られていく（Richer, 1992）。生まれつきの資質や遺伝による遺伝型（genotype）と周囲の環境による環境型（environtype）の個体内のたゆまぬ相互作用から一つの表現型（phenotype）が生まれる（Sameroff & Emde, 1989）（図3）。

たとえばフェニールアラニン・ハイドロキシラーゼの遺伝的欠損によるフェニールケトン尿症では，普通食によりフェニールアラニンが脳に蓄積し，てんかんや知能障害が出るが，フェニールアラニン欠乏食ではこれを防ぐことができる。

b．乳幼児-母親相互作用

ウィニコット（1964）は「赤ちゃんというものはいない，いるのは母親と一緒の赤ちゃんである」と述べた。母-乳幼児対（mother-infant dyad）が発達の基本単位としてライフタイムにわたる関係性の土台になる。乳幼児の問題は母子対と養育環境の関係性障害（relationship disturbance）と今日では考えられている。このミクロシステムでは情動調律（affect attunement；Stern, 1985）や同調（synchrony）などのメカニズムを介し，ミクロ制御（microregulation）が展開している（Sameroff & Emde, 1989）。

とくに母-乳幼児関係の研究の焦点は，言語・行動上の相互作用を介して，母親の表象がいかに乳幼児に伝わり，乳幼児の対象関係の発達に関わってくるかにある。乳幼児を前にすると母親は，その仕草や表情によりさまざまな表象が刺激され，育児は母親自身の外的生活と内的表象世界の果てしない対話の中

表1　心の中の3つの乳児

感じる心の層	3つの乳児	由来
心の意識の層	現実の乳児	目の前の赤ん坊
半意識の層	空想的乳児	小さいときから空想してきた赤ん坊
無意識の層	幻想的乳児	赤ん坊だった時の無意識記憶

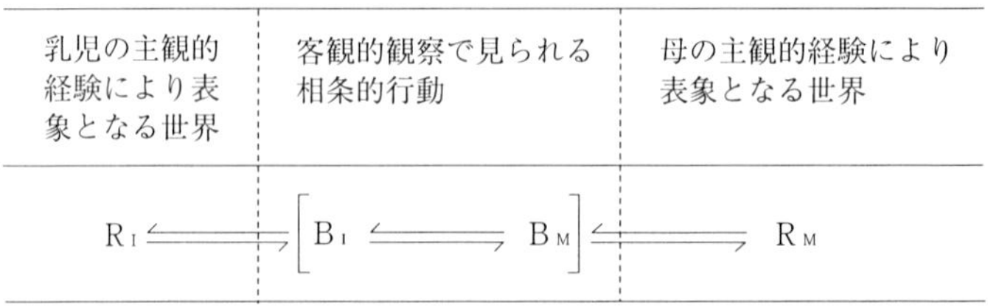

```
乳児の主観的    客観的観察で見られる    母の主観的経験により
経験により表    相条的行動              表象となる世界
象となる世界

  R_I ⇄ [ B_I ⇄ B_M ] ⇄ R_M
```

B＝行動　behaviour
R＝表象　representation
I＝乳児　infant
M＝母親　mother

図4　母 - 乳児相互交流の基本的モデル（Stern-Bruschweiler & Stern, 1989）

で展開することになる。現実の乳児（real baby）は母親の幻想的乳児（fantasmatic baby）と空想的乳児（imaginary baby）の表象を誘発し（Lebovici, 1988），母親は妊娠，出産，育児を通じて深層の原初体験とエディプス体験の再編成を体験しながら成熟していく（Rafael-Leff, 1991；Breen, 1981, 1986）（表1）。乳幼児は，母親の微妙な眼差しや抱き方を通して，母親の深層で自分がどのような存在意義を持つかを敏感に察知し，自己と対象像を発達していく（Kernberg, 1984）。

この乳児 - 母親間の行動系と表象系の相互作用（図4；Stern, 1990）は，向かいあう鏡が作り出す無限の反射像に似た，幻想的相互作用（fantasmatic interaction；Lebovici）の世界である。母親が近寄り自分を抱きあげ乳首をふくませるといった一連の育児行動にこめられる母親の情緒は，一種のメロディーのように乳幼児を包み，乳幼児はオーケストラの一節を聞くように，無様式知覚を通してこれを直観的につかむと考えられる。スターンは乳幼児のこのような無意識的ファンタジーにあたる表象体験の基本単位を前物語封筒（pre-narrative envelope）と呼び，実証研究と精神分析の表象理論とをつなげよう

としている (Stern, 1990, 1992)。

　c．母乳幼児－家族相互作用

母－乳幼児対のミクロシステムはより広い父親や兄弟を含む家族ミニシステム内の一部である。近年，発達研究が母子から父子，家族へと広がるにつれ，父母のもちこむ原家族関係が現在の家族関係に投影されたり，現実状況により変容したりしながらからみあうかが研究されている。この複雑な関係同士の交流の中で，乳幼児にある一定の役割やイメージが繰り返し付与され，家族に代々伝達される文化，価値観や家族の長年の未解決の葛藤が，乳幼児の対象関係の発達に組み込まれていく (Fraiberg, 1980 ; Cramer, 1989 ; Byng-Hall, 1991)。

　d．家族－社会文化相互作用

家族は社会というより広いマクロシステムの一部である。根深い文化と現代社会の変動の多重の影響が，家族を介し，母親を通し，乳幼児に刻々と影響する。鉄道の高架線の近くで騒音にさらされて育つ乳児の体重が増加しなかったり，海外に転勤した家族の乳幼児がとじこもり症状を呈したり，ますます生活テンポの早くなる時代に乳幼児は大人以上にその環境の影響を受けている。異なる文化の乳幼児の人格形成におよぼす影響や，社会文化的な環境の違いにより生じる倫理観や文化的同一性の発達の多様性についての比較文化研究が累積しつつある。

2．愛着理論の発展

以上のような複雑な知見を，背景の異なる多領域からの専門家が共有できる土俵として今日ボウルビー (Bolwby, 1969) の愛着理論が世界的に用いられている。愛着理論は精神分析，エソロジー，システム理論の中から生まれたが，その実証的研究により，精神分析発達理論を書き替えるとともに，行動と心の世界をつなげ，関係性の継続性を実証し，現在としての過去の関係をつなげ，年々発展している。たとえば，乳幼児期に虐待された親はわが子に虐待を繰り返すリスクが高いというような，世代間伝達 (intergenerational transmission) の解明は，ブレザトン (Bretherton, 1987) らの国際的な愛着 (attachment) の研究により一層はっきりと解明されている。

アタッチメント (愛着) は人間の生得的な構成反応 (component instinct) で，乳幼児の生存を保証し，対人関係の土台を作るシステムである。ボウルビ

ーが愛着理論の骨組を作りエインズワース（Ainsworth, 1978）が乳幼児の愛着の個人差，安全基地としての母親の役割を実証的に研究した。乳幼児は愛着経験の累積から，乳児の内的表象の世界である内的作業モデル（internal-working model）を発達する。

エインズワースは見知らぬ場面（strange situation）への乳幼児の反応が乳児の母親への愛着の性質の個人差，ひいてはその子の内的作業モデルを反映するものと考えた。A（回避：avoidant）型，B（安定：secure）型，C（両価：ambivalent）型とD（混乱：disorganized/disoriented）型の4つに分類した。膨大な研究の結果今日，B（安定）型は安定した養育関係を反映し，A，C，D型にはそれぞれ養育パターンの拒絶的傾向不一致，強度の混乱が対応し，後年の問題へのリスクを示唆するといわれる。

愛着は組織化構成概念（organizational construct）として，1980年代後半には，表象的側面，自己・対象像の発達との関連，および愛着の世代間伝達のパターンの研究に発展し精神分析理論の検証に迫りつつある。

メイン（Main, M., et al, 1985）らはエインズワースの見知らぬ場面（strange situation）による乳児の愛着パターンを成人パターンに翻訳し，成人愛着面接（Adult Attachment Interview：AAI）を作成した。ここから得られた親自身の幼児期の愛着体験は次の3タイプに分類された。①自律的‐安定（autonomoussecure）型：幼児期の愛着体験がありのまま，まとまりある形で語られる。②没入（preoccupied）型：葛藤に満ちた幼児期の愛着体験がとりとめなくまとまらぬ形で語られる。③却下（dissmissive）型：葛藤的な記憶が忘れられ，表層的なよい記憶のみが語られる。

この3型は乳児のB‐安定型，C‐アンビヴァレント（両価）型，A‐回避型の成人版に匹敵する。また自律的‐安定型の親は安定型の乳児を，没入型の親はアンビヴァレント型の乳児を，却下型の親は回避型の乳児を生み出す，という親子同型伝達が見いだされ，愛着パターンの世代間伝達が認められることがわかってきた。またライフサイクルにわたる愛着の縦断研究はグロスマン夫妻（Grossmann & Grossmann, 1991），スルーフ（Sroufe, 1983）らが目下継続しており，乳幼児期の愛着パターンが，それ以降一貫性，継続性をもって発達し，親になった時の育児行動にもあらわれることが示唆されている。

AAIは，現在精神病理のリスクの高い親（eg. 母親の周産期抑うつ，親の母性的養育の剥奪体験，虐待傾向etc.）のもとで育つ乳幼児の発達と予防治療の

研究にも広汎に使用されている（Fonagy, 1990 ; Murray, 1991 ; Murray & Cooper, 1992）。乳児の愛着パターンは成人の対人関係のパターンに翻訳され，夫婦，家族社会関係の研究も行われている。

3．母親 - 乳幼児治療の発展

乳幼児の治療は母親 - 乳幼児と治療者の三者の世界の出会いである。乳幼児発達研究で明らかにされた言語 - 非言語 - 幻想間作用の理解は，乳幼児治療のアプローチの基本にもなっている。母親が乳幼児により表象世界を絶え間なく刺激されるように，母親と乳幼児を目の前にした治療者も，無意識の乳幼児期心性を刺激される。治療者は母親 - 乳幼児の相互作用を観察しながら（図5），同時に自己の逆転移と，母 - 乳幼児 - 治療者間に生じる幻想的相互作用を観察し，両者から得られた情報を統合して母 - 乳幼児の関係性障害の本質を理解していく。

たとえば相談にやってきた母親と乳幼児は，今までに出会った小児科医や親戚友人らの話などをもとにした治療へのイメージを抱きながら，あらかじめ作られた転移（preformed transference）を抱き治療者に出会う。治療者も乳幼児精神医学という未開発の領域に関わる者独自の不安，緊張，期待や興味をもって母子に出会う。三者にとり等しく見知らぬ場面（strange situation）であるこの相談の最初の瞬間から，どのような治療関係の脈絡が生じるかにより治療の方向が展開していく。ウィニコット，フライバーグ（1980）コール（1979）らにより編み出された乳幼児 - 母親精神療法は今日多様な方向で発展している（Greenspan, 1987, 1992 ; Watanabe, 1992）。フライバーグの死後，引き続きサンフランシスコで悲惨な状況の家族と乳幼児のためのParent-Infant Program

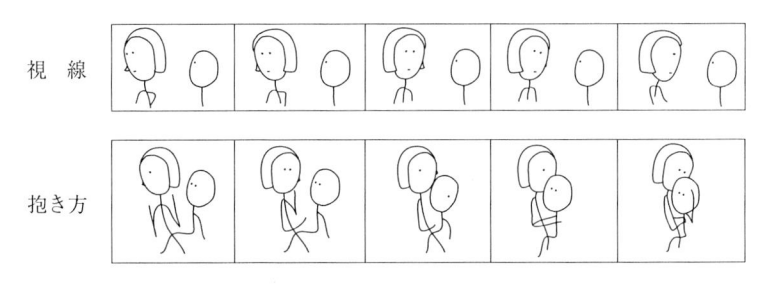

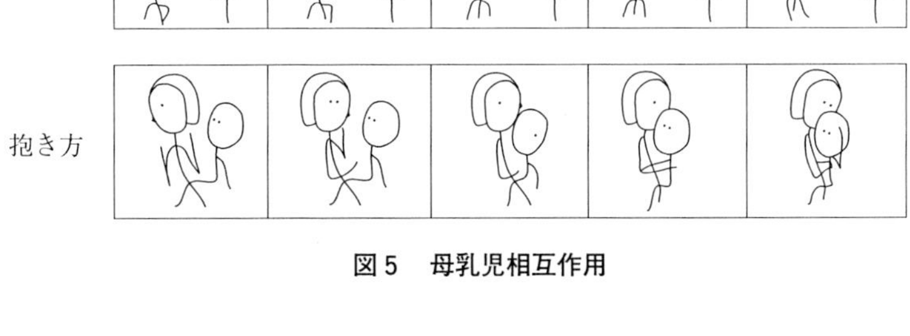

図5　母乳児相互作用

を引き継いだリーベルマン（1990）はかつてエインズワースの共同研究者として究めた愛着理論を，フライバーグの治療理論の検討に適用している。フライバーグの治療は，親自身の過去の乳幼児期記憶を掘り起こし言語化することに焦点をあてている。これに対しリーベルマンは，生活の窮乏に追われるボーダーラインの親にとり，過去の乳幼児期体験をめぐる怒りや絶望は，過去のものとなりきれずに現在の悲惨によりますますあおりたてられており，現在の悲惨の徹底した理解と援助に焦点をあてることが過去の情緒を過去にもどし，親子関係を是正していく技法になることを提案している。

一方，表象の方向づけを持つ親‐乳幼児精神療法（representation oriented parent-infant psychotherapy）を行うスイスのクラメールは，ジュネーヴの乳幼児研究所にて，治療による母親の表象の変化と治療効果に関する大規模な研究を行っている（Cramer, 1988, 1990, 1992）。また母親の周産期抑うつが乳幼児の発達に長期的な影響をおよぼすことをつきとめたマレー（1991, 1992）は育児指導，行動療法，母親‐乳幼児精神療法の治療効果の比較研究を行い，愛着形成の援助には後者が有効なことを示唆する中間結果を報告している。

これらの研究を土台に，母親‐乳幼児治療を中心とする治療は現在は高リスク家庭のケースから未熟児，発達障害まで幅広く応用され，治療技法，理論ともに分化しつつある。臨床家のトレーニングの要請の増加に伴い，タビストック方式の乳幼児観察の普及や親‐乳幼児治療研修プログラムなどが活発になっており，これは前述したような過去数年間の世界乳幼児精神医学会の地方会の増加にもあらわれている。

V　心の世代間伝達

人の社会は次の世代に価値ある文化遺産を伝えながら発展していく。風俗習慣，伝統文化，技術などはみな若い世代へと伝承される。これと同じように，情緒の世界もまた育児と家庭生活を通して親から子へと伝達されることが知られ，これを心の世代間伝達と呼ぶ（図6）。心の世代間伝達を理解することは，人のものごとに対するその人固有の姿勢やさまざまな行動をより深くダイナミックに理解する糸口を与えてくれる。

「三つ子の魂百まで」という諺がある。心の問題は目に見えにくい。乳幼児期の経験となるとその人自身の記憶にも定かでない。それでいて，その人のラ

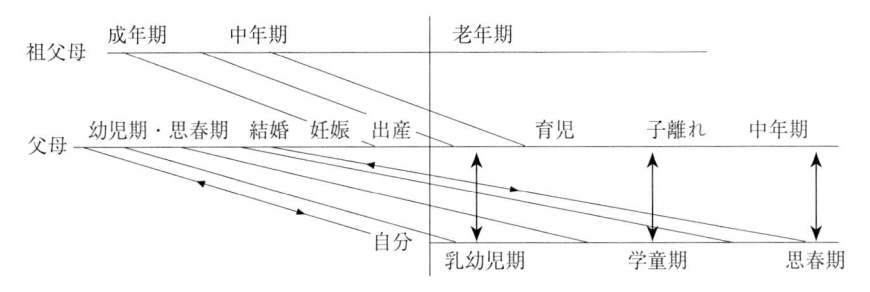

図6　世代間伝達

イフサイクルにわたる連続的な影響を及ぼし次の世代にまで伝達される．それは日常生活のいたるところで見られるが，具体的に精神障害となってあらわれた例をあげよう．

症例5

　27歳のAさんは結婚1年後に妊娠し，妊娠後期に不安が出現して，食事が喉を通らず，まもなく極度の脱水状態となり，そのため入院治療となった．全身状態が悪化し，予定より2カ月早く女児を出産した．その子は未熟児の上低栄養，低電解質を示し，生後5カ月目に脳波の異常と痙攣を示すようになった．体力回復後Aさんは精神療法を受けたが，その中で自分の母親が不倫によって自分を身ごもり，愛人である父親に捨てられるかもしれない不安の中で迷いながら出産したことを思い出した．そのいきさつのため母親と娘の関係は幼児期から葛藤的で，自分は母親に今猫かわいがりされたかと思うと次には冷たく突き放され，たえず母親の顔色を窺うようになったという．思春期に神経性食欲不振症で3カ月の入院治療をうけ，治ったと思ったが，今回の妊娠で再発した．今から思うと，過去に母親が自分をおろそうと思ったことへの恨みを晴らしたくて，拒食して胎児を傷つけてしまったのかもしれない，と内省していた．

症例6

　小学校3年のB君は不登校と家庭内暴力の症状を示している．B君は約束や宿題を絶対に忘れない几帳面な性格であるが，ささいなことにかっとなる傾向があり，同年代の子どもの輪にはとけこめないで不登校が始まり，家庭内暴力が日に日に悪化した．B君の父親はふだんは穏やかだが，かっとなると，殺意にちかい剣幕で叱り，手も出るし物も飛ぶ．B君は恐怖に

からられ，幼児期から緊張感の強い子になってしまった。

　B君の父親はB君の不登校をふがいなく思う反面心配もしている。そのあまりB君を毎日あざができるほど叩いていたところ，昼間父親のいない時に，母親への暴力が始まったという。B君の祖父である父親の実父は，幼児期に両親をなくし，親戚を転々とわたりながら育ち苦労している。我慢強い努力家であるが，気にさわることがあると人が変わったように爆発する。父親は子ども時代に，よく身に覚えのないことで祖父に責められ，半狂乱になって箒でぶたれたことを思いだす。自分はそういう父親を憎み，わが子には絶対にしまい，と心に誓ったのに，いざ子どもをもつと，子どもの泣き声やわがままな要求に，むらむらと怒りがわいて爆発してしまうので，ずっと苦しかったという。自分がされたいやなことを自分の子には繰り返すまいと思いながら，まるで父親にぶつけられなかった怒りを，今わが子に代わりにぶつけていることに気づいたと，語ってくれた。

このように個人としては善意でありながら，乳幼児期に触れた親の不幸な世界を自分が親になってわが子に伝達するというのが心の世代間伝達である。乳幼児虐待，未婚妊娠，などが生じる背景に心の世代間伝達のメカニズムが作用していることが研究されている。

精神病理と世代間伝達
　心の世代間伝達の舞台は，まず乳幼児期の赤ん坊と母親の相互作用である。成長するにつれて舞台は家族関係になる。乳幼児の存在自体が次の2点で強力な役割を果たしている。
　a．刺激体としての乳幼児
　赤ん坊に直接触れていると，そのおとなは知らぬ間に，忘れているはずの幼い頃の感情が心にわいてくる。かわいい，愛くるしい，抱きしめたい，思わずにっこりしてしまう，という幸せな感情の一方で，赤ん坊に辛い感情もかき立てられる。赤ん坊が泣きやまないと，だれしも叫びたい衝動にかられ，そこで思わず叩いてしまうことが起きがちである。赤ん坊の存在自体がかつて赤ん坊であった私たちの中の原始的衝動をかき立てるからである。
　b．無様式感覚による伝達
　胎児は胎生期20週ころには，触角，固有知覚，聴覚，視覚，味覚などの全身の感覚器官がほぼ完成し，胎生期後期には，自分から羊水の中で浮力を用い

た遊泳を楽しみ，指をしゃぶったり，耳をすましたり，安定した感覚体験を楽しんでいる（ケステンバーグらの研究）この時期から新生児期にかけて，乳幼児の中心的な感覚体験は無様式知覚によって行われる。

　無様式知覚は，母親の声の音色の強弱や抑揚，眼差しの柔らかさや冷たさ，からだの緊張の強さや弱さなど，知覚様式をとわず，情緒の本質を感知するものである。親の無意識の不安や緊張，いらだちや焦り，敵意や抑うつ感情を，乳幼児は全身で黙って察知してしまう。母乳幼児の相互作用では，日々絶え間なく，母親のある特徴をもったかかわりが繰り返される。そこに，不安，いらだちや敵意などが含まれるとそれは赤ん坊への応答の仕方の微妙なテンポのずれや，冷たく機械的な仕草になってあらわれ，乳幼児はそれを不快なものとして感知する。

症例7

　　C君の両親はC君が2歳の時に正式に離婚した。母親がC君を妊娠中，父親が不安定になり，人が変わったように陰湿ないじめを母親にしたのが離婚の発端である。当時父親は仕事で行き詰まっていた上に，自分自身が嫉妬妄想の実父により「おれの子ではない」と幼児期から拒絶されて育った葛藤が，妻の妊娠により蘇っていた。母親はC君を産もうかどうか迷いぬき，C君出産の床で離婚を決意していた。母親は夫婦の葛藤や母親の悲しみをC君は胎内から感知していたに違いないという。C君の産声はか弱く哀しげであり，C君は母親の沈んだ表情をみながら乳幼児期を過ごし，1歳から2歳にかけての再接近期も自己主張を示さず，異常におとなしい子どもになってしまったという。実父との未解決の葛藤を抱く父親が，男児の妊娠出産により，その葛藤を復活化されてしまい，それがC君の母親を心理的に追い詰め，結果的にC君に伝達されている。

おわりに

　乳幼児の心が胎生期の生命の芽生えから刻々と発達するダイナミックな世界であることの一端を以上に述べた。思春期，成人期以降の人のライフサイクルにわたっても，乳幼児期の心の世界は目に見えぬ影響をおよぼし続けていく。

文 献

Ainsworth. M. D. S. et al. : Patterns of Attachment. Lawrence Erlbaum, Hillsdale, N. J., 1978.
Beebe, B., Lachmann, F. : Infant Research and Adult Treatment : Co-constructing interactions. Analytic Press, Hillsdale, N.J., 2002.
Bowlby, J. : Attachment and Loss : Volume 1 attachment. Hogarth Press, London, 1969. 黒田実郎他訳:母子関係の理論Ⅰ愛着行動. 岩崎学術出版社, 1991.
Breen, D. : Talking with Mothers. Free Association Books, London, 1981.
Breen, D. : The experience of having a baby : A developmental view. Free Association, 4; 23-35, 1986.
Bretherton, I. : New perspectives on attachment relations : Security, communication, and internal working models. In Osofsky, J. D. (ed.) Handbook of Infant Development. John Wiley & Sons, New York, 1987.
Byng-Hall, J. : Application of attachment theory to understanding and treatment in family therapy. In Parkes, C. M. et al. (eds.) Attachment Across Life Cycle. Routledge, London, 1991.
Call, J. et al., : Intervention infants. In Noshpitz, J. D. (ed.) Handbook of Child Psychiatry, pp.457-484, Basic Books, New York, 1979.
Cohen-Solal ed. : Développement de L'enfant et Engagement Profesionnel des Meres. Collection <Les Grands Colloques> Editions STH, 1992.
Cramer, B. : Evaluation of changes in mother-infant brief psychotherapy : A single case study. Infant Mental Health Journal, 9; 20-45, 1988.
Cramer, B. : Profession Bebe. Calmann-Levy, Paris, 1989.
Cramer, B., Stern, D., Robert-Tissot, C., et al. : Outcome evaluation in brief mother-infant psychotherapy : A preliminary report. Infant Mental Health Journal, 11; 278-300, 1990.
Cramer, B., Stern, D., Robert-Tissot, C., et al. : Final research results : Evaluation of mother-infant psychotherapy. Workshop paper presented at the 5th WAIPAD Congress, Chicago, September, 1992.
Edelman, G. : Bright Air Brilliant Fire. Basic Books, New York, 1992.
Ehrenberg, D. B. : The Intimate Edge : Extending the reach of psychoanalytic interaction. Norton, New York, 1992.
Fonagy, P. : Measuring the Ghost in the Nursery : An Empirical Study of the Relation between Parent's Mental Representations of Childhood Experiences and Security of Attachment. IPA Conference on Psychoanalytic Research, London, 1990.
Fraiberg, S., Shapiro, V., Cherniss, D. : Treatment modalities. In Call, J., Galenson, E., Tyson, R. (eds.) Frontiers of Infant Psychiatry. pp.56-73, Basic Books, New York, 1980.
Fraiberg, S. : Clinical Studies in Infant Mental Health : The first years of life. Basic Books, New York, 1980.
Fraiberg, S. (ed.) : Selected Writings of Slema Fraiberg. Ohio State University Press, Columbus, Ohio, 1987.

Greenspan, S. : Infants in Multirisk Families. Clinical Infant Reports No. 3. International Universities Press, New York, 1987.
Greenspan, S. : Infancy and Early Childhood : The practice of clinical assessment and intervention with emotional and developmental challenges. International Universities Press, Madison, Conn., 1992.
Grossmann, K. & Grossmann, K. : Attachment quality as an organizer of emotional and behavioral responses in a longitudinal perspective. In Parkes, C. M. et al. (eds.) Attachment Across Life Cycle. Routledge, London, 1991.
Kernberg, P. : Reflection in mirror : Mother-child interactions, self awareness, and self-recognition. In Call, J. et al. (eds.) Frontiers of Infant Psychiatry Vol. 2. Basic Books, New York, 1984.
Lebovici, S. : Fantasmatic interaction and intergenerational transmission. Infant Mental Health Journal, 9; 10-19, 1988. 小此木啓吾訳：幻想的な相互作用と世代間伝達．精神分析研究，34(5); 285-291, 1991.
Lebovici, S. : Hospitalism in romania orphanages : Action research as a strategy for discovering remedial measures. Symposium paper presented at 5th WAIPAD Congress, Cicago, September, 1992.
Lieberman, A., Pawl, J. : Disorders of attachment and secure base behavior in second year of life. In Greenberg, M. et al. (ed.) Attachment in the Preschool Years. University of Chicago Press, Chicago, 1990.
Main, M., Kaplan, N. & Cassidy, J. : Security in infancy, childhood and adulthood : A move to the level of representation. In Bretherton, I. & Waters, E. (eds.) Growing Points of Attachment Theory and Research. pp.66-104, University of Chicago Press, Chicago, 1985.
Murray, L. : Intersubjectivity, object relations theory, and empirical evidence from mother-infant interactions. Infant Mental Health Journal, 12; 219-232, 1991.
Murray, L., Cooper, P. : Postpartum depression : Research and clinical perspectives. Plenary paper presented at the 5th WAIAPD Congress, Chicago, September, 1992.
Nahum, J. P. : Book review. International Journal of Psychoanalysis, 84; 782-787, 2003.
Panksepp, J. : The Sources of Fear and Anxiety in the Brain. Affective Neuroscience : The foundations of human and animal emotions. pp.206-219, Oxford University Press, New York, 1998.
Rephael-Leff, J. : Psychological Processes of Childbrearing. Chapman & Hall, London, 1991.
Richer, J. : Avoidance behaviour, attachment and motivational conflict. Symposium paper presented at the 5th WAIPAD Congress, Chicago, September, 1992.
Ryle, A. : Something more than the 'something more than the interpretation' is needed : A comment on the paper by the Process of Change Study Group. International Journal of Psychoanalysis, 84 ; 109-118, 2003.
Sameroff, A., Emde, R. : Relationship Disturbances in Early Childhood. Basic Books, New York, 1989.

Sameroff, A., Fiese, B. J. : Models of development and developmental risk. In Zeahnah, C.(ed.) Handbook of Infant Mental Health. pp.3-19, Guilford, New York, 2000.

Schore, A. : Effects of a secure attachment relationship on right brain development, affect regulation, and infant mental health. Infant Mental Health Journal, 22; 7-66, 2001.

Schore, A. : The effects of earlyrelational trauma on right brain development, affect regulation, and infant mental health. Infant Mental Health Journal, 22; 188-200, 2001.

Sroufe, A. : Individual Patterns of Adaption from Infancy to Preschool. Development of Policy Concerning Children with Special Needs: Minnesota Symposia on Child Psychology, Vol. 6. Erlbaum, Hillsdale, N. J., 1983.

Stern-Bruschweiler, N., Stern, D. : A model for conceptualizing the role of the mother's representational world in various mother-infant therapies. Infant Mental Health Journal, 10; 142-156, 1989.

Stern, D. : The Interpersonal World of the Infant. Basic Books, New York, 1985. 小此木啓吾他訳：乳幼児の対人世界. 岩崎学術出版社, 1990.

Stern, D. : Diary of a Baby : What your child sees, feels, and experiences. Fontana. Harper Collins Publishers, London, 1990.

Stern, D. : Construction of the infant's representational world. Paper presented at the 5th WAIPAD Congress, Chicago, September, 1992.

Stern, D., Sander, L., Nahum, J., et al. : Noninterpretive mechanisms in psychoanalytic therapy : The something more than interpretation. International Journal of Psychoanalysis, 79; 908-921, 1998.

Trevarthen, C., Aitken, K., Papoudi, D., et al. : Children with Autism 2nd edition : Diagnosis and interventions to meet their needs. Jessica Kingsley Publisher, London, 1999.

Trevarthen, C. : Intrinsic motives for companionship in understanding : Their origin, development, and significance for infant mental health. Infant Mental Health Journal, 22; 95-131, 2001.

Watanabe, H. : A future for infants with development disorders : Retrieving a positive social and cultural context for infants. Symposium paper presented at the 5th WAIPAD Congress, Chicago, September, 1992.

渡辺久子：母子臨床と世代間伝達. 金剛出版, 2000.

Watanabe, H. : The transgenerational transmission of abandonment. In Maldonado-Duran, J.M.(ed.) Infant and Toddler Mental Health : Models of clinical intervention with infants and their families. pp.187-205, American Psychiatric Publishing, Washington, 2002.

渡辺久子：乳幼児精神保健の視点から. ネオネイタルケア, 16; 598-604, 2003a.

渡辺久子編著：小児心身症クリニック：症例より学ぶ子どもの心. 南山堂, 2003b.

Winnicott, D. W. : The Child, the Family and the Outside World. Penguin Books, London, 1964.

Winnicott, D. W. : Playing: Its theoretical status in the clinical situation. International Journal of Psychoanalysis, 49; 591-598, 1968.

2. 成長・発達からみた思春期の特徴
――心の視点から――

はじめに

　思春期は乳幼児期，老年期とならび，心身の変化が最も激しい時期である。思春期に，人は子どもとしての自分に別れをつげ，大人に脱皮していく。エリクソンは思春期をアイデンティティの時期（stage of identity）とよぶ。親や家族の中で成長してきた子どもが，新たに，自己というものを意識し，「私はだれ？」，「何のために生きるの？」と問いなおす。思春期の一見，無意味で不可解な行動や試みの奥には，本当の自分，自分らしい自分に出会おうとする思春期の子どもの切実な思いがある。

　英語では二次性徴が現れ，身長が伸び切り大人の体つきになるまでの身体的な発達期をpuberty，それに伴う心理社会的な発達期をadolescenceと分ける。日本では身体的・心理的・社会的変化をひっくるめて一般に思春期という語が使われる。

　思春期には，身体的には二次性徴の発現，心理的には自我の目覚め，親離れ，自己のアイデンティティの確立という一連の生理的，心理社会的課題があり，子どもにとりストレスと危機に満ちた冒険のときである。ストレスが幾重にも加わるため，思春期は，心身症や精神症状の好発時期である。身体疾患に心因が加重（psychogenic overlay）しやすく，子どもの心と身体は響きあう。

　思春期には，さらに子どもがそのおかれた環境の影響も大きく受ける。近年，わが国の社会変動は，体位の向上，発達環境の破壊，受験戦争の激化など，思春期の子どものストレスをいっそう強めている。また都市化，核家族化により家庭機能の低下が進み，若者をターゲットにした商業主義，マスコミの無責任な性情報の氾濫がある。思春期の子どもたちは，しっかりと受けとめる家族や教師などの心の拠り所がないまま，大人社会の過剰な刺激にさらされている。

家庭や教育の場で起こるこの世代ギャップがいっそう子どもを苦しめる。思春期には非行,不登校,家庭内暴力,思春期やせ症,自殺などの問題が出現するが,その多くは,子どもが生きてきた家庭や学校や地域社会が,現在と過去において夢と暖かみのない,ビジネス的,あるいは葛藤的な場であることの反映でもある。思春期の子どもへの適切な応援には,思春期の心身の変化をふまえ,子どもをとりまく世界をダイナミックに理解する必要がある。

I 思春期の発達心性

　思春期の発達には連続性と段階があり,一人ひとりの思春期のペースは年齢で区切れず,個人差が大きい。一般に,工業化された複雑な社会ほど思春期が遷延し,モラトリアムといわれる大人になるまでの猶予期間が長引く。さらに思春期は,その子の現在おかれた環境やその時代の政治経済や社会文化的情況を横糸に,その子の育ってきた生活史の体験を縦糸に,その子独特の個性的な発達が展開する時期でもある。

　ブロスはこの時期を第二の分離‐個体化過程とよぶ。第一の分離‐個体化過程は,乳児が生後2～3カ月から3歳にかけて,首がすわり這い這いやつかまり立ち,歩行と順に母親から離れて行動する能力が発達しながら,一個の主体性をもった個性的な人間に発達するプロセスをいう(マーラー)。思春期は幼児期の心の焼き直し,第二の分離‐個体化の過程という側面もある。内分泌ホルモンの影響もあり,思春期には,乳幼児によく似た,なまの原始的な感情が湧きやすい,それはおよそその子の年齢から10歳さしひいた年齢の感情に類似している。つまり10歳であれば0歳の,11歳であれば1歳の,12歳であれば2歳の,さみしさや怒りが混ざってくる。これは,とくに幼児期に満足いく安定した触れ合いを親子でもてなかった子の思春期に顕著である。

　思春期には二次性徴の発現の順序に対応して,心の発達の万人共通の順序がある。ブロスは思春期を,以下の5期に分けている。

　Ⅰ期:前思春期(preadolescence),思春期の変化に突入する混沌とした不安定な時期
　Ⅱ期:思春期前期(early adolescence),身体的にも心理的にも発達が不均衡で不安定な時期

Ⅲ期：思春期中期（middle adolescence），思春期発達のピーク期
Ⅳ期：思春期後期（late adolescence），自己同一性の確立期
Ⅴ期：後思春期（post adolescence），成人に移行していく時期

1．Ⅰ期：前思春期

　小学校の中学年から高学年にかけて，急に身長がぐんと伸びだした頃から，初潮や声がわりが起きる頃にかけてを前思春期（preadolescence）という。いわば"子ども"を卒業して"大人の赤ちゃん"として生まれ変わる時期といえる。それ以前の，小学校の低学年から中学年にかけては，心理的には潜伏期（latency）とよばれる安定期である。思春期は子ども自身にとっては，予期せぬ出来事としてやってくる。身体が急速に成長し，二次性徴が現れ，自分が急に大人の世界，未知の世界へ入っていく。どの子も心身の変化に揺さぶられ，危うい気持ちや体験を経ながら，なんとかこの波を乗り切ろうとしていく。この変化は，ある子にとっては，不気味で不安に満ちた出来事であり，またある子にとっては，わくわくするスリルに満ちた出来事かもしれない。この不安の程度や性質は，思春期に至るまでの，その子の発達の道のりがどれくらいうまくいっているかによって決まってくる。

　前思春期の特徴は，急に現れる喜怒哀楽の感情の起伏である。身長・体重の急激な増加によってはじまる成長のスパートにより，心のエネルギーも急激にたかまり，心のバランスが崩れる。この時期，男女とも全体に落ちつきがなく，ささいなことでかっとなったり，めそめそしやすい。理屈っぽく反抗するかと思うと，いままでになく母親にべったりまつわりついてくる。子ども自身，この思いがけぬ変化にとまどい，心細く不安になる。この時期は男女とも，安心できる母親との関係が大切である。

　男子にとっては，母親に心身ともに甘えられる最後の時期ともいえる。母親との関係が安定していると，安心して母親に反抗したり，甘えたりしながら，父親と仲良くなり，男同士の世界に入っていける。女子では，母親との親密な関係が一段と深まり，父親が急に汚らわしく疎ましい存在に思え，父親に距離をとるようになる。たとえばこの時期父親の膝にのったり，一緒に風呂に入ることを拒否するのが普通の姿である。その一方では母親の膝にのったり，夜中に母親の布団にもぐりこんだりしてくる子が多い。よくよく聞いてみると，自分でも言葉にできない不安や，さみしさが不意にわき上がり，思わず理屈ぬき

にそうしないではいられなくなるという。このような行動を子どもっぽいと否定してしまうと，そこから不安定な心理状態に陥ったり，心身症的な症状が出やすい。以前お転婆で，放課後は外遊びばかりしていて，一見，自立的で手のかからなかった子が，急にめそめそしたり，べたべた甘えたりすることがある。

乳幼児期の葛藤が露呈するのがこの時期である。3歳以前に，母親と暖かい愛着関係がもてず，妹弟の誕生，自分の母親の病気や離婚などのために別離を体験した子は，この時期親に見捨てられる不安や葛藤が生じる。親の愛情を疑ったり，病的な分離不安やしがみつきを示したり，その裏返しとして，極端に自立的になったり，万引きや事故など親をびっくりさせる行動をとることがある。この時期にありのままの甘えや怒りを，親が徹底して受け止めると早く安定する。

2．II期：思春期前期

およそ中学生になるころ，二次性徴の段階が進み，女子では初潮，男子では夢精が出現すると，子どもとしての自分に本格的に別れを告げなければならなくなる。身長の伸び率はピークをすぎたが，身体はまだ均整が取れていない。前思春期に混沌としていた衝動は，性的衝動へと発達する。性器的性欲の発現をきっかけに，子どもは幼児期から密着していた母親からの親離れの第一歩が始まる。多くの子がマスターベーションを始め，性的な興味を同世代との間で分かちあう。同性の仲間にどう思われるか，認められるか，拒絶されるかが中心になるので，同性愛段階（stage of homosexuality）とよばれる。同性同士の親密な交流を通して，子どもは，自分と仲間の容姿，能力，個性や価値観を比べたり，取り入れたりして，幼児期から主に親からの影響でつくられてきた自己の世界の中身をどんどん豊かに変えていく。スターや偉人に憧れ，将来自分はこんな人になりたいという自己の理想像がつくられていく。

この時期，親に秘密がもてるようになること，同性の仲間と自分のすきな世界があることが大切である。秘密は親からの健全な心理的分離と自我境界の表れである。近年ひとりっ子が多く，親子間の秘密が悪いことのように親が責め，子どもがジレンマに陥る。秘密とともに，自分の感情は他人にはうまく伝え得ない深いものになる。1人の人間としての孤独感や哀しみ，誰かを慕い特別な絆を求める気持ちの中から，自己や親を深くみつめる力がのびてくる。親の生

き方や社会的評価に初めて目を向けると同時に，自分の存在の基盤になる出生のルーツに関心を向け，父母の出会いや幼児期の育ち方を知りたがってアルバムを開いたりする。

3．Ⅲ期：思春期中期

およそ高校生になるころ二次性徴が完成し，均整のとれた体つきになると，欲動の嵐はおさまり，衝動のコントロール力，自己観察力，判断力，義務感，責任感などの安定した精神機能が備わってくる。親にからむことは減り，要求は言葉で適切に伝え，必要なことのみ相談するようになる。あとは友人や先生などの助けを借りながら，自分で解決していくようになる。思春期の入り口で，大きな存在にみえ理想化した父母も，今はただの中年のおジン・おバンにみえる。つまり親への依存と愛着が減少し，親を1人の人間として観察し批判するようになる。

この時期，依存対象は家庭外の先輩や教師になり，異性への関心も強まり，男女交際も始まる。いろいろな出会いを通して，自分の男らしさや女らしさを試し，自分の生まれついた性を自己の大事な一部として受け入れていく性的同一性が確立していく。この時期心のエネルギーはより深く自己に向けられる。自己愛が肥大し，万能感が生まれ誇大的になったり，自己嫌悪に陥り，自己卑下や自己に絶望したりもする。このような自己意識が深まりながら，抽象的思考が発達し，仮説を練ったり，将来の方向を考えたり，職業選択や人生観をめぐる問題に心のエネルギーを投入する。個性的なオリジナリティや性格が出現する一方，統合失調症，人格発達障害，神経症などの幅広い精神障害の好発期である。

4．Ⅳ期：思春期後期，あるいは青年期

およそ高校を卒業するころ身体的な変化が終わり，心理的・社会的な自己をめぐり，自分の価値観，職業，伴侶などの選択を具体的に考え，試行錯誤しながら自己のアイデンティティを確立する時期である。

Ⅱ　乳幼児期と思春期

子どもがどのような思春期の成長を遂げるかは，その子個有の資質と幼児期

からの生活体験の影響が大きい。国際的な精神発達研究は，愛着（アタッチメント）研究，精神分析的人格発達研究を中心に，思春期と乳幼児期のつながりについていくつかの示唆を与えている。

①乳幼児期に安定した愛着行動を示した子は，一般に思春期も安定している。安定した愛着とは，親への親愛と信頼に満ちた依存関係，つまり，安心して甘え，文句を言ったりぽろを出し，自己主張ができることである。親がいないとさみしいが決して見捨てられてはいないと信じることのできる関係，つまり肯定的な自己像，人間像が心の中にあることである。乳幼児期に，不安定な愛着関係を示した子どもほど，思春期の心の問題のリスクが大きい。
②乳幼児期に手のかからぬ子が，思春期に突然問題や症状を出し親を驚かせる場合，多くの子が1歳半から3歳にかけてのマーラーの再接近期（rapprochement phase）に自分の本音を安心しきって出すことのできなかった場合が多い。再接近期を不安定に過した子は思春期の精神障害のリスクが高い。
③世代間伝達：親は無意識のうちに，自分が親にされたように，わが子を育てる。自分がされていやだったはずのことを，まったく悪気なく自分の子にしてしまう。これを世代間伝達（transgenerational transmission）という。（本書26頁〜を参照）

Ⅲ　思春期の心の臨床

思春期のメンタルケアは，ダイナミックな思春期心性への理解と尊重が基本である。思春期の心の発達課題は深く複雑で，思春期の子どもの表現や行動はパラドックス的である。パラドックス的な思春期の現象の代表には，①躁的防衛，②攻撃者への同一化，③退行，④閉じこもりがある。

1．躁的防衛

思春期に，徐々に親への依存が減るとはいえ，まだ自立したくてもできない子どもの心は躁的防衛（manic defense）という形をとる。躁的防衛の特徴は，依存と自立のアンビバレンスから，依存しながら依存を否認するという矛盾し

た行動をとることである。たとえば，内心母親がいないと心細いときほど，子どもは自分は平気，母親なんかいらない，と強がる。相手に依存していればいるほど，相手をばかにし，生意気な態度をとる。さらには自信過剰に，相手にああしろ，こうしろと命令し，相手を支配しようとする。親が最もいらだつ現象である。この背景には自立したくてもできない無力感を，空想的な万能感で乗り越えようとする気持ちがある。躁的防衛はまた，親を怒らせ，遠ざけることにより親離れしていくための大切な過程であり，同時に親の力量を試している。父母が矛盾した自分のありのままの姿を一枚岩になってがっしりと受け止め，導いてくれることを願っている。

2．攻撃者への同一化

　不登校，家庭内暴力，神経性食欲不振症などの子どもに限らず，多くの思春期の子どもは一時的に親や教師に激しい反抗的な行動や暴力を示すことがある。幼児期からの生活史を聞くと，そこには子ども自身が幼い頃から触れてきた親のしつけの仕方や叱りかたが反映している。ある内向的な子は思春期に入り，急に親に屁理屈をこね，理不尽な要求をつきつけるようになった。小さい頃から親に「○○だからこうでしょう」と理づめでしつけをされている。また，ある小学校5年生の子は，ある日友だちに馬鹿にされたと感じた瞬間，そばの机をひっくり返して怒った。小さい頃から，短気な父親がすぐ手をあげ，殴ったり，ものをなげたりして叱られている。

　押し殺された苦しみは家族の中で，放射能のように静かに，見えない間に，なにげない日常のやりとりをとおして，世代から世代へと伝達される。人には「攻撃者への同一化（identification with the aggressor；Freud, A.）」という現象がある。これは自分が辛いことを強いられ，トラウマを受けた時，被害者としての無力感を克服しようとして，加害者に逆転することである。つまりトラウマの屈辱を払拭しようとして，頭では加害者を憎みながら，やられたこととそっくりのことを，より弱い相手に知らぬ間にやってしまうことである。

　攻撃者の同一化には，自分が今まで我慢してきた心の傷を，親にぶつけて仕返しをしたい気持ちだけでなく，相手に自分がされたときの痛みと同じものを実際に体験してわかってもらいたいという気持ちがある。たとえば親があまりにも熱心に，子どもに無理な塾通いやお稽古ごとを強いたり，幼い子を留守番させ，我慢させる時には，親の育児への熱意の裏に，攻撃者への同一化がある

ことを疑ってみることが大切であろう。このようなトラウマの連鎖を断つには，親自身が，自分の生きのびた辛い体験を，オープンにふりかえって誰かに語り，しみじみと涙を流すことが役立つ。その時の心の痛みを味わい直し，よく生きのびたと自分を労うことができるように助けてあげるとよい。自分の本音を認め，人を信じ許していくしなやかな心が，トラウマの世代間伝達を防ぐ心の土壌である。新しい時代の家族関係，特に父母の関係には，粘り強く，このしなやかな許し合いの心を育むことが大切である。

3．退　行

図体の大きな若者が，赤ちゃんぽい行動をすると親は戸惑う。これは幼児的行動への退行（regression）である。退行は，ちょうど登山家が山の頂上をめざしながら，天候や体調の悪化でベースキャンプにもどるように，子ども自身が思春期の不安を自ら乗り越えるために，一時的に安心できる状態に退却しているのである。信頼にみちた親子関係では，日々家でぐずったり，文句を言って，その日のフラストレーションを解消できるので，あまりこの種の手段に訴える必要がない。幼児期から親の不安，緊張や葛藤が強く，子どもらしい生活を保証されないと，子どもは葛藤をためこみ心の発達は歪み，思春期に爆発する。極端な内部爆発が心身症やその他の精神症状，外部爆発が非行などの行動障害であろう。思春期の安心した赤ちゃんがえりには，幼児期の葛藤を解決する治療的な側面がある。

4．閉じこもり

ぽーっとして無表情，無気力の状態が閉じこもりである。不登校などにみられ，心が立ち往生している状態といえよう。生きていること自体が言葉ではいえぬほど苦しく辛く，身動きのとれない状態である。励まさずしっかりと暖かい雰囲気で見守り，いきいきとした活力が少しずつよみがえるのを気長にまつことが大切である。

Ⅳ　思春期における大人の役割

思春期の問題のほとんどは，子どもと周囲の信頼関係の問題である。実質的な信頼関係がすでにあれば，問題行動や症状は一時的なもので終わる。問題が

激しく，長引き，こじれる場合には，子どもをとりまくそれまでの信頼関係の葛藤がそれだけ深く，大きく腰をすえて修復を図るほかない。

　たとえば，俗に拒食症といわれる神経性食欲不振症の治療はまさに信頼関係が鍵になる。子どもは無我夢中で食事を拒否しやせていくが，その子をうわべだけ理解し，仲良くしても，状態は改善しない。子どもは必死に見当違いな，飢餓状態にはまりこみ，一見病識がなさそうに見えるが，頭の隅っこでは不安にくれている。でも拒食はとめられない。子どもはただ仲良くしてくれる人ではなく，自分の一番みじめな，弱い，醜い，ひねくれた本音とつき合える信頼できる人を求めている。

　また，治療十何年後にやっと病気と別れようと決意したある神経性食欲不振症の患者は初めて治療者が思春期の患者に出会った時のことをはっきりと覚えていた。「先生は『あなたはどうしたいの。治りたいの。治りたくないの。治るというのは，辛い，現実の人生を引き受けていくことだから，決して言葉でいうほどやさしいことではない。治らないという人生もあっていいのよ』と私に言われましたね」。この患者は治療者の言葉により，病気によって生きのびるしかない自分の深い苦しみや，治ることのむずかしさをこの先生は知っている，と感じてそれをよりどころに生きてきたという。

　家庭内暴力の背景にも信頼できる大人を求める気持ちがある。密室で親が問題を隠せば隠すほど，子どもは母親が自分の苦しみよりも世間体を優先していると感じ，ますます荒れる。母親が窓を開け，暴れている声がオープンに届いてもかまわない，と開き直ると子どもの暴力はとまりやすい。

　このように，子どもはいままでの納得のいかない関係にかわって，本当に信頼できる相手を夢中になって探している。狂ったような乱読，歌手やスターへの耽溺，スポーツへの熱中などの形をとる場合もある。それが拒食，非行，薬物中毒など自分の心身を壊してしまう自己破壊の要素が顕著になるときには，思春期のアイデンティティの模索は危機に瀕し，精神障害や自殺の危険が増す。

　思春期は子ども自身が危ういバランスであるので，親であれ，教師であれ，その他の人々が何よりも誠意ある大人としての責任感をしっかりもち，子どもを見守らねばならない。具体的には子どもをとりまく大人同士が互いに連帯し合い，いわば調和のとれた一枚岩となって，子どもを見守り，受け止めなければならない。このことができている場では，思春期の子どもが不必要に荒れる

ことは少ない。ところが，大人同士が感情的にいがみあい，葛藤的であると，子どもは荒れまくる。その意味で，思春期の問題は，子どもをとりまく大人の関係の本質を反映しているといえる。

思春期の親の役割

父母は力を合わせて思春期の子どもを支え見守らねばならない。思春期は，子どもが体格的にも，行動的にも父母にせまり，父母を追い越していくときである。それだけに，親は意識して家庭内に，世代境界と性差境界という2つの心理的な骨組みをつくることが必要である。世代境界（generation boundary）とは大人世代が，子ども世代と一線を画していることである。性差境界（gender boundary）とは，男女それぞれが相手の性を尊重し，夫婦以外には心理的に男女が一線を画し合うことである。子どもが健全に育つ家庭では，この2つが空気のように守られている。父親が母親をけなして，娘と仲良くしたり，母親が息子に父親の悪口を言ったり，夫婦の悩みを子どもに相談したり，子どもが両親の夫婦生活をのぞけたりするとき，子どもは不安定になる。

実際には思春期を契機に，父母関係もまた葛藤的になりやすい。現実に子どもの進学や成績の問題，友人や学校の問題なども加わり，多くの母親は悩みが大きくなる。社会的に父親はますます忙しく，家を省みず，父母の意識のギャップは開きやすい。母親は自分の大変さはわかるまいと内心父親に対して不満を抱く。信頼できる夫をもたないとき母親は，安定してわが子を見守るゆとりがもてなくなり，思春期の子どもの自立を脅威に感じる。そこで子どもの健康的な反抗にかっとなって，叱ったり，拒絶したり，また逆に過干渉，過保護になって，ただでさえ不安定な子どもを混乱させる。思春期はそこで，父母が改めてお互いの関係を見つめ直し，絆を深め直し，一枚岩になって子どもの依存や挑発や試しを受け止めながら，一歩さがって子どもを暖かく見守れることが大切である。親自身の子離れがスムーズであると，子どもの親離れもスムーズである。

V 思春期の診察

身体の診察で二次性徴を評価し，性成熟度（タンナーステージ）を評価する。子どもと直接，以下のような点につき，和やかな雰囲気の中で聞いていく。

睡眠（夜眠れる？　何時に寝て，何時に起きる？　夢を見る？　どんな夢？），食欲は？　生理は？　二次性徴については，不定愁訴（頭痛，腹痛，倦怠感，身体変化）？，日常生活（何が面白い，つまらない，友達，趣味，夢中になっているもの，学校），現在の不安は？（病気，事故，災害などへの），将来のこと（何歳くらいになりたい？　何になりたい？）願いと不安は？　存在の不安や死の不安は？　など。また，思春期のジレンマについて話し合う。

　自分の身体，性格，存在などへの，新しい複雑な自意識がはっきりと芽生え，不安や悩みになる。1人の人間として生きていこうとする意識の中で，自分が病気や事故にあって死ぬのではないか，人から嫌われるのではないか，時間の流れへの不思議やおそれなどに悩む。

　思春期の心の援助には安心して探索できるよりどころのための心と関係性の構造化が必要である。不安，不信，自己破壊衝動から守り，子どもの心の港や安全基地となるには，しっかりとした心理的構造とかかわりに基づく，ほどよい距離をたもつことが必要である。

小児科医の役割

　思春期の子どもらを応援する小児科医の役割は大きく，以下のような広い次元にわたる。

① **子どもとの直接の信頼関係**：小さい時から自分を診てくれた小児科医は，子どもにとりいつになっても，信頼できる大人のモデルであり，小児科医が心をこめて自分を診察をする姿そのものにより，子どもは，大人の持つ暖かく誠実な親ごころを実感することができる。幼い子どもへの日々の真心こめた診察による信頼関係の積み重ねが，やがてその子の思春期のよき土台になることを念頭におく。実際に思春期の子は，現実の親や教師からはえられないアドバイスや心のサポートを小児科医からえることが多い。

② **親との信頼関係**：小児科医は親の心のよりどころ（心の安全基地）となり，父母連合を強化し，親と家族全体の成熟を促す援助者になれる。昔で言えば，頼りがいある村のおじさん，おばさん，人生の先輩と言おうか。

③ **社会への小児科医の働きかけ**：小児科医は思春期の子どもらの応援者としての役割をもつ。児童思春期の子どもの心身の発達をよく熟知する小児科医が学校医，学校カウンセラーを積極的に引き受けることにより，子ども

の問題や悩みを早期に予防し発見することができる。スリムな容姿や人工的な美しさをあおるファッションやダイエット産業，子どもらしい遊びや睡眠を奪う受験や塾産業，過酷な運動部のしごきなど，大人本位の活動によりいかに，子ども本来の幸せな発達成長期の生活が破壊されているかを社会に訴え，改善していく役割がある。

VI 思春期の問題行動

　思春期の子どもたちが「キレル」。外にキレテ衝動的に親，教師や友達を傷つける痛ましい事件が多発している。また，内にキレテ心身症や閉じこもりが増えている。これらは子どもをとりまく現代社会のひずみが，一人ひとりの子どもを追いつめている状況の反映である。思春期の問題の背景は複雑で，その子の生まれつきの資質，幼児期から培われた性格や家族関係，思春期の体と心の発達成長の状態，対人関係や集団適応における苦労などが絡み合っている。思春期の問題行動は，思春期の心の発達のリスクや背景要因と照らし合わせ，立体的に診断評価を行い，個人の心身レベル，家族関係レベル，学校などの社会心理的レベルから多層的にアプローチをし取り組み，解決していく。

1．SOSとしての問題行動

　子どもの問題行動，特に思春期の問題行動は，世間的な尺度からの善悪の判断を超えた，ダイナミックな理解が必要である。たとえば「狼が来た！」と嘘をつく少年の寓話がある。大人が騒ぐのが面白くて，その子はくり返し嘘をつくので大人は愛想をつかし，本当にある日狼が来た時，本気にせず助けなかった。嘘をつくなという教訓である。この寓話を別の観点からみると，その子の嘘には深い真実が隠されている。つまりこの子は大人に無視された寂しい子で，心は狼となり，大人の愛情と注目に飢え，荒れている。そこで「狼が来た！」という叫びになったのだ。この子の気持ちをわかる大人が身近にいたなら，問題行動は起こさずにすんだであろう。冷ややかに善悪の判断を下す前に，大人は子どもの身になって，その叫びの奥にあるものを理解することが必要である。これは思春期の問題行動を扱うときにもあてはまる。

2．問題行動の評価

次の側面を注意深くみる。

①問題行動は何を意味するのか。②それにより何を防いでいるのか。問題行動は，往々にして自殺や精神病の発症につながる破滅的な見捨てられ不安，相手を抹殺した憎しみの衝動や，絶望を解消するためにやっているが，それは癒しとはならず，さらに周囲からの疎外や悪循環をもたらすゆえ，悲劇的である。

アプローチの原則は信頼関係の構築であり，子どもがこちらをどのように観察し，どのような大人と感じるか，子どもの心という鏡に己がどのように映るかを観察する視点が必要である。私どもがゆとりある心でいるときに，それは表情，まなざし，声，態度，言葉全体が，リラックスしていて，親しみやすく，暖かく，誠実で頼れる雰囲気になる。思春期には，その感じがなければ，子どもはなかなか心は開けにくい。すぐに叱ったり，説教したり，警察尋問みたいに追及したりしたら，どんな子でも心を閉ざすであろう。一方子どもの資質をよく観察し，表情，診察時の脈拍などから，緊張しやすい過敏な子かどうか把握する。敏感な子は訴えや表現が少なくても，こちらから大丈夫かとたずねていくことが必要である。問題行動は子どもと家族のSOSであり，救いを求める叫びはちゃんとこちらに届いたことを伝えてやる。善悪の判断は一時棚上げし問題行動を冷静に理解する。

a．不登校

不登校は1999年には13万人以上に達し，背景は反応性障害から精神病様障害までさまざまである。過激すぎる部活のしごき，いじめなどの要因から，実際の睡眠覚醒のリズムが狂い，自律神経失調を生じており，心身両面の不調を診察する必要がある。

b．非行・性非行

思春期の絶望，怒り，見捨てられ不安の行動化といえ，それ自体が存在の危機へのSOSである。家出，シンナー中毒などの，一見破壊的な行動の背後には，だめな自分を見捨てない誰かに出会いたいという願いがある。その気持ちをしっかりと受け止めうる大人に気長に向きあってもらうことで，じっくりとよくなっていく。小中・高校の子どもの1997年度の「暴力行為」は，校内で2万4,000件，校外で5,000件で，1987年の調査開始以来，過去最多記録である。報告されぬ盗み，万引き，いじめ，器物破壊，対教師・同朋・家族への暴

力，薬物乱用，性的逸脱行為，非行などが数多く発生している。未成年による性的非行，俗称〈援助交際〉なる少女売春をする子どもの心には，母親のぬくもりや肌を求める気持ちと母親を憎み，反発するため男性に走る気持ちのアンビバレンスが潜んでいる。

c．神経性食欲不振症

俗に'拒食症'といわれる神経性食欲不振症は，さまざまなストレスが引き金で生じるが，進行すると治療しにくい状態になる。10代の成長スパート期の発症は，低身長，二次性徴の遅れ，卵巣子宮の成長障害，骨粗鬆症，精神障害などの深刻な心身の発達障害を伴い，早期診断・治療と予防が大切である。拒食の背景には，乳幼児期からの人知れぬ自己不全感や人間不信，見捨てられ不安など，深い存在の不安がある。

10代に適した診断基準案を以下にあげる。①頑固な拒食，減食，②身体疾患不在で，体重が成長曲線上横ばいか減少，③次の2つ以上の症状あり：a．体重へのこだわり，b．カロリー計算とこだわり，c．歪んだ身体像，d．肥満恐怖，e．自己誘発嘔吐，f．過剰な運動，g．下剤乱用。

患者は病識に乏しく治療に抵抗する。冷たい手足に触れ，弱くゆっくりな脈を一緒に計り，成長できない衰弱した体であることを実感させる。循環不全があれば入院させ，「心の未熟児」として安静の保てる環境で，まず身体の基本的機能（バイタルサイン，睡眠覚醒，カロリー摂取のリズム，生理）の回復を図る。深い自己や人間不信を隠しもっており，心のこもった心身のケアや食事介助を積み重ね，心地よい身体感覚や安心感を再体験させつつ信頼関係を培う。治療チームが一枚岩になり，患者を支え，深い自己不全感や，大人になることへの恐れを理解し，回復期の抑うつ，自殺などの危険な行動化を防ぐ。

d．自殺・自殺企図

自殺は，思春期の自己破壊衝動の最も悲惨な行動化である。一見不慮の事故に見える，バイクや登山の事故死，薬物乱用による中毒死や拒食による飢餓死の背景にも自殺に似た抑うつ感や自己破壊衝動が潜んでいることが多い。自殺を企てる子どもは，孤独を誰かに理解されたくて行動化している。その叫びが届かず，見捨てられた絶望から自殺が起きる。（詳しい対応については本書104頁〜参照）

e．家庭内暴力

思春期の怒り，絶望，見捨てられる不安，恨み等が，家族に向かって爆発し

た状態で，人格発達障害や精神病様状態に発展しやすい。外面がよく内弁慶なタイプに見られ，家族が家庭内暴力の事実を隠すため，実数はつかめないまま遷延する。心理的な父親不在，母親の自分本意の密着や支配に耐えてきた子どもが，今度は親にうけた厳しすぎるしつけや，やつあたりされてきた怒りを親に向け，忌み嫌う親の攻撃的側面に同一化する。家族構造と家族機能を再構築し，自分の破壊衝動にしっかり取り組める姿勢を大人が示すことにより安定する。(詳しい対応については本書89頁〜参照)

おわりに

時代的に思春期の発達を遂げることが困難になっている今日，われわれ大人の役割は大きい。親，教師，小児科医がそれぞれの持ち場で，一人ひとりの子どもに誠実な真心をもって接するとき，子どもは思春期の波を乗り越えて責任ある常識豊かな社会人になっていくことができる。

文 献

Blos, P.: On Adolescence. Free Press, New York, 1962. 野沢栄司訳：青年期の精神医学. 誠信書房, 1962.
Erikson, E. H.: Childhood and Society. W. W. Norton, New York, 1963. 二科弥生訳：幼年期と社会. みすず書房, 1977.
Mahler, M. S., Pine, F., Beigman, A.: The Psychological Birth of the Human Infant. Basic Books, New York, 1975. 高橋雅士他訳：乳幼児の心理的誕生. 黎明書房, 1981.
日本総合愛育研究所編：日本子ども資料年鑑5巻. KTC中央出版, 1997.

3. 児童虐待と心的外傷

はじめに

　乳幼児期の抑圧された葛藤やトラウマは，後年の精神病理の素地となる。この認識に基づき，人生早期の社会心理的リスクを早期に発見し，解決して，乳幼児に幸せな発達の機会を与えようと発展してきたのが乳幼児精神保健である。

　乳幼児精神保健の観点では，近年増加する虐待，とりわけ乳児虐待は，乳児や親個人の問題というより，まず子どもと養育環境の関係性障害（relationship disturbance）とみなし，子どもと家族と社会の響きあいの障害と考える（Sameroff & Emde, 1989）。乳児期の母子システムは，乳児の特性，母親の性格，家族状況，社会状況など，内外の諸要因に敏感に影響を受ける。そして子どもの行動系（phenotype）は，その子の資質（genotype）と養育環境や養育体験（environtype）との相互作用の中から形作られる（前述，21頁の図3；Sameroff & Emde, 1989）。工業化社会の孤立した家庭には，児童虐待は今後も増加しやすいが，とくに乳児では，生命のリスクと重篤な精神病理の萌芽につながり，早期発見，早期介入，予防が急務である。

　周産期や乳幼児期は，赤ちゃんの存在が，親や家族を複雑な感情に巻き込むダイナミックな時期である。今日の都会化した社会では，バラ色の育児情報とはうらはらに，育児は母親にとり孤独で緊張に満ちたものである。そのなかで乳幼児の被虐待児症候群が増加している。

　便利で華やかな都会生活は，ビジネスには快適な世界であっても，デリケートな命のままの乳児と母親の世界にとり，必ずしも居心地はよくない。とくに，乳児を抱える現代の核家族の母親の，アパートやマンション生活の閉塞状況は，実際生活してみないとわからない。きれいごとの育児情報が洪水のように押し寄せるなか，実際，3歳以下の乳児，とくに自我の芽生える1歳半から2歳半の乳児のいる家では，子どもの泣き声と母親の苛立ちが不協和音を奏でる。乳

児のむきだしの感情が,母親自身の中の未解決の葛藤を誘発しやすいのである。のんびりした時代に,地域社会に支えられ,大家族に囲まれながら育児,家事をこなした祖母の世代,あるいは大勢の仕事仲間にもまれて忙しく働く夫には,この密室に閉じ込められた母子の疎外感は,わかりにくい。

I 関係性トラウマと共感障害

虐待による心的外傷は関係性トラウマ(relational trauma ; Schore, 2001b)である。関係性トラウマは,養育者との信頼関係における児童の心身の傷つきを指し,事故,災害などの不幸な出来事に遭遇して受けるトラウマとは本質的に異なる。子どもを命の危険と身体的危害から守り保護することが緊急課題であっても,根源的なトラウマは身体的危害や危機が,信頼する親や養育者により加えられるという理不尽なコンテキストにある。この点がふつうの事故体験とはまったく異なる性質の問題になる。救いや保護を求める相手がいないのではなく,まさにその人が危害を与え安全を脅かす人なのである。この不可解で辛い体験を抱え,虐待を受けた人は生涯にわたりひそかに人間不信をいだくことを強いられる。このコンテキスト自体が発達途上の子どもには有害である。

児童虐待は,また共感性障害,あるいは2世代にわたる愛着障害ともいえ,思いやりの欠落や共感(empathy)の欠如した大人が行う。スティール(Steele, B. F.)は虐待する親は,例外をのぞきほぼ皆,自分自身が幼児期に虐待を受けて愛着障害の中で育ち,虐待を世代間伝達しているという(Steele, 1980)。つまり虐待状況には2種類の被虐待児がいる。生きた子どもと親の中のかつて虐待された子どもである(Watanabe, 2003)。そして虐待により親は,わが子を傷つけさらに深く自分も傷つく。わが子をも巻き込むこの自己破壊により,外からは見えない自分の心の破壊性を世に訴えSOSを発しているといえる(渡辺,2000)。虐待する親として自分が罰せられ非難されることは,ひょっとして無意識に自分を痛めつけた親を,自分が代理になって罰し非難しているのかもしれない。

すでに1950年代の精神分析研究では,親の育児行動,とりわけ乳児をケアする親の共感能力は,その親自身が乳幼児期に,自分の親にしてもらった共感的ケアにより培われることが明らかにされている。愛情を剥奪されて,共感的な親というものへの同一化を経ずに大人になった人は,わが子に愛着や共感を

十分に向けることができにくい。そのため共感的にわが子の要求に応じることも難しい。虐待場面の親‐乳児相互作用を見ていると、乳児が親になってわが子にするであろう虐待の原型を見る思いであるとスティールはいう（1980）。

これはA. フロイト（Freud, A.）のいう、攻撃者への同一化（Identification with the aggressor）を指す（本書39頁を参照）。A. フロイトは次のように述べる。「乳児は親に依存しないと生きることができないので、ひどい育児にも耐えるしかない。その過程で、自分がされたことを、対人関係の原型として真似していく。忍耐強く受け止めてもらうと乳児は相手に忍耐強くなる。自分の欲求をじらされ、無視され、馬鹿にされると、乳児は自分の欲求に敵意が生じる。つまり自我が欲動と敵対し、内的葛藤の素地が生まれ、神経症の発症につながる」。「とくに0歳の乳児は、過剰な外界刺激から自分を守り、過剰な内界刺激をなだめてくれる母親のケア、保護と慰めが必要である。2歳近くにようやく自分でいろいろやれるようになるまでは母親は自分を保護する鎧である」。

II　マルトリートメントの複合累積トラウマ

虐待の心的外傷は、常に複合的な累積トラウマ（complex cumulative trauma）である。便宜上虐待は次の4つに分類される。①身体的虐待、②ケアの放棄にあたるネグレクト、③性的虐待、④心理的虐待。しかし虐待は複雑で、これらは重なりあう上、性的虐待はまず隠蔽され、真実の全貌は明らかにされない。全体を包含する総称としてマルトリートメント（maltreatment）、つまり「不適切な養育」という言葉が最近はよりよく用いられる傾向にある（Johnson, 1996）。

残念ながら、親への癒しのプログラムのない現在の虐待介入システムでは、心的外傷は二次的に加わる。虐待はうまく介入できても激しい情動体験を伴う。見ず知らずの児童相談所のスタッフが自分と親を切り離す。1日にして子どもは、匂いから食物の味から、見ず知らずの世界に放り出される。しばらくたって家に帰され、またもとの虐待が反復されることもある。そのまま施設で育つ場合もある。子が最終的に、自分の心の傷を癒し、親との和解を心の中でできるようになるまで気長に支援する視点をもつシステムがないと、介入による累積トラウマの増大は防げない。以下都会の臨床現場で遭遇する具体例から考えてみよう。

症例1　2カ月男児，頭部血腫，両足熱傷

　生後2月半の男児が救急外来に運ばれ，頭頂部に血腫，顔面に打撲のあざ，両足にソックス型のⅢ度の熱傷を呈していた（渡辺，2003）。連れてきたのは祖母。祖母は長男夫婦と赤ん坊が実家に遊びに来た時，赤ん坊の足の異変に気づき「これなに？」と問い詰めた。「風呂で火傷しただけさ。もうなおってきた」と長男が答えた時「これは虐待！」と直感し，乳児を奪いとり病院の救急外来にかけつけた。「このやけどは非行息子の仕業」と救急外来の医師に告げ，乳児は即日緊急入院となった。

　乳児は熱傷の手当てを受ける時，こわばった表情のまま全身を硬くし，泣き声はひとつもあげなかった。緊張した様子で目を見開き，恐怖に凍てついた顔であった。表情がゆるんだのは，翌日祖母にあやされた時である。やがて次第に笑うことが増え，活発になり，泣いたり要求をだしたりするようになった。

　祖母は，誕生後まもなく乳児の顔に青あざを認めたので，もしや，と心配し続けていたという。病院は虐待を児童相談所に通告し，乳児は児童相談所委託による医療保護入院となった。虐待を否認し続ける父親には，児童相談所の面接が開始された。乳児の保健所1カ月健診は未受診であり，保健婦は家庭訪問をして母親の話を聞いた。父親は母親に妊娠中から暴力をふるい，上の子や乳児がうるさいと殴り，ミルク代も出ししぶっていたことが告白された。祖母は医師にも児童相談所相談員にも，赤裸々に自分の育児を語った。「長男を産んだ後，私は仕事に熱中し，育児は祖母まかせにしました。2歳で妹を出産した後，長男はすっかりなつかなくなり，性格のキレやすさだけは私に似て，私も若気のいたりで，ぶつかっていました。ずっと暗い子で，家にも居場所がなく，遠くの高校で非行に走り，警察沙汰にもなりました。私が息子を育て損ない，孫につけがまわってしまった。今からでも償いたい。長男は愛情に飢えた赤ん坊で治療が必要です」。スティールの言うように，母は長男の孫への仕打ちの中に，かつての自分のわが子へのネグレクト（と語られないが，虐待に近い感情爆発とこじれた親子関係）を見る思いがしたようである。

　一方，ものいわぬ乳児は，身体により自分の危機を訴える。この男児は図1の成長曲線に示されるように，入院時には体重3,456グラム，身長52センチであった。入院中体重はぐんぐん増加し，退院する生後5カ月には7,000グラムとなった。入院時51センチの身長も，その後急速に伸び，退院する時には62センチになった。家庭での心身の養分が十分でないため成長

抑制が起きていたが，病院に入院し安心したとたんに，本来の成長に追いついたのである。乳児は家庭で，身長・体重の伸びがとまるような母性的養育の剥奪の中を生き，あざや頭血腫や熱傷は，氷山の一角にすぎなかったのである。

児童相談所と病院の協議の結果，乳児は入院3カ月後に退院し，祖母に養育されることになった。当初虐待を否認し続けた父親は，徐々に心を開き，親として成長する気持ちになってきた。乳児は刻々と発達成長し，学童になり思春期になる。やがて必ず，自分の足のケロイドや，祖母に育てられていることを「なぜ？」と問う日が来る。

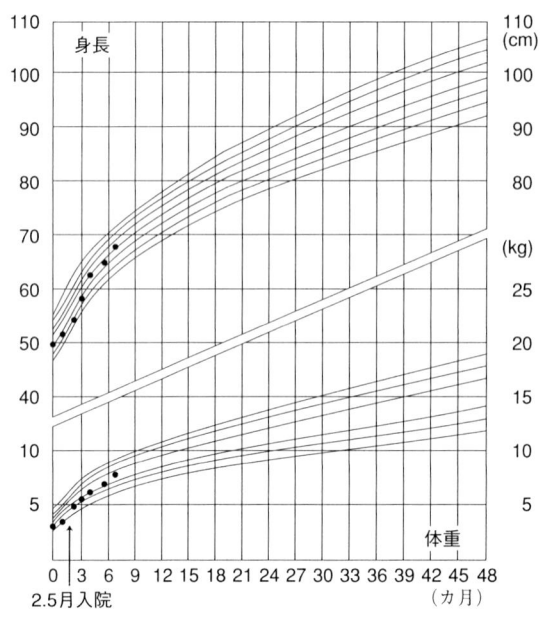

図1　成長曲線

現在乳児を両親に返すことは危険でできない。その一方，子どもを親から切り離すだけでは問題は解決しない。児童虐待は関係性トラウマを引き起こす。子どもが親から受けた心の傷を癒され，よい自己像と対象像を抱けるようになり，親の人としての限界や欠点を理解し許せる社会人に育てねば，親に見捨てられた二次障害をもったままの，キレやすい孤独な人になるリスクがある。今から着実に一歩ずつ，親がわが子と誠実に向きあい，許しを請い，絆を作りなおせる人に育てることが，子どもの虐待のトラウマの解決には必要である。その努力ぬきには，結局は病院や施設が救命・保護の名のもとに，親子を引き裂き，信頼や共感や愛着の欠如した世界を世代間伝達することになる。そうでなくても，胎内から夫婦葛藤にさらされ，父の暴行にさらされ，頭部血腫や熱傷という一連の恐怖と苦痛体験をしたこの乳児は，どんな人に育つのか心配であ

る。乳児の脳に，この体験はどのように刻印されるのだろうか？

Ⅲ　虐待の一次，二次，三次ケア

被虐待児症候群を，虐待の関係性障害の範囲によりミクロ虐待，ミニ虐待，マクロ虐待に分けると（図2），虐待へのケアは一次，二次，三次ケアに分けることができる。

①ミクロ虐待：第三者が気づく程度の母親‐乳児間のミクロレベルの関係性障害
②ミニ虐待：父親や祖母等も巻き込んだ乳児‐家族間のミニレベルの関係性障害
③マクロ虐待：家族外の介入がないと乳児を守れない所まで進んだ関係性障害

1．虐待の予防と一次ケア

母親自身が赤ちゃんとうまくいっていないと実感し始めたとき，そこにはミクロの関係性障害が生じている。敏感な乳児には，不安緊張が生じ，それが悪循環に発展する前に対応するのが一次ケアである。このミクロ虐待は第三者が母子の相互作用を観察し，母親の本音を聞くことができると早期に発見できる。また，時をおかずに，母親への暖かいサポートをすることで虐待を予防することができる。

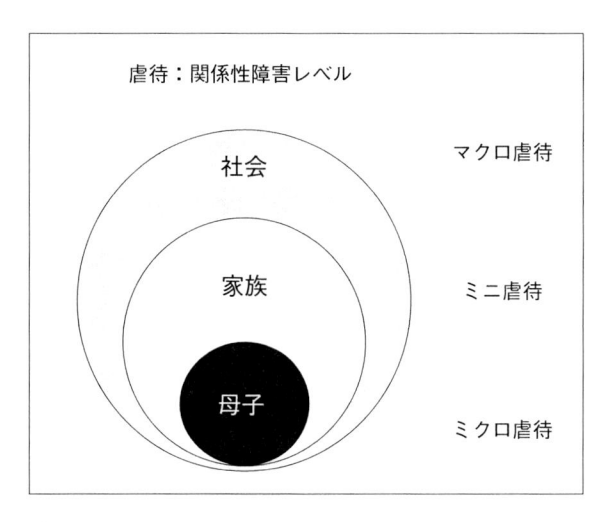

乳幼児は1回の虐

図2　虐待の関係性障害レベル

待も致命傷につながりうるので，何よりも予防が大切である。母親が安心して，自然体で，誇りと満足感をもちながら育児できるような暖かい支援には以下の3つのポイントがある。

① **安心させる**：母親はありのままでいい。安心して誰かに甘え，頼っていい。
② **本音を出させる**：母親は弱音や愚痴をはいていい。赤ちゃんの果てしない要求に応じるのはストレスがたまるから発散しよう。育児不安は悪循環のもと。不安だと赤ちゃんが緊張し不安定になる。母親が泣きたい，訴えたい，怒りたい気持ちを安心して出しきり，新鮮な自然体に戻ろう。母親のプライバシーはきちんと守ろう。
③ **主体性を尊重する**：育児の主体は赤ちゃんと母親。それは仮に病気や障害がある赤ちゃんの場合でも保証されるべきお母さんの権利の1つ。母親が，自分の考えや意見を気安く言えて，自分の感じ方や，下手でも自分のやりかたを尊重されるとき，赤ちゃんはふくよかな生き生きとしたお母さんにふれることになる。

現実には赤ちゃんと母親の幸せな関係を阻む要因はたくさんある。その一番が，赤ちゃんの病気と障害である。わが子が身体的に健康でないことを知るとき，母親は生きた心地がしない。先行する流産，死産や対象喪失が十分に心の中で整理されていないときに，新しい命の誕生は，過去の傷をえぐるものになりやすい。

一次ケアのためには，母乳児の相互作用をよく観察したり，質問紙により母親の心身の状態を聞いたりする方法がある。

a．産後うつ病

乳幼児の虐待の背景に高率に認められる産後うつ病を具体的にあげてみよう。産後うつ病は，近年，大都会で増加している。「エジンバラ産後うつ病尺度」を用いた国際調査では，日本を含む欧米の都会で，10人に1.5人の母親に認められる。産後数カ月で母親はうつ状態に陥り，多くは3～4カ月で回復する。仕事で多忙な父親が気がつかぬことも多く，母親は人知れず悶々と自己嫌悪と罪責感に苦しみ，自分に鞭打ち，気乗りのせぬまま機械的におむつをかえたり授乳をする。

b．間主観的交流と心の伝達メカニズム

　赤ちゃんが養育者の心を感知していく能力は間主観性（intersubjectivity）による。人は未熟な脳のまま生まれ，養育環境に長く依存し，言語や思考などの高次脳機能を発達させ，社会文化的存在になっていく。この依存性ゆえに，乳児は早期から，養育者が自分に関心を向けているかどうかを敏感に察知する能力を生まれつきもっている。相手の感じている世界を察知する間主観性は，生後5〜6週間から見られる。これを一次間主観性と言い，生後6カ月以降に出現してくるものを二次的間主観性という。

　この間主観性は，全盲の子や聾の子にも豊かに存在し，末端の受容器の障害と無関係に，乳児が全身で人の心にアンテナを向けられるようにしている。母親がわが子を可愛いと素朴に抱きしめることができるように周囲が支えると，明るい母子の間主観的交流を守ることができる。

　生後3カ月頃から，この間主観性という人の心の状態を敏感に識別する能力をもつ赤ちゃんは，母親の抑うつ状態を察知する。そこからこんこんと眠り，手のかからぬ赤ちゃん（silent baby）になったり，視線をあわせず，人への関心の乏しい言葉の発達の遅れる子になる場合もあれば，夜泣きや下痢，発熱などの症状を出し続けて騒ぎを起こす場合もある。よちよち歩きの自己主張の強い自我の芽生えの時期には，乳幼児の頑固な反応に母親が怯え，思わずかっとなって折檻したり，首をしめたりして死にいたらしめる危険がある。母親が産後うつ病から回復しても，乳児の心に暗い影を残し，言語発達，対象像・自己像の発達や社会的スキルの発達が障害されやすい。

　わが子を可愛く思えない自分を責め，周囲に怯える母親をこの段階で発見するために開発され，世界的に使用されているのが「エジンバラ産後うつ病尺度（EPNDS；Edinburgh Postnatal Depression Scale）」である。日本の母親は訴えが低く，点数が全体的に低くでる傾向がある。しかし自由に記載できる欄を設けると，そこに誰かに聞いてほしいという本音がたくさん書き出されるという。早期に発見し，実家や保健婦の家庭訪問などでサポートすることで回復していく。

2．ミニ虐待と早期発見・早期介入（二次ケア）

　乳児の夜泣きにかっとなる母親に，父親が気づいて心配して，会社から夕方早く帰宅したり，祖母の応援を頼めばミクロ虐待のレベルで解決する。しかし，

乳幼児の症状は家族を巻き込む。父親もかっとして，親の乳児への暴行を伴侶が止められなくなり，悪循環的に家族葛藤になっていくとき，ミニ虐待になる。

症例 2
　　乳児が泣くたびにかーっとなって，妻を殴り，乳児をベビーベッドに叩きつけた父親がいる。乳幼児期に母親が急死し，人に預けられて，我慢強く育ってきた。自分の子ども時代に，恋焦がれても得ることのできなかった親密な母子のふれあい。妻が惜しみなく赤ん坊を可愛がる姿に，忘れていた自分の辛い過去を思い出させられたようである。この心のダイナミクスをとことん見つめ，妻と話し合い，妻子への暴力を乗り越え，穏やかな生活に落ち着いた父親もいる。

症例 3
　　生後 2 歳の女児が目をあわせず，言葉が出ず，母親は可愛くないと訴えて受診した。母親は自分の実母とのしがらみから逃れるために，若くして結婚した。女児を産んだ直後より，忘れたはずの実母との葛藤が蛇や蛙のように湧き起こり，思わず女児を叩いてしまうようになり，女児の状態がおかしくなったという。
　　母親の実母は，いつも彼女に愚痴をいう人であった。この実母の父親は実母が生まれる前に出征し，実母の母親，つまり女児には曾祖母にあたる人は，毎日，神社に夫の無事を祈願し帰りを待ちわびた。そのかいあって，実母が 5 歳のときに父親は戦地から帰還したが，別の女性と赤ちゃんを連れていたという。曾祖母は怒り狂い，実母を帰還した夫と見ず知らずの女に押し付けて蒸発したという。曾祖母の恨みが，祖母と母親をとおして 4 代目の女児を不幸にしているのであった。このことを治療者と親‐乳幼児精神療法により語り合い，母親は実母に心理的距離を持てるようになり，女児は回復した。

症例 4
　　ある母親は，夜泣きの激しい赤ん坊を小児科医の目の前でベッドに叩きつけ，夜泣きぐらいと相手にしていなかった医師を，虐待だとあわてさせた。母親はわが子が障害児ではないかと恐れ，本能的に虐待の母親を演じ，専門家の真剣な支援を得ようとしたのである。

母親は，未熟児で生後4カ月の次男がミルクを飲まず，目も合わさず泣き続ける，異常だと訴えていた。胎生期32週目に早産，生後2カ月時にNICUに入院し，退院後も泣き続けている。1歳半の長男も父母も，泣き声で気が狂いそう。ところが保健婦も小児科医も，「赤ん坊は泣くもの」と相手にしてくれないと母親は語った。

小児精神科医の前で，母親は「もう万策尽きた。この子を投げ出したい。障害児に違いない」と訴えた。赤ん坊の泣き声は，喉を締めつけられたニワトリのようなしわがれ声。もう2カ月もこのように泣き続けている，と母親は冷ややかな能面で語った。

（あなたの実家は？ お母さんは？）「母はいません。私が高校のときに死にました」（あなたのお父さんは？）「父もいません。私が小学校に入る前に亡くなりました」（どうりで，あなたは2カ月もがんばれたのね。普通の人なら2週間で限界。あなたのお母さんも辛抱強い方だったのでしょうね）そのとき母親は，はじめてすこし和んだ。母親は上の2人の姉を頼りに生きてきたという。（上の坊やを産んだときにも実家の応援はなし。今度は，未熟児でさぞかし驚いたでしょう）「ええ，何が悪かったのかと思いました」（生まれてすぐ切り離されて，保育器に入り不安だったでしょう）「ええ，2度目のお産なのに生きた心地がなかったです。でも，毎日お乳を絞って病院に届けました」（退院は赤ん坊にとり大きな環境変化だったでしょうね）「退院できてやれやれと安心したのに，すぐひどい泣き方になり，途方にくれました。抱き癖をつけたのか，と抱くのも怖くなりました」（赤ちゃんの泣き声で，お父さん，お母さんが亡くなったときの心細さを思い出したでしょうね）「ええ。途方にくれて，もうだめだ，いつも悪いことばかりと絶望しました」

ちょうどこの頃，赤ん坊はパッカ，パッカとお馬さんをするようなリズムで活発に上下に揺さぶられると，少し泣き止んだ。緊張のほぐれた母親はそのことに気づき，ふっと身を乗り出し興味を示した。そこで赤ん坊を母親の膝にのせると，母親は優しい表情になって，赤ん坊をリズミカルに上下に揺さぶりはじめた。

「あら，この子，気持ちよさそうにねちゃった！」みると，赤ん坊はうっとりしている。（お母さんの抱っこは最高なのよ。抱き癖などと心配せずに，たくさん楽しく抱いてね）

母親は，ふっきれたかのように晴れ晴れとして帰り，その夜からまったく泣かなくなったという。極道の悪女のような形相で入室した母親は，帰

りがけには柔和な笑顔になった。ベッドに叩きつけたのは，赤ん坊への心配のあまりに，自分が悪者になってでも何とかしてほしいという切羽詰った気持ちであったのだろう。

3．マクロ虐待と三次ケア

関係性障害が進み，取り返しのつかなくなるほどひどくなったのがマクロ虐待である。

進行した関係性障害としての被虐待児症候群には，多様な形の身体的虐待，心理的虐待，性的虐待やネグレクトがある。赤ちゃんの泣き声や訴えに，かっとなって殴る，蹴る，叩く，突き飛ばす，つねる，布団をおしつける，縛る，熱湯をあびせる，タバコの火を押しつける，ストーブに身体を押しつける，など。自分のいうとおりに食べない子に，食物をむりやり口に押し込む，隣室に閉じ込める，恐い顔で叱り続ける，見捨てると威す，首をしめる，など。こわがるのを面白がり，抱き上げ振り回し放り投げる，これらの嗜虐的で侵入的な行為は，乳幼児の原始的な情動，衝動そのものである。

一方，対照的に，赤ちゃんの要求に無関心，無表情，無為のまま反応せず，必要な食物，衣類，薬やふれあいや保護を拒否し放任する拒絶的回避的行為もある。乳幼児の存在を親が抹殺するかのようである。かと思うと，親の機嫌次第で猫かわいがりしたかと思うと見捨てて，乳幼児は予測のつかぬ親の情動のままに弄ばれる。

これらはいずれも，乳幼児の許容限度を超えた有害な刺激である。このような体験が反復され，トラウマが累積されると脳そのものの回路の形成が歪み，脳の発達が偏ることを近年の発達精神病理学は報告している。

こうなったら，保健婦，医師などが積極的に母子を保護収容し，必要に応じて母子を切り離し，それぞれに必要なケアをしなければならない。地域の虐待ネットワークが連携して取り組む段階である。臨床家はミクロ，ミニレベルの関係性障害を発見し解決することを目指すが，マクロレベルにまで進行した家族では，家庭裁判所や児童相談所の公的機関に委ね，乳児を守り，家族を援助することになる。

症例5

ある若い母親が母乳が出ないで悲観し，育児不安に陥り赤ん坊を殺めてしまった。夫が外国に単身赴任中。婿の栄転を誇りとする母親の実母は，娘の寂しい気持ちを思いやるかわりに「そんなことくらい」と押し殺してしまった。自分もかつて夫の不在に耐えたから，それくらい我慢しなさいと叱咤したのである。母親は精神科に入院し，産後の精神病と診断された。数年間の治療と夫婦カウンセリングにより回復し，無事，第2子を出産した。

症例6

ある若い母親が，生後2カ月の長女の泣き声に，発作的に布団をかぶせ窒息死させた。母親は警察に逮捕され，夫が弁護士を伴い筆者を尋ねてきた。母親は結婚して郷里から離れ，見知らぬ大都会で孤独な育児をしていた。夫は朝早く出勤し，帰宅は遅く，田舎の母親は病弱で頼れなかった。たまに夫が早く帰宅すると，妻は「お乳の飲みが悪い」「おむつかぶれがひどくなった」と訴えた。最初は聞いていた夫も，やがて苛立ち「くよくよしている暇に夕飯くらい作れ」とどなった。妻は翌日から訴えなくなり，ある日，夫が帰宅すると，電気もつけない座敷に，赤ん坊の顔に布団をかぶせ妻はぼーっと放心していた。

この妻には障害児の弟がいて，実母の苦労をみて我慢強く育った。妻は都会の孤独な育児に，弟をケアする母親の暗さと，幼い頃の自分の寂しさをダブらせ抑うつ的になっていた。都会の狭い密室の育児は，得体の知れぬ情動の襲いくる「赤ちゃん部屋のお化け」世界であることを，一般の人々がもっと認識していたらと悔まれる。

Ⅳ　発達のニューロサイエンス

人の脳は，生まれながらに社会的交流を求める。乳児は楽しい仲間とのふれあいが大好きで，相手の感情を察する間主観性（intersubjectivity；Trevarthen, 2001b）を生まれもち，生き生きとした情動を共有し，相手とともに生きる感覚を楽しむ。近年この乳児の周囲との相互作用は，心と脳の発達研究者（Trevarthen, 2001b；Panksepp, 1998；Schore, 2001a）らにより，ビデオや音声のミクロ分析により解明されている。乳児には，内因性動因システム（intrinsic motive system）という，内部からの実感に促されて行動するシステ

ムを，胎内ですでに発達させていることが推測される（Stern, 1985）。乳児は情報を発信し，無様式知覚や情動調律（Stern, 1985）により，自分と相手の生き生きとした情動を共有する。乳児は相手の心地よい情動の輪郭，リズムやメロディーなどをダイナミックにとらえ共鳴する。

　昨今，脳は環境依存性（environment-dependent），体験依存性（experience-dependent）の内分泌臓器とみなされ，うまれつきの資質よりもずっと環境要因の総合的影響を大きく受けることがわかってきている（Schore, 2001a）。乳児にとり環境が安心で心地よい時，脳は健やかに発達し構造化されやすい。ありのままの自分を真に理解し認め，共に楽しく生きてくれる相手がいる時が幸せである。これと対極にあるのが，ネグレクトや虐待である。不適切な過剰刺激や過少刺激は脳の発達を歪め，機能の悪い行動系を発達させる（Panksepp, 1998）。

　ボウルビー（Bowlby, J.）の愛着理論では，虐待を受けた子どもの愛着は例外なく障害され，とくに不安定型愛着の中の混乱型愛着を呈することが多い。ニューロサイエンスではこの不安定型愛着（回避型，抵抗型，混乱型）に対応し，早期の右脳の自律神経系の発達障害を指摘する。つまり虐待の体験が普通とは異なる右脳のストレス対応システムの構造化を引き起こす。乳児の右脳の自律神経システムが肥大し，交感神経系が過剰に優勢に働くと，衝動統制の悪い，情動爆発型の行動系が発達する。多動とパニック障害につながる（Schore, 2001ab）。副交感神経系が優勢に働くと，外界刺激を遮断し心を閉ざし閉じこもる。無表情に黙りこくり，silent babyとしてこんこんと眠り，暗い閉鎖的な性格になる。

　虐待をする親は，無意識に否定的なわが子像や親象を子どもにむけ，子は偏った反応を強いられていく。この相互作用のシークエンスには，親自身の受けた葛藤的養育パターンが反映される。親が自分の葛藤に気づかないと，このかかわりはくりかえされ，子が親の葛藤を受ける受容器となり，葛藤は世代間伝達される。親自身の成人愛着型と子の愛着型は相関を示し，愛着パターンには世代間伝達が認められるという。

　また急激な神経シナップス形成のおきる早期乳児期には，トラウマを引き起こすような養育環境は，前頭葉辺縁領域を解して皮質‐辺縁系の組織化を阻害する。そのためこの領域のつかさどる愛着，共感性や情動調節機能の組織化を阻害し，情動調節障害を引き起こす（Perry, 1995）。乳児期に身体的，性的虐

待を受けた子どもには前頭側頭葉の脳波異常が認められる。

V 虐待を生き延びた子どもの行動

　母親に首を絞められた体験を生き延びた5歳男児が初診にきた。8歳のような落ち着きとまとまりを示して診察室に入り，医師の質問に整然と答えていた。ところが，診察をしようといわれたとたんに「この紙なにかな」と無関係なことをしどろもどろの口調で呟き，視線がきょときょとと怯えた。さらに壁のポスターの画の小さな顔にぎょっとしておびえ，診察室が一瞬にして不気味な虐待の部屋に変貌したかのように身構えた。

　虐待による心的外傷は1つの危害によってこうむる1つの傷ではない。むしろ反復し連続する負の情動の嵐であり，恐怖体験である。その状況自体が終生消えぬ恐怖をうえつける，と同時に生き延びるための防衛機制自体が，その恐怖を二次的に加工し複雑化する。信頼し，身をゆだね頼る，親や教師が，最も危険な怖い存在となるという混乱と不信は，その子の世界観，自己と対象像の混乱を引き起こす。基本的信頼は形成されにくく，壊れやすい。この裏切られる体験は，幻滅や失望といった限局されたレベルの負の体験ではなく，根源的な存在的な抹殺体験に近い。

VI トラウマへのケア

　虐待のトラウマへの治療には，長期的視点を踏まえた適切なケアが，段階を踏んで，粘り強くなされることと，それを支える包括的な治療システムが必要とされる。

　虐待されている子は，緊急に安全な状態に保護しほっとさせ，不安緊張の警戒態から解放してやらねばならない。人道的見地からなされるこの基本は，子どもの脳の発達の可能性を守る措置でもある。適切な保護には，場と時間と人的資源が調和的に組織化されたシステムが必要である。

　トラウマの治療過程には，その子自身が個としてこの体験を生き延び，トラウマを自ら整理し克服していこうとする心の一連のメカニズムがある。感情閉鎖，警戒，試し，発散，攻撃，破壊，暴言暴行，赤ちゃん返り，だだこね，甘え，言語化と，多くの子どもは閉ざした心を，ゆっくり開きながら，苦しみや

怒りを表現していく。理解されると安心し，子どもらしい親しみと信頼の感情を取り戻し，やがては自分のことを上手に言葉にしていけるようになる。これらのプロセスが安全な場で安心な関係の中で，展開するように守る治療的関係が必要である。それは母子が一緒で行う場合，切り離して行う場合とあり，それぞれがそれぞれの利点とリスクを伴う。

子どもがトラウマを与えた加害者を憎み，怒ることを受け入れるのは，理解された体験とより理不尽な状況を生き延びた自分のけなげさをねぎらい，自己を肯定できるようになるためである。さらに時間をかけてじっくりと葛藤と和解し，現実を現実として生きていけるような高次な適応力を発達させることをめざしていく。

Ⅶ 子どものために親を癒し幸せにする

先に述べたように，トラウマには単にあざや骨折など目にみえたマクロの身体虐待だけでなく，無視，拒絶など，目にみえにくいミニレベル，ミクロレベルのトラウマがある。関係性障害はミクロ‐ミニ‐マクロのレベルで響きあう。乳幼児と母親あるいは父親との二者関係での関係性障害は，萌芽的な虐待でありミクロ虐待であろう。それが慢性化し，家族も見て見ぬふりをしたり加担するとミニ虐待となる。この状態がエスカレートし，児童相談所に通告されるようになったものがマクロ虐待といえよう。マクロ虐待にならなければ，家族の外部からの介入はなされない。しかし臨床家は，ミクロ，ミニのレベルの関係性障害を発見し早期介入する義務を有する。スティールのいうように，親自身の生い立ちの関係性障害は子どもにむけられる。子のために親の中の乳幼児葛藤を理解する姿勢が必要である。

人は親になると直観的育児行動（intuitive parenting；Papousek, et al., 1987）が生じ，親は赤ちゃんに生き生きした抑揚で話しかけ，安心なリズムで赤ちゃんをゆすり，無意識に脳に最適な刺激を与えるようにできている。この直観的育児はしかし，工業化社会の都会の密室の育児ではうまくいきにくい。子が生まれると母親は1人で赤ん坊の要求に振り回される。心の中に温かいまぶたの母親や幸せな幼児期の思い出のない人にとり，育児は苦しいものになる。母親の暗い精神状態は，虐待や母子心中のリスクだけでなく，子どもの敏感な気質と重なり，母子関係の'ボタンのかけちがい'が生じる。仮に母親が数カ月で

元気になっても、乳幼児の脳に恒久的な構造異常を残すとされる。この孤独な母親の苦しみを理解し、母親を支えなければ子どもを救うことはできない。その理念にたつフライバーグの虐待への介入は、今日の日本でも虐待への介入の基本を示している。

おわりに

　虐待のテーマは誰しもの情動をかきたてる。私たちは皆、現代社会の競争原理や効率主義に汚染されていて、まず自己の内なる虐待を内省せずに、虐待者を責めるのは片手落ちであろう。虐待は日常生活で何気なく起きる。孤立し傷つき、心のゆとりのないときに、誰しもリスクがある。虐げられた体験を押し殺すほど、わが子や生徒のむきだしの感情に触発され、キレてしまうのである。

　虐待の心的外傷への治療はできるだけすぐに始め、長期に行うことが必要である。ものいわぬ乳幼児ほど、虐待体験が脳に構造化されていく危険が高く、後年その影響があらわれるリスクが高い。脳の発達研究はまだ始まったばかりであるが、今まで現象的に別個に捉えられていた解離、閉じこもり、パニック、離人などの症状の基盤に、虐待を生き延びる過程で脳に形成されたトラウマの回路があることを明らかにしている。

　また現在の治療的出会いの「今」と「ここに」には新しい生き方の体験、したがって新しい脳の機能と発達を促す可能性も示唆される。闇を生きてきた子どもは、針穴に差し込む細い光に反応する。荒れる情動の海をおぼれまいと生きるものには、小さくても裏切らない確かな島が1つあれば生き延びていける。このような普通とは異なるパラドックス的なトラウマの世界のサバイバルの特徴の中に、痛ましいが、子ども自らが自分を治癒していく可能性が秘められている。

文　献

Fraiberg, S., Shapiro, V., Cherniss, D.: Treatment modalities. In Call, J., Galenson, E., Tyson, R. (eds.) Frontiers of Infant Psychiatry. pp.56-73, Basic Books, New York, 1980a.

Fraiberg, S.: Clinical Studies in Infant Mental Health: The first years of life. Basic Books, New York, 1980b.

Fraiberg, S. (ed.): Selected Wrightings of Slema Fraiberg. Ohio State University Press,

Columbus Ohio, 1987.

Johnson, C. F. : Abuse and neglect of children. In Behrman, R. E. (ed.) Nelson Textbook of Pediatrlcs. pp. 110-119, W. B. Saunders, Philadelphia, 1996.

Karp, C., Butler, T. : Treatment Strategies for Abused Children : From victim to survivor IVPS. Sage Publications, Thousand Oaks, 1996.

Malloch, S. : Mothers and infants and communicative musicality. Special Issue of Musicae Scientiae : Rhythm, Musical Narrative and Origins of Human Communication, 29-57, 1999.

Panksepp, J. : The sources of fear and anxiety in the brain. In The foundations of human and animal emotions. (ed.) Affective Neuroscience. pp. 206-219, Oxford University Press, New York, 1998.

Papousek, H., Papousek, M. : Intuitive parenting : A dialectic counterpart to the infant's integrative competence. In Osofsky, J. D. (ed.) Handbook of Infant Development (2ndEd.). pp. 669-720, Wiley, New York, 1987.

Perry, B.D. et al. : Childhood trauma, the neurobiology of adaptation, and "use-dependant" development of the brain : How staits become traits. Infant Mental Health Journal, 16; 271-291, 1995.

Sameroff, A., Emde, R. : Relationship Disturbances in Early Childhood. Basic Books, New York, 1989.

Schore, A. : Effects of a secure attachment relationship on right brain development, affect regulation,and infant mental health. Infant Mental Health Journal, 22; 7-66, 2001a.

Schore, A. : The effects of early relaional trauma on right brain development, affect regulation, and infant mental health. Infant Mental Health Journal, 22; 188-200, 2001b.

Steele, B. F. (eds.) : The effect of abuse and neglect on psychological development. In Call, J., Galenson, E., Tyson, R. (eds.) Frontiers in Infant Psychiatry. pp. 235-244, Basic Books, New York, 1980.

Stern, D. : The Interpersonal World of the Infant. Basic Books, New York, 1985.

Trevarthen, C. : Intrinsic motives for companionship in understanding : The irorigin, development, and significance for infant mental health. Infant Mental Health Journal, 22; 95-131, 2001a.

Trevarthen, C. : The neurobiology of early communication : Intersubjective regulations in human brain development. In Kalverboer, A. F., Gramsbergen, A. (eds.) Handbook on Brain and Behavior in Human Development. pp. 841-882, Kluwer, Dordrecht, 2001b.

渡辺久子：母子臨床と世代間伝達. 金剛出版, 2000.

渡辺久子編：小児心身症クリニック：症例より学ぶ子どもの心. pp. 156-161, 南山堂, 2003.

Watanabe, H. : The transgenerational transmission of abandonment. In Maldonado-Duran, J. M. (ed.) Infant and Toddler Mental Health : Models of clinical Intervention with infants and their families. pp. 187-205, American Psychiatric Publishing, Washington, D.C., 2003.

4. 子どもの心に影響を与える家族の問題

I 小児科は家族科

　小児科は母親科という人がいる。子どもは母親あっての子どもで，元気な時はもちろん，病気になればなお一層，母親の子どもの病状への理解と対応，そして小児科医の母親への育児サポートとケアが欠かせない。と同時に，子どもは家族の中の子どもである。子どもの行動や心の発達，また問題行動や心身症的症状の背景には，必ず家庭環境の関与があり，家族への理解と支援なくして，子どもの診療はできないので，小児科は家族科であるといえる。

　小児科医は，多くの子どもを診察しながら，ごく自然に親子のやりとりや，親子の医者への態度を観察し，さりげなくその子の家族環境を把握し対応している。ある家族にとり有益なアドバイスが，別の家族には見当違いになることもある。子どもの最善のケアには，適切な家族指導が欠かせない。小児科医は必要にせまられ，自分なりの家族アプローチを自然に身につけてゆく。本論では，小児科医が日常診療において家族に取り組む時のヒントになるポイントを述べてみたい。

II 家族は生き物

　家族という集合体は1つの生き物のように，その家族独特の外界からのストレスの対処の仕方や，家族葛藤の解決の仕方や生き延び方を持っている。子どもの問題を母親と話す時に，その家族が集合体としてどのように機能しているかをまず理解しよう。

1. 開放的な家族システム

　成熟した機能をもつ家族は，開放的なシステムをもつ集合体である。世間体に左右されず，今何が家族や子どもに一番必要かを柔軟に考えることができる。

誰かを悪者にせず，困った出来事が起きたら，それを機会に日頃のあり方を率直にふり返り，試行錯誤をいとわず，謙虚に前向きに着実に改善していく。

2．閉鎖的な家族システム

　未熟な機能の家族は，閉鎖的なシステムをもつ集合体である。不快な出来事や問題を，皆で分かち合いながら乗り越える代わりに，社会や誰かのせいにして怒ったり，世間体におびえて必要以上に緊張して自らを閉ざしていく。誰かを味方にしたり，誰かを敵にしたり，内輪で密着して怒りや不安を発散しあい，建設的なコミュニケーションを排除してしまう。

　隣り近所や親戚の，温かい親ごころや助け合いの乏しくなった世相の中で都市の核家族は孤立し，さまざまな情報に振りまわされ，一見開放的に振る舞っていても，実際は閉鎖的なシステムに陥りやすい。未熟で自信のない家族でも，周囲に頼れる誰かがいると，家族として着実に成長していくことができる。

　たとえば障害児が生まれたり，わが子が病気になると，どの家族もショックを受け，一時的に落ちこむ。この状態にはまってしまうと次第に自信を失い暗く閉ざされた家族になり，わが子の障害や疾患の不運にとらわれ，家庭が崩壊したり，逆に非現実的に障害児のケアにのめりこみ他の兄弟を放任したり，健康な兄弟に無理な期待を向けたり，家族全体がのびやかさを失ってしまう。その結果，やがて健康な兄弟が心身症になったり，母親がよくうつ状態に陥ったりする。

　小児科医をはじめとする周囲が，危機にある家族を支え，希望をもって自然体で現実に取り組めるようにすると，家族は障害児や慢性疾患児を育てるというストレスを挺子に，懐の深い，たくましく成熟した家族に成長していくことができる。

　家族はダイナミックな海のようで，外面は必ずしも水面下の世界を映し出さない。表面の波には，日々刻々と起きる出来事やその時々の流行や世相が反映する。海底には父母の生い立ちや，祖父母が困難を生き延びた対象喪失や，それをめぐるトラウマと知恵が沈んでいる。家族独自の歴史文化，遺伝的素質，ともにその家族と生活し，味わってみないとわからない。また家族の血のつながりは水よりも濃い反面，親の心子知らず，子の心子知らずでもあり，家族とは近くて遠い関係でもある。

III　家族は子どもの安全基地

　乳幼児期にも思春期にも，子どもは自分のもって生まれた感性や資質を的確に見抜き，親身になって理解してくれる家族を心から求めている。自分の自然体が温かく理解され尊重される時，その子はふっくらと幸せになってゆく。幸せな状態の時に脳は健やかに成長し，周囲の環境と調和した認知行動系を発達させていく。

　何らかの要因が重なり，周囲がその子の自然な姿を否定するようなかかわりも重ねると，その子はかなり幼い段階からストレスを感じ，怒りや見捨てられた不安を抱いていく。周囲に誰も受けとめる人がいないまま，押し殺された感情が鬱積すると，まるで地雷の埋められた土地のような心を作り，本人を苦しめる。そのような心はその後のライフサイクルにおいて，危機や挫折体験に出会った時それをきっかけに爆発しやすい。

　小児科医はたとえば次頁の表1の「子どもショートインタビュー」を用いて，子どもが親との関係をどんなふうに感じているのか，聞いて見ることができる。親に甘えられない，怖い，という子には，安心して甘え，思っていることを言っていいと伝え，親子が仲よくなれるように，仲介する。

IV　家族過程

　家族は生き物のように家族の成長過程を踏む。家族過程には，①生家から自立し結婚にいたる新婚夫婦の時期，②出産し乳幼児のいる家族の時期，③学童期の子どもをもつ時期，④思春期の依存と自立の葛藤をもつ子どもを育てる時期，⑤子どもの巣立ちと親の子離れの時期，⑥老年期の家族。家族はとくに②の乳幼児期と，④の思春期に思わぬ親子関係の波乱を体験しやすい。

V　乳幼児期：ほっとできる心の子宮のような家族

　人間の赤ちゃんは生後数時間で，周囲の環境を敏感に察知し，緊張したり，興味をもって関心を向けたりすることが知られている。家族の中でもとくに母親が心身ともにゆとりのある状態でいることが大切で，赤ちゃんは自分ににっ

表1　子どもショート・インタビュー

1．〈目的〉
　小児科外来で短時間に，子どもの本音を聞き出すには，こつがあります。子どもは，親しみやすく，暖かい雰囲気で話しかけると心を開きます。子どもがふだんは言えない親子関係の悩みを，答えやすく，手の幅で表現してもらうのが，この子どもショート・インタビューです。
　このインタビューにより，親子のアタッチメント（愛着），つまり日々の親子の心の通い合いについて，子どもが感じている率直な気持ちがわかります。言葉だけで聞くと，緊張して大人向きのたてまえの答えになりがちなので，このように工夫したのです。

2．〈方法〉
　1）まず，医師が「○○ちゃんは，お母さんにどれくらい甘えられるのかな？」，とつぶやきながら，子どもの目の前で，両手を開いてみせます。「これくらいかな？」「それともこれくらいかな？」と，手幅を伸ばしたり，縮めたりしてみます。それを見て子どもは，自分の思っている通りを，両手を開いて手の幅で教えてくれます。それを線上に記します。
　2）この要領で，順に聞いてゆきます。「お母さんしかるとどのくらいこわいかな」とつぶやきながら，手を開くしぐさでさそうと，思わずいっぱい開いて，実はすごくこわいと表現してくれたりします。
　どの子も，その瞬間ユニークな表情をします。子どもらしい表情ほど，正直な表現といえるでしょう。顔の様子もメモしておきましょう（例：能面から急に子どもらしい顔に変わって，手をパーッと開いた，など）。あくまでも，仲良くしながら，尋問調子にならぬよう，なごやかに聞いていきます。

3．〈結果〉
　「父母に甘えられない」「文句が言えない」「親にしかられるのが恐い」という度合が強いほど，心の問題が大きい可能性があります。逆に，「ちゃんといっぱい甘えている」，「思ったことを何でも言える」，というほど，親子の信頼関係はよい可能性があります。親の思い込みと，実際に子どもが感じているものと，どのくらいずれているかも見ます。

4．〈治療につなげる〉
　「甘えられない」「こわい」と表現する子は，親とよい関係を願っています。インタビューでわかったことについて，その場で一緒に考えてあげましょう。「今日からお父さん，お母さんにもっといっぱい甘えようね。先生がちゃんとお母さんに君の願いや悩みを話してあげるから，君も自分で言ってみようね」「来週までの宿題，お母さんにいっぱい甘えること，いやなことを我慢しないでちゃんと言うこと，今度来た時また同じこと聞くからね？」と話し合うことが，心の治療の第一歩につながります。

　　　　　　　　　　　　　子どものショート・インタビュー
お母さんにどれくらい甘えられる？
お父さんにどれくらい甘えられる？
お母さんどのくらいしかる？
お父さんどのくらいしかる？
お母さんにどれくらい思ったことが言える？
お父さんにどれくらい思ったことが言える？
学校／幼稚園はどれくらい楽しい？
今どれくらいしあわせ？
付記

こり笑いかけてくる人の顔を期待し，それが裏切られると困惑する。母親が抑うつ状態のため無表情になったり，仕事に戻ることや，世間体にとらわれていたり，あるいは自分自身の現在と過去の葛藤にふけっていたりすると，赤ちゃんとのふれあいが平板で生き生きとしないものになる。

工業化社会の，大人に便利なテンポの速い都会生活は，デリケートな母‐乳児システムには不安や緊張を与える。母‐乳児間の二者関係のシステムは，母子をとりまく父親や家族の複数のシステム，そして家族を包む地域社会や国のシステムの影響を敏感に受けている。この3次元の関係性の響きあいが，うまく調和している時には，乳児の心は安定して発達し社会化しやすい。

ブラジルトン（Brauzelton, 1991）は，まだ工業化されない1980年以前の五島列島の赤ちゃんが，神経生理学的に安定していることを研究したが，五島列島がその後工業化し，生活のテンポが速くなるにつれ，赤ちゃんはアメリカ都市の赤ちゃんと同じになった。このことが示すように，現代社会のストレスは，乳幼児期から赤ちゃんを襲っている。

Ⅵ 家族機能

子どもの心の健やかな成長を促す家族機能には次の3つがある（図1）。

①父母連合（parental coalition：父母が子どもに対し一枚岩になり，男女のよきパートナーシップを実生活の中でみせていく。）
②世代境界（generation boundary：親の世界と子の世界のけじめがあること。子どもが両親の夫婦生活や経済に首をつっこんだら，「親化」parentificationし親の相談相手になることを防ぎ，子どもらしい世界の中で生活できるようにする。）
③性差境界（sexual boundary：男女それぞれが，自己の性を良いものとして受け入れることを助ける。息子は父親に，娘は母親に同一化できるようにする。）

この3つの機能がうまく働いていると，幼い時から，男子も女子も，母親の瞳の奥に母親を幸せにする父親の存在を感じ取り，父親の瞳の奥に，父親を支える母親の存在を感じることができる。すると「大人って素敵だな。よし私も，

お父さんやお母さんみたいな，素敵な人になろう。そして素敵な人に好かれる素敵な自分になってみよう」と意欲を燃やし，親に同一化し，やがては親離れをしていくことができる。

一方，家族機能不全が生じている時には，子どもの問題が生じやすい。それは子どもがまだ何もわからないように見える乳幼児期から子どもに影響を及ぼす。家族関係のボタンの掛け違いの背景には，両親自身の育てられかたの問題がしばしば認められる。

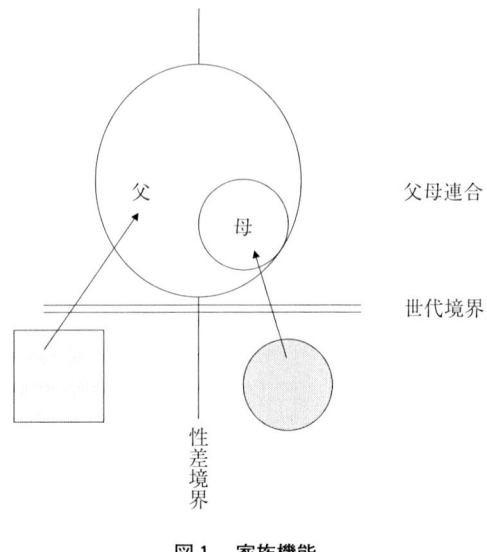

図1　家族機能

症例1　13歳女子，子どもの心身症

心因性関節痛で歩行障害に陥った13歳の女子は一人っ子であった。母は高齢出産。母が厳しく父が無口。この子は治療に通い，次第に本音で淋しさや両親への文句が言えるようになり，やがて「父母の喧嘩が不安」と訴えた。

そこで両親面接を行った。父母は一対一の面接では打ち解けているのに，2人揃うとぎこちない。互いに見つめ合ったり，笑い合ったり，補い合うことがなく，見えないガラスに隔てられているかのようである。やがて父親が思いあまって「うちは家内が私に"おかえりなさい"とも言わないんです」と訴えた。（お父さんはそれが辛いのですね。それくらいは言ってほしいのですね）と応えると，父親はうなずいたが，母親はかたい表情で身をひいて，次のことを語った。

母親は子どもが1歳から2歳の時に抑うつ状態に陥り，父親はそれに気づかなかった。ある日帰宅した父親に母親は「たまには赤ん坊をお風呂にいれて」とやっとの思いで言った。父親はキレて，「育児はお前の仕事だろ

う。おれだって仕事で疲れている！」とどなった。母親は心を閉ざし、それ以来「育児が私の仕事で，大変なのは当たり前なら，夫も仕事で大変なのは当たり前。これからは絶対"おかえりなさい"とは言わない」と決めたのである。そう語る母親の目からは大粒の涙があふれ出た。きついと思い込んでいた妻が，実は自分の心ない一言で長いこと傷つき苦しんできたのを，父親は初めて知った。この話し合いが転機となり，両親は相手を思いやるゆとりが生まれた。娘は「家の中が前よりは居心地がよくなった」と語り，身体症状は消失していった。

　この子の場合は，抑うつ状態で苦しむ母親を父親がなじり，父母連合が形成できなかった。その分母親はひとりで育児を頑張る他なく，きつい母親になってしまった。自分の自然な母性や女性性をのびやかに発揮することができず，子どもにとってはこわい母親になった。一方母親から切り捨てられた父親は娘を溺愛する優しいパパにはなれたが，母子を包む存在にはなれず，母親を幸せにする父性をもつ父親にはなれなかった。そのために女性的で頼りない父親と，男性的でこわい母親という性役割の逆転が生じていた。孤独な母親は，娘を味方に引き入れ話し相手にしてしまい，気づくと子どもの親化（parentification）が起きていた。子どもは親を慰める役割をとらされ，子どもらしく，甘えたり，要求を訴えたり，自己主張したり，子ども同士の世界で遊んだりする体験を奪われてしまっていたのである。

Ⅶ　現代家族の家族過程の問題

　乳幼児にとっては，自分の自然な生理的欲求のまま，寝たり起きたり，食べたり甘えたり，ごろごろしたり，はしゃぎまわったりすることのできるゆとりが家庭にあることが大切である。乳幼児発達研究家スターンは，家庭に，デリケートでやわらかい赤ちゃんという感性の生き物を中心とする雰囲気がないと，心はうまく育たないと報告している（Stern, D., 1989年パリの国会のシンポジウム「働く母親と子どもの発達」）。

　これは父親が偉すぎて，家族までが緊張してしまいがちな警察官，医者，裁判官などの家族が気をつけなければいけない問題でもある。

　家庭は失敗の許される，のんびりした場であるほうがよい。そのほどよさをたとえば小児科医で精神分析医，乳幼児精神科医のウィニコット（Winnicott,

D.W.) は「ほどよい育児 (good enough mothering)」とよんでいる。これはすべての家庭状況にいえることである。つまり，母子家庭であること，病気の子がいること，単身赴任であること自体が問題なのではなく，それぞれの家族形態が人間的なゆとりと温かさを失い，子どもの緊張や不安を受けとめられない時に，さまざまな問題が出てくるのである。仕事が忙しくてきりきりする母親には子どもは寄りつきにくい。しかしそのことをよく注意し，子どもにしわ寄せが及ばないように配慮すれば，その子は守られる。一方，いくら家に母親がいても，母親が家庭で孤立し，焦りと不安緊張の中で育児をしていると子どもはこわい母親と感じ不安になってしまう。かえって働く母親となって，外で自分の力を発揮し，すっきりして自宅に帰り，わが子と情緒的に満ち足りた交流がもてる方がよい場合もある。

Ⅷ 日本の家族状況

日本の家族が戦後大きく変化している。結婚年齢は高齢化し，平均婚姻年齢が男性30.8歳，女性28.6歳（2002年の厚生省「人口動態統計」）と年々あがってきている。母親の就業，高齢出産の増加，不妊治療の増加，核家族化，少子化などにより，現在全国44,923万世帯のうち18歳未満の未婚の子どものいる世帯は29.2％と減っている。そのうち子どもが1人が12.4％，2人が12.6％，3人が3.9％，4人以上が0.5％である（厚生省，国民基礎調査1995）。1999年の出生数は1,178,000人，出生率は9.4（人口千対）(1999) 合計特殊出生率は1.34で人口維持に必要な2.1を大きく下まわる。離婚率は増加し，人口千対1.94，の243,163件で，その59.6％が子どもがいて，79.2％は母親が親権者である。このように変化しつつある日本の状況に対し，古いあるべき家庭像を説いてもうまくいかない。多様化する家族形態の中でそれぞれの家族がうまく機能できるように，社会がオープンに考えていかないといけない。

Ⅸ さまざまな心のボタンの掛け違い

現代の家族には，以下に述べるようないろいろな新しい障害が親子の出会いのボタンの掛け違いを生じている。先行する不妊症，不育症や，産後うつ病は，人知れぬ苦しみを母子関係に引き起こす。また，核家族で出産の間隔が3年未

満の時，兄や姉となる１〜２歳児は，急に母親が出産で消えた後，赤ちゃんを抱いて帰ってくる姿にショックを受け，自分は嫌われたと誤解しやすい。母親の知らないところで，嫉妬深い子が，弱いおとなしい弟妹をいじめるといった，複雑な戦いも展開する。

　少子化は育児の緊張や偏りにつながりやすい。一人っ子であるとその子は，親の期待をおしつけられやすい。子どもは，自然体の自分を失い，親の期待にかなう子になろうとするが，必ずしも幸せにはつながらない。

　一人っ子は母親が緊張しがちである。１人の子だから育児の失敗は許されないような気持から，周囲の人々の「甘やかすでしょう」というプレッシャーを先取りしてしまう。そのために一人っ子の方が，安心して自分のペースでべったり母親に甘えることはできないという意外なことが起きている。

　高齢出産の急増は，親がある程度経済的社会的に安定し，成熟した時期に子どもを生むという利点や，体力的にもはや20代のように体ごと子どもと遊んだりできないといった制限が混ざりあい，ケースバイケースである。高齢出産の母親は，若いお母さん方に溶けこめなくて孤立しがちであったり，大人の雰囲気の家庭の中で，子どもらしいやんちゃさを発揮できなかったりといったことによく気をつけるとよい。

　父親の単身赴任は，残された家族には大変なストレスである。いつもより母親は緊張し，家族もほっとしにくい。日本社会全体が単身赴任の大変さに理解を示すことが大切である。

　働く母親の育児は，父親の協力の有無，保育園や地域社会との温かい信頼関係がもてるかどうかにより明暗がわかれる。一方内職は家庭で子どもをみている半面，母親に「じゃましちゃだめよ」と叱られ，子どもが心理的な生殺しにあうリスクもある。また母親が外の仕事や店の手伝いで忙しいと，懐く対象が叔母さんやお婆ちゃんになり，それでうまくいく時もあるが，実の母親に見捨てられたような気持ちに陥る子もいる。

　いずれの養育形態の場合にも，大事なのは，昔の農家の家族のように，子どもが地続きの温かい親心をもった大人集団に見守られて，子ども同士の楽しい遊びの世界がもてることであろう。母屋と離れを行き来するような感じで，保育園と自分の家庭を行き来する子どもはよいが，保育園を子どもを預かる便利なところとして母親がビジネス様に割り切ると，子どもは人知れぬ疎外感を味わうことになる。

また女性の生き方がかなり自由になったとはいえ，日本はまだまだ従来の家族制度のなごりや価値観に縛られる社会である。結婚して子どもができないと，かつては「子なきは去れ」とか「産まず女」といわれて，女性は社会の冷たい目に苦しんだ。現代は，自らDINKS (dual income no kids：子抜きの倍給料) と自ら子どもをもたないことを選択する夫婦も増えている。が，実際には子どもが生まれない女性は，秘かに，自分の生殖能力にひけめを抱きがちである。どの女性にとっても不妊治療はストレスの多い治療で，口にこそしないが，ほとんどの人が隠れた形のトラウマを受けている。そこで不妊治療を経て子が授かった場合でも，無事生まれるまでの母親の不安緊張ははかりしれないことを推察すべきであろう。

日本の男子は伝統的に「お国のため，お家のために」滅私奉公するよう育てられている。その育ちかたや教育は，新しい時代の核家族の幸せな夫婦関係や男女のパートナーシップを難しくしている。

家族の兄弟関係により子どもが体験する世界の問題について述べよう。

症例2　13歳女子，意識障害発作

A子さんは一流企業エリート社員の父，専業主婦の母，2歳年上の兄と1歳半年下の弟の5人家族。幼い時から手のかからないおとなしくしっかりした性格。中学受験をして女子中学に入学し，自ら苦手なバスケット部に挑戦した。しかし，練習が厳しく退部をした頃から元気がなくなり学校に行き渋り，ある朝出がけに自室で倒れているところを発見された。

救急車で入院となり諸検査で身体疾患は否定され，ヒステリー発作が疑われた。生育歴と家族機能の評価が行われ，生育歴では，手のかからない赤ちゃんで，生まれた時に兄が嫉妬した。母親は「兄の嫉妬をおそれてA子を放っておいた。兄弟は可愛いがれるが，娘はどう育てていいかわからない」と打ち明けた。母親の実母が親を幼い時に失っており，母自身の母 - 娘関係の対象喪失があることがわかった。そこで父が母を支え，母とA子さんが仲良くふれあえるような指導をし，症状は消失していった。

X　心の世代間伝達

以上の例にも明らかなように，子育てをしているとおのずと自分自身の生い

立ちをめぐる,無意識の感情がわいてくる。それはしばしば否定的な形をとり,極限状態では虐待につながる。

近年,子どもの虐待が世の関心を集め,遅まきながら日本でも児童虐待防止法が成立し施行され始めた。暴力や外傷による身体的虐待は目に見えるが,性的虐待,心理的虐待やネグレクト（ケアの放棄）は見えにくい分,虐待者が否認し,子の救済は難しい。

虐待という言葉は,誰しもの情動をかきたてる。これは虐待であると判明すれば,歯止めがかかるが,世の中には熱心な育児や教育という美名のもとで,親や教師自身が,厳しすぎ,熱心すぎる関わりを子どもに強いながら,実は自分がうさはらしをしているということもある。私たちは皆,現代社会の競争原理や効率主義に汚染されており,ますます未来が不透明になる今日の社会の中で,誰しもが世間の圧力や将来の不安に秘かにおびやかされ,自分の葛藤を子どもに発散しやすい状況なのである。

育児のネグレクト（放棄）や虐待は日常生活で何気なく起きる。現代社会で,孤立し傷つき,心のゆとりのない状態に追いやられる時には,どの親にもリスクがある。辛い気持を押し殺し平気なふりをすると,わが子の要求やむき出しの感情に触発され,理性とは無関係に,キレてしまうのである。

このようなトラウマの連鎖を断つには,親自身が,自分の生きのびた辛い体験を,オープンに振り返って誰かに語り,しみじみと涙を流すことが役立つ。その時の心の痛みを味わい直し,よく生きのびたと自分を労うことができるように助けてあげるとよい。自分の本音を認め,人を信じ許していくしなやかな心が,トラウマの世代間伝達を防ぐ心の土壌である。新しい時代の家族関係,特に父母の関係には,粘り強く,このしなやかな許し合いの心を育むことが大切である。

文　献

Blos, P.: On Adolescence. Free Press, New York, 1962. 野沢栄司訳：青年期の精神医学．誠信書房，1962.

Bowlby, J.: Maternal Care and Mental Health. World Health Organization, Geneva, 1951. 黒田実郎訳：乳幼児の精神衛生．岩崎書店，1962.

Brazelton, T. B., Cramer, B. G.: The Earliest Relationship: Parents, infants and the drama of early attachment. Karnac Books, London, 1991.

Erikson, E. H.: Childhood and Society. W. W. Norton, New York, 1963. 二科弥生訳：幼年期と

社会．みすず書房，1977．
Mahler, M. S., Pine, F., Beigman, A.：The Psychological Birth of the Human Infant. Basic Books, New York, 1975. 高橋雅士他訳：乳幼児の心理的誕生．黎明書房，1981.
日本総合愛育研究所編：日本子ども資料年鑑6巻．KTC中央出版，1998.
渡辺久子：成長・発達からみた思春期の特徴：こころの視点から．小児内科，29(4); 521-526, 1997.
渡辺久子：児童の神経症的障害と家族．小此木啓吾編：講座家族精神医学3．pp.189-210, 弘文堂，1982.
渡辺久子：リヒターの家族神経症論．小此木啓吾編：講座家族精神医学1．pp.321-328, 弘文堂，1982.
渡辺久子編：母子臨床．こころの科学，66; 1986.
渡辺久子：母子臨床と世代間伝達．金剛出版，2000.

5. 乳幼児のプレイ・セラピー
―― 幼児のプレイ・セラピーと母親 - 乳幼児セラピー ――

はじめに

　心の世界は，母親（養育者）の感情や空想と乳児の感じ方や応答のたえまないやりとりの中で発達するので，赤ん坊を母親から切り離して考えることはできない。しかし母子はたえず家庭内の刺激により直接，間接的に影響される。家族は自分が幼児期に経験した親子関係のパターンや親兄弟のイメージを乳児に投影し，世代間伝達（Lebovici, 1998）（intergenerational transmission）とよばれる親子関係の伝達も起きる。また家族をとりまく社会文化的な価値観や育児習慣，また都市化，工業化による少子化，母親の就業，母親の孤立などの社会変動も母子の日常生活に複雑に影響する。

　このように乳幼児が日々出会う世界はストレスに満ちている。乳幼児自身の内的な情緒が外的な刺激と出会い，乳幼児の中にさまざまな幻想をたえまなく生み出し，その子特有の世界の経験を生み出していく。乳幼児の内面の波乱が一定の限界を越え，ある症状に発展する時，母親への育児相談から家族カウンセリングまで幅広い援助の仕方がある。その中で，乳幼児に直接働きかける方法には幼児のプレイ・セラピーと母親 - 乳幼児セラピーの2つがあげられる。本論では，この二者，とくに日本の社会文化にあっているため今後発展すると思われる母親 - 乳幼児セラピーに力点をおいて述べてみよう。

I 幼児のプレイ・セラピーと母親 - 乳幼児セラピー

1. 幼児のプレイ・セラピー

　幼児のプレイ・セラピーは，歴史的にはクライン（Klein, M.），フロイト（Freud, S.），ウィニコットらにより発展した精神分析的児童治療を，幼児に

行うものである。治療者と幼児が遊戯治療室で週1回から5回，40分ないし50分，決められた時間と設定のもとで1年から数年にかけて行う。治療者は幼児の自由な連想に基づく行動と遊びの全体を共感的に観察し理解する。幼児との直接的な相互作用の中で，幼児はさまざまな表象にみちたプレイを展開し，治療者の中に一連の認識と感情を引き起こす。それを手がかりに幼児がどのような転移関係と転移感情を，今この瞬間治療者と経験しているかを理解し，言葉にして伝える。そのことにより，幼児を自己の衝動や情緒に巻き込まれて苦しんでいる葛藤状態から解放し，自己理解を与え発達をうながしていく。この方法は，より年齢の高い幼児（3歳以上）に適し，治療者との深い信頼関係のもとで毎回密度の濃い情緒交流を持つことができる。また家族状況とは別に幼児に1つの安定した関係を築いてやることができる利点があり，英国のロンドンとその周辺では盛んに行われている。しかし，幼児の治療と並行して母親相談が必要であることや，家族が定期的に幼児を治療につれてこなければならないという，現実面での大変さがある。具体的症例の一部を述べよう。

症例1　場面緘黙，睡眠障害，5歳，男児

　ビルは4人兄弟の末っ子で，2歳の時両親が離婚している。ビルが生まれて間もなく，事業に失敗した父親は酔っぱらって毎晩遅く帰宅しては家族を叩き起こし，どなる，蹴る，なぐるの騒ぎを繰り返し，警察沙汰になっている。ビルはきかん坊の9歳の兄，元気な8歳と7歳の姉に似ず，神経質で内向的である。幼稚園ではだんまりを通し，先生を手こずらせている。母子家庭で母親は仕事で多忙であり，4人の子どもはお手伝いさんが昼間世話している。ビルは毎晩夜中に起きては台所をあさり冷蔵庫のものを食べてしまうので，兄弟にも嫌われいじめられている。

　週2回の治療を開始してから3カ月目，初めてクリスマス休みによる2週間の治療の中断を目前にひかえてのセッションで，ビルは次のようなプレイをする。

　いつものように，ビルは時間通りにやってきて，治療者が待合室にいくと，まってましたとばかりに廊下をかけて自分の治療室にとびこむ。ビル専用の玩具のしまってある戸をあけ，紙と黒のマジックペンをとりだし，子ども用テーブルで黙々と絵を描き始める。その絵では，鳥の巣が木の上にあり中に2羽の雛が口をあけている。そばの地面に鳥が1羽雛のほうを

向いている。その脇にリスがいて、どんぐりの実をかじっている。それだけ描き終わると、ビルはちらりと治療者の方を向く。〈この絵はどんな絵なのかな〉とたずねると、ビルはいつものようにぽつり、ぽつりと寡黙に答える。「これ、お母さん鳥……これ、赤ちゃん鳥……」〈赤ちゃん鳥が2羽いて口をあけて待っている。月曜日と木曜日の2回の面接に来るときのビルの気持ちみたい〉。するとビルは木の下にマジックで黒い円をかく。〈これなあに〉「穴。お母さん鳥が赤ちゃん鳥に"穴があるよ、危ないよ、ポーンと飛び越えるのよ"といってるの」〈穴におっこちるのを心配しているのね。クリスマスが近づいて、ビルにとっては今度の休みは危ない穴みたいでしょうね〉

するとビルは戸棚にいって、前にかいた夜の絵を持ち出し眺める。真っ黒な夜にトラックが走っている絵である。〈夜みたいな気持ち。この部屋にこれなくなるのは、一人ぽっちで暗い夜を走るみたいにこわいことなのね。でもお母さん鳥が"あぶないよ。この休みをポーンと飛び越えようね"といってるから、こわい気持ちをわかってもらえている気もするのね。リスさんも休みに備えて食物をたくわえているようだし……〉

ビルの表情はやわらぎ、紙をもちだし、「クリスマス・パーティの飾りつけを作るから先生も手伝って」といって夢中で始める。30分以上もそれに熱中した後、壁と天井を指さし、作ったモールを部屋中に飾ると言いはる。よその子の戸棚に自分の名前のレッテルをはる。〈先生と二人きりで、クリスマス・パーティを楽しみたい。休みで離れることを忘れたいみたいね。でも誰かよその子がきて、ビルの場所をとるんじゃないか、この部屋は全部ぼくのものだ、とも言いたい気持ちのようね〉ビルは水道にいき水が流れるのをじっと見つめ、紙をちぎって水道口に栓をし、水の流れを少しでもとめようとする。〈水が流れていく。そうやって時間もどんどん流れて、今日の時間も終わりになる。時間をとめたい。休みをくいとめたい。放り出されるこわい気持ちを先生に汲み上げてほしいのね〉

このようにして、ビルは治療者の解釈により、自分の中にもがいていて得体の知れない不安に意味と名前を与えられていく。そのことにより次第に夜への恐怖や場面緘黙にこめられている対象に見捨てられる不安を徐々に乗り越えていく。

2. 母親 - 乳幼児セラピー

母親 - 乳幼児セラピーは、フライバーグ (Fraiberg, 1980) やクラメール

(Cramer, 1988, 1991) らの精神分析家が，母子を一対としてとらえる乳幼児精神医学の視点から，精神分析的幼児治療を咀嚼しなおしたものである。乳幼児の症状を乳幼児と養育環境の関係性の障害の表れとみなす。乳幼児の養育環境を代表し，乳幼児の内的対象である母親と乳幼児を一緒に治療する。乳幼児と母親の対象関係の世界を，目の前の母子相互作用を通じて観察できる上，その場で生じる母親から乳幼児への投影をとりあげることができる。この方法はより低い年齢（3歳以下）の乳幼児の治療に適している。この年齢はまだ乳幼児の内的世界の流動性が豊かで，母親への適切な理解とサポートにより母子関係が短期間に好転し，症状が解決しやすい。母子をきり離さず，母親の母性的能力を最大限に生かし，結果的には乳幼児だけでなく母親自身がわが子の問題を通して成長することができる。母親が乳幼児の問題に自責の念をより強く抱きやすい日本に適したアプローチである。母子の健全な発達力を守る際，現在の家族状況と同様に，父母自身の幼児期体験をも考慮にいれ，乳児の発達を阻害する世代間伝達を防ぐ。その意味で過去，現在，未来を視野においた治療法である。

たとえば現在，英国のタビストック・クリニックの中の児童治療の幼児部門 (Underfive Counseling Serviceと名づけられている) でも研修と研究がさかんにすすめられている。この治療は多様な形をとり，ケースのニードに応じて柔軟に行われる。大別して，早期に危機的状況を1～2回の介入で解決する危機介入 (crisis intervention)，発達ガイダンス・支持療法 (developmental guidance supportive therapy)，母親の心的表象に対する治療 (representation oriented mother-infant psychotherapy) がある (Cramer, 1988)。

母親‐乳幼児セラピーの原則

乳幼児を抱える母親は，乳幼児の存在により母性の発達を促される反面，過去の乳幼児期の心理状態にひきもどされやすい。この相反する刺激のため，母親が現在周囲からのサポートがなく，しかも不幸な生い立ちが加わる時，育児は二重に辛いものになる。母親‐乳幼児治療は母親への最大限のサポートを原則とするが，その際現在の生活の中に混入してくる，無意識の過去の葛藤や悪夢を理解し受けとめ，母親を解放することにより乳幼児との健全な母子関係の確立を助けようとする。治療者は母子同席のもとで，関与する参加者 (participant observer) として，乳幼児の症状が母子関係のどの葛藤や不安を表し，乳幼児の発達を阻害しやすいかを理解する。母子相互作用の中での乳幼

児のプレイを目の前で観察しながら、母親の不安や葛藤の乳幼児への投影を、母親が実感をもって気づいていくよう援助する。この〈感情をともなう理解〉が解決への鍵となる。

　乳幼児に触発されて、母親が自己の葛藤を再体験しながら語ることができると、乳幼児への投影が減少し自然な母子の相互作用が回復する。以下に具体的治療例を紹介しよう。

〈危機介入〉

　症例2　食欲不振，2歳女児

　　2歳のジェニーは3日前から急にふさぎこみ食欲がない。もともと発達の早い敏感でやんちゃな女児である。3日前にかわいがっていた猫が突然死んだ。たまたまイラクの湾岸戦争にイギリスが派兵した最中のことで、家族はテレビニュースをみては、真剣に話し合ったりしている。従兄の派兵で母親はふと育児の合い間に考えこみがちである。家族中一番ちびのジェニーは近ごろ言葉と自己主張が発達し、猫にいばりちらしていた矢先である。

　　心配した母親がジェニーをつれてすぐに相談に見えた。最初ジェニーは玩具を手にとり自由に遊ぶことができない。壁の方を向き自分の存在を殺している。治療者のヒントで母親は、命がけで戦地に赴いた従兄の安否を心配している自分と、遊び友達の猫が死んでおちこんでいるジェニーとがどこか似ていることに気づいていく。たまたま偶然に猫が死んだ時、母親は悪い予感にかられ、やんちゃなジェニーにいつになくきつい叱り方をしている。母親は昔、きかんぼうの自分が、年上の従兄に負けるたびに腹をたて「死ねばいい」と思ったことを思い出す。従兄は思えばなつかしい遊び友達である。「ずいぶんひどいことをいったものだと思います」と母親は今になり悔やんでいる。猫が死んだ時、敏感なジェニーはおそらくこの母親の情緒のトーンを感じ、やんちゃな自分が猫の死を招き、今度は母親まで傷つけてしまうのを心配したのかもしれない。〈お母さんは、今危険な目にあっている従兄を助けられないご自分を、責めているんですね。それと同じようにジェニーも猫の死をふせげなかった自分を責め、自分のせいだと心配しているかもしれませんね〉と治療者は介入する。すると後向きのままジェニーが身をすくめる。母親はそれを見逃さず、「まあ、そうじゃないのよ。ジェニーのせいじゃないのよ」と思わずジェニーを抱きしめる。ジェニーはみるみるほっとして、母親の胸に抱きつき、なきじゃくる。母親も思わず涙をもらしながら「悲しいけれど私たちのせいじゃないのよ」

と繰り返す。まるで猫だけでなく従兄への心配も含めて自分とジェニーに言い聞かせるかのように。その日の後ジェニーもいつものやんちゃにもどったとの報告がある。

これは戦争で身近な親戚の派兵を案じる家族と，たまたま起きた猫の死に怯える乳児の例である。母親がやんちゃなわが子に過去の自分の姿と現在の不安を投影している。そのため乳児は深刻で危機的な自己不信に陥っている。治療者の支えにより母親が自分の気持ちを理解し，そこからわが子への共感が生まれ乳児の不安が解決している。

〈発達ガイダンス・支持的治療〉

症例3　かみつき，1歳半男児

「うちの子がよその子を噛む。異常に攻撃的なので不安」ある日，1歳半の男児のことで母親から電話がある。電話で印象に残ったことは，子どもの攻撃性への強い不安と父親が相談にくることへの躊躇であった。日時をやりくりして親子3人で来所してもらう。

第1回：父母はソファーの両端に離れて座り，坊やはさっそく子ども用テーブルでゾウ，ライオン，車と遊び始める。遊びながらちらりちらりと治療者をうかがうその目には不安と緊張がみられる。母親は身をのりだして話し始める。「私と主人は共働きで，結婚後1年目に妊娠してこの子ができました。生後8カ月めに，お手伝いさんをやとい，子どもを預けてパートの形で職場復帰しましたが，その頃から乱暴になり始めました。3カ月前に，もう1人，友人の子を同じお手伝いさんが預かり始めてから，その子を噛むようになったのです」。母親は父親を排除するようにひそひそ声で話す。

坊やはその時ちょうど玩具の電話を見つけ，喜び勇んで母親に見せにくる。うれしさのあまり受話器をバンバンと電話に打ちつける。母親はその音にピクリと反射的に身をひき，坊やはピタリとやめ，無表情になり離れていく。電話に象徴されるように，この子は母親とのコミュニケーションを求めているが，母親が無意識に拒絶している。話の最中に起きたこのやりとりを母親自身は気づかない。母親はこの子の活発さを恐れている。

坊やは今度は積み木をもって母親に近づく。「生まれつき異常な性質なのかしら？」と母親は心配げに治療者にたずねる。〈あなた自身はどんな子どもだったのかしら？〉と問いなおすと，母親は記憶をたぐりよせるように，近づくわが子を抱きとめ膝にのせながら語る。「私は4歳の時に両親が離婚

したので淋しい幼児期でした。2歳の頃，眠れなくて両親のふとんにもぐりこんだことがあったかしら」。それ以上は言葉がつまり，自分をいとおしむように坊やを抱きしめる。〈親子が離れ離れになった辛い思い出があるのでお子さんをおいて仕事にでることには抵抗があったでしょう〉「ええ，今でも罪の意識があります」

そこに初めて父親が口をはさむ。「職場の上司がひどい人で，妊娠したら嫌がらせを言い，辛い思いで出産休暇に入りました。できることなら2年間休んで育児に専念したかったのですが，それでは職場復帰はできないと脅され，泣く泣く仕事に出たのです」〈大変でしたね。泣く泣く親子が別れた幼児期のことまで思い出したでしょう。でも今回は離婚ではなくご主人の理解と協力の上での職場復帰ですね。どれくらいご主人に思ったことが言えるの?〉「この人も忙しくて，ただでさえ共働きで負担をかけていると思うと……」〈遠慮しているのね。その分あなたが淋しい思いをするのではないかしら〉「自分を責めたり，女にばかり負担がくると恨んだりします」〈思ったことを言えないのはご両親の喧嘩を思い出すからかしら〉「そう，喧嘩が昂じて離婚になるのが不安です」〈坊やの成長につれて，あなたの中に眠っていた子どもの頃の思い出がよみがえっているようですね。坊やの泣き声や怒りが，あなたの怒りや不安と共鳴しやすいのかもしれません。でも坊やの乱暴さは問題ないようですよ。年下の子を噛むのはお手伝いさんをとられる嫉妬でしょうね。言葉で言えないので，つねったり噛んだりするのでしょう。その気持ちを理解した上で，噛むのははっきり止めてやったら〉「でもこの子が傷つかないかしら」〈初めは怒るでしょうね。『でも噛むのはやめようね，怒っていいよ，噛みたい気持ちも怒りたい気持ちもわかるから気が済むまで泣きなさい，お母さんはそんなことであなたを嫌ったりはしないわよ』と言ってあげたら〉。治療者のこの言葉は不安や恐れの強い母親自身にヒントになったようで，ほっとした表情になる。さらに治療者は，母親が幼児期の両親の離婚と現在の自分の夫婦関係を重ねやすいことを父親に説明する。また子どもの乳児期は共働きの両親のストレスが絶頂になり，オープンな口論はつきもの，肝心なのは無理していい親になることではなく，正直に気持ちをだしあい，喧嘩しても仲直りをして一日を終えることであると助言する。

この例では，わが子の発達が幼児期の記憶を呼び覚まし，母親が男の子の攻撃性に過敏になっている。母親の実父への葛藤が未解決で，夫が来ることに躊躇したように，男性不信もあるようである。しかし治療者は父親の意見と役割

を尊重し，発達ガイダンスにとどめた．父母でよく話し合い，必要があればいつでも相談にのる約束で終わっている．

〈表象への方向づけを持つ治療〉

症例4　夜驚，2歳女児

1歳半で弟が生まれて以来，夜驚が続いているので相談にきている．

初回：父母と生後6カ月の弟と相談にきた時，メアリーは弟を抱いた母親の後を1人で歩いてくる．小さなレディーのように振る舞い，敏感で利発そうな顔の眉間にしわをよせている．母親にはふりむかず父親の足元に座りおもちゃで遊び始める．

両親はともに大学卒でロンドン北部のインテリの多い地域に住んでいる．父親は多忙なサラリーマンで，朝早く，帰宅も遅い．メアリーが夜中に何度も目をさましては，「ママー，ママー，ママがいない！」と狂ったように叫びまくるので，両親は不眠のためにくたくたである．両親は育児書を読みあさり，他の専門家を訪れ，あらゆる手をうっている．

メアリーはそしらぬ顔で玩具の容器を並べながら，時々じっと治療者をうかがう．まるで両親の話から治療者が自分をどう思うか探ろうとするようである．「昼間はまったく問題ない子なのに，夜はまるで怪物です」と父母は語る．メアリーは言葉も他の発達も早く，昼間は弟にもゆずれるききわけのいいおりこうさんである．

ちょうどその間，メアリーは玩具の動物の中からワニと羊を選ぶ．ワニはぱくり，ぱくりと羊をかんでいる．治療者はメアリーに話しかける．〈ワニさん噛みつきたい気持ちだらけね．メアリーのママは，赤ちゃんを生んで，メアリーは赤ちゃんがねたましいし早く何でもできる大きな子になりたいのに，なかなかなれないし〉メアリーはうなずく．〈2歳はまだ赤ちゃんでいたい気持ちがあるはずだけれど，夜にだしているのかしら〉両親は考えてもみなかったという表情でメアリーを見つめる．両親が長女にすでに大きな期待を抱き，社会的な成功が家族の価値観であることも伝わる．〈ほかがうまくいっているだけに，夜の問題がますます深刻なのですね．メアリーにはこのことをどんなふうに話しているの〉「え！　話すんですか」〈メアリーには話せばなんでもわかると今おっしゃったけれど．ほら，今私たちのやりとりも耳をそばだてて聞いていますよ．夜のことがご両親を苦しめていることも気にしているのではないかしら〉両親はまじまじとメアリーを見つめる．

ここで治療者は，両親のわが子への2つに分裂したイメージに気づく。メアリーは昼間ききわけのいい誇りの娘で，夜は手のつけられない怪物である。すでにこの6カ月，夜驚は家族の悪夢であり，知的な両親にとり理解できぬ原始的な不安のもとである。〈メアリーは誰に似たのでしょうね？〉と問うと，父親は，自分が乳幼児期アレルギーのために夜眠れず，実父が怒って自分を叩き，実母がはらはらしていたことを思い出す。「だから私はメアリーに厳しく叱りたくないのです」〈メアリーの夜驚をみているとお父さんへの怒りが湧くのですね〉母親は「私もいつも夜眠れなくて毎晩泣いてました。母は一度もおきてくれなくて，代わりに父の布団にもぐりこんでたかしら。母は寝たふりしてたと思います」とドライな口調で言う。〈ご自分が小さい時放っておかれたのに，ちゃんとメアリーには対応しようとしているのですね〉と言うと，母親の表情がほっと和らぐ。両親ともメアリーの夜驚により昔の記憶を思い起こしている。〈昔のことを思い出すと，あっさり叱ることや，しっかり包むことができにくくなりますね〉

　子どもの症状は両親の過去の記憶と複雑にからみあう。親に訴えても理解してもらえなかった辛さは，わが子の苦しみを解決してやれない歯痒さと奇妙に重なる。まるで昔言えなかった親への怒りをメアリーがかわって親（ここでは自分ら）に向けているような錯覚もする。またメアリーへの分裂したイメージは，両親自身の内面の分裂ともつながっているようである。社会的な自分は自然に出せても，本音の感情は心の奥に隠している。昼間よい子のメアリーが，むきだしの不満を夜驚に出すように。ここで治療者は，夜驚の解決法を示す代わりに，両親が生の怒りや不満や不安を表現できるように助ける。温かい態度でじっくり共感的に耳を傾けることが，両親の中で分裂している良い子悪い子，良い自己悪い自己のイメージを統合することを助ける。メアリーの夜驚の意味や自分たちの感情的な反応をふり返るゆとりが次第に生まれる。

　第2回：メアリーは母親と2人でやってきた。今回は弟がいないので，待合室から母親に抱かれている。2週間前の緊張しきったおりこうさんのかわりに「あれやって，これやって」とだだをこねている。家族全体の緊張が和らいだようすがわかる。前回母親が実母のことをドライに語ったので再度たずねる。〈あなたのお母さんはどんな方なの？〉「母ですか。最近だいぶ仲よくなったけれど，ずっと嫌いでした。性格的にあわないんです。兄が2人いて，私は3人目で初めての女の子です。私が生まれたときは大喜びしたなんて言ってましたけれど，ひとつもいい思い出はないです。母自身の幼児期？　そうそう，母の母，つまりメアリーのひいおばあさんは

産後4日目に亡くなって，メアリーのおばあさんである私の母は，伯父と伯母に育てられました。ひいおじいちゃんである母の父は傷心のあまりアメリカにわたり，おばあちゃんが8歳の時に再婚し，ひきとって育てたそうですし〈あなたのお母さんはたいへんな思いをしていらっしゃるのね〉「このことがあったので主人は念のため産婦人科医に相談し，家系的に私のお産の場合も大丈夫かどうか確認しました」〈ひいおばあさんの悲劇が代々ご家族のお産にたいする不安を残したのですね〉「思い出してみれば，私も出産直後，疲れ果てて，赤ん坊を抱く気がしませんでした。その上産後まる3日間，この子はさっぱりお乳を飲まなかったんです。不安にかられ，主人に電話して相談した直後から，不思議とよく飲むようになりました」〈ここにいらしたのも，心配事を誰かにきいてもらって解決することへの期待があるでしょうね。ところで泣いているとき何が一番たいへんなのかしら〉「この子に何か残酷なことをしているような気になります。泣かせることが罪のような」〈あなた自身が不安にかられてしまうのですね？ 何かとりかえしのつかないことが起きるような気がするのでしょうか？〉「おばあちゃん（私の母）のところは大喜びで泊まります。もっともおばあちゃんが大サービスをしてくれるから」〈おばあちゃんの家に泊まる夜は〉「別に泣かないみたいです」〈するとあなたがいる時におきるわけね。まるでお母さんをよんでるみたいに。昼間簡単に離れて一人立ちしてみせる分，夜に幼い子らしく，お母さんにしがみつきたい気持ちを出しているのかしら〉

　この回では，女児の出産が母親の死につながるという痛ましい家族の歴史が語られた。「ママ，ママ，ママがいない！」というメアリーの叫びは，この家族の先代に実際起きた悲劇を象徴している。メアリーのおばあさんがメアリーの母親を自然に可愛がれなかったことや，メアリーのお母さんが夜の叫びを悪夢のように感じてしまうには，深いわけがあったことがここで理解される。「母は私が小さい頃夜起きてはくれなかった」という初回の母の言葉には，世代間伝達がこめられていたのである。メアリーのおばあちゃんが子どもの時，母親が死んだので，いくら叫んでも答えてくれる母親はおらず，自分の誕生が母の死を招いたことへの子どもの罪悪感を理解してくれる人もいなかったのである。つまりここでメアリーは家族の歴代の不安をになう女児，メアリーの夜驚は歴代の家族の悪夢を表象するものであることが治療者と母親に理解された。

　第3回：その1カ月後メアリーは，子どもらしく素直に母親にしがみつき，リラックスして明るくなっている。いい子にならなくても母親に受け入れて

もらえることを肌で感じている様子である。母親は第2回目の面接後，メアリーの夜驚を過去の亡霊のように恐れなくなったと報告する。「ママはちゃんと隣の部屋にいるわよ。さあ安心して眠りなさい。眠るまでそばについていてあげようね」と落ちついていえるようになり，メアリーの夜驚が消えていったという。治療者の目の前でメアリーと母親は幸せそうに遊ぶ。

娘が母親を苦しめる，命をとるという世代から世代の関係のしがらみから母親が解放され，娘をありのままに可愛がれるようになっている。

II 母親‐乳幼児セラピーのポイント

母親‐乳幼児セラピーで，治療者はいうまでもなく，母子関係の緊張不安を軽減し母子を包む（holding）役割をもつ。母親の語る言葉の内容，抑揚やトーンと乳児の発する声や遊びには幾重もの意味がこめられている。母親の表情，姿勢，体の緊張や乳幼児とのやりとりから何が問題の主題かをとらえていく。その際，母子にとり治療者がどのような人として感じられているかへの理解が，母子の世界への大事な鍵になる。母子はスターン（Stern, D.）のいう無様式知覚（amodal perception）(Stern, 1985) を介して，治療者を敏感にとらえている。よく観察すると，そしらぬ顔をして遊んでいるように見える乳幼児が，実は全身をアンテナにして，母親と治療者のやりとりを観察し，母親が治療者をどのように感じているかをとらえていることがわかる。そしてもう一方では，乳幼児は直接自分の感覚で治療者の声や表情や動きのトーンから治療者の心の奥にある情緒の状態を読んでいる。

治療者はこの乳幼児の心の動きを追いながら，もう一方では乳幼児によって刺激される母親の生の感情をとらえていかねばならない。これは母親の望むと望まぬとにかかわらず母親の中に湧いてくるもので，とくに乳幼児の心配事はマイナスの体験の記憶を誘発し，悪循環的に悲劇的な感情を導きやすい。治療者を信頼できる人として母親が認識するようになればなるほど，母親は素直に自分の感情を吐露し，治療的な働きかけに反応していく。

このデリケートな母子に接する治療者は，自分の介入がどのような波紋を母子関係に生じさせるか，また母子によりどんな波紋（逆転移）が自分の心の中に触発されるか，さらにそれが母子にどう影響するかについての理解を深めるための研鑽をつむことが必要であろう。そのためには，たとえば母親‐乳幼

児 - 観察者間の情緒の相互作用の観察訓練に焦点をあてた，タビストック方式の乳幼児観察（infant observation）や，自分自身の内的世界の力動を詳しく理解していく治療者自身の精神分析あるいは教育分析（personal analysis），症例のビデオによる詳しい記録の検討やスーパービジョンによる研修が有効であろう。実際に，この前二者の乳幼児観察と教育分析は，英国のタビストック・クリニックにおける研修プログラムなどでは，訓練の基本的柱になっている。日本ではこの両者の訓練システムがいずれ作られると思うが，それまでの方法として，ビデオの記録による症例の詳しい検討やスーパービジョンが役に立つであろう。

　母親 - 乳幼児セラピーは以上のように，精神分析的精神療法の基本を，乳幼児期の心性に調和的に統合した新しい治療アプローチである。母子に内在する発達力を最大限生かしながら，母親の過去の葛藤を緩和し，将来への問題を予防する有効な治療法であると思われる。

文　献

Cramer, B., Brazelton, B.：The Earliest Relationship. Karnac Books, London, 1991.
Cramer, B., Stern, D.：Evaluation of changes in mother-infant brief psychotherapy：A singl case study. Infant Mental Health Journal, 9; 20-25, 1988.
Daws, D.：Through the Night: Helping parents and sleepless infants. Free Association Books, London, 1980.
Fraiberg, S.：Clinical Studies in Infant Mental Health：The first year of life. Tavistock, London, 1980.
Hopkins, J.：Infant-parent psychotherapy. unpublished paper presented at London WAIPAL Conference, November, 1990.
Lebovici, S.：Fantasmatic interaction and intergenerational transmission. Infant Mental Health Journal, 9; 10-19, 1988.
Papousek, J., Papousek, M.：Interactional failures：Their origins and significance in infant psychiatry. In Call, J., et al. (ed.) Frontiers of Infant Psychiatry. Basic Books, New York, 1980.
Stern, D.：The Interpersonal World of Infant：A view from psychoanalysis and developmental psychology. Basic Books, New York, 1985.
渡辺久子：母 - 乳幼児治療．別冊発達 9 乳幼児精神医学への招待，ミネルヴァ書房，1989.
渡辺久子：治療構造論：乳幼児 - 母親治療．岩崎徹也他（編）治療構造論．岩崎学術出版社，1990.

6. 家庭内暴力への対応

I 家庭内暴力の定義と背景

家庭内暴力（Domestic Violence）とは，家庭に限局された家族間の暴力を指し，精神医学的には行為障害（conduct disorder）の1つに含まれる（DSM-IV; American Psychiatric Association, 1994, ICD-10; World Health Organization, 1992）。欧米では夫から妻への暴力が中心であるのに対し，わが国では子どもから親への暴力が問題にされる。戦後の高度経済成長に伴う父親不在，受験競争，少子化など，都会化社会の家族機能不全を背景に，増加している。

家庭内暴力児は，穏やかな外面に，激しく秘めた内面をもち，幼児期から見捨てられる不安や，衝動コントロール力の未熟さなどに悩んでいる。一過性の反応性障害もあるが，長期的な人格発達障害や精神病にいたるものもあり，幅広い精神病理のスペクトラムがある。こじれると長引き，社会的スキルの獲得を阻み，家族の生活全体も破壊し，統合失調症，うつ病などの内因性精神障害にもつながる。小児科のプライマリケア，2次ケアにて，早期発見・早期介入治療を適切に行いたい。具体例を中心に述べてみよう。

II 家庭内暴力の精神病理

症例1　7歳，A君，反応性障害

「あいつが憎い！　殺してやる！　今に見ていろ！」とつぶやく7歳のA君に，（あいつとは誰？）と問うと「お父さん。だってぼくの大事なマンガを捨てた」と答えた。この子は，仕返しに父親のステレオを踏み潰し，父親に往復ビンタされ，それ以来家族の誰とも口を利かなくなって1カ月が経つ。暗く意固地に内向するわが子に困りはてた両親がある日その子を連れてきたのであった。

診察室に入った瞬間の，A君の鋭くきつい目つきには，復讐心に燃える
ほど，父親にプライドを傷つけられ，大人不信に陥っている様子がありあ
りと感じられた。しかし自分のことをわかってもらいたいからこそ，警戒
しながらも医者のもとにやってきたにちがいない。一緒についてきた2歳
年下の妹は，ひとなつっこい子である。対人関係の器用な妹とは対照的に，
A君は朴訥な性格なのであろう。母親によると仲良しはいるし，工作は得
意で，自分の大好きな世界を豊かにもっている子である。母親自身の性格
に似て，無口だが不誠実なことが嫌いで，内向的とのこと。
　自分からは話しにくそうなので，こちらから，「君からみると，大人は勝
手でしょう。ひどいこと平気で言ったり」と気持ちを代弁すると，A君は
素直にうなずいた。「大事なものを捨てられて，怒っているんだね。今まで
お父さんを信じていたのに」とさらに代弁すると，「でも今は嫌い！」とい
って涙を浮かべた。「そういうときは，"ひどいよ"とはっきり言っていい
のよ。お母さんには話したの？」と聞くと首をふった。さらにA君の言い
分を順に聞き，最後に，「先生からもお父さんお母さんに話してみるね。君
も思ったことをお父さんに言おうね。お父さんに謝ってもらおうね」とい
うと，憑き物が落ちたようにすっきりした表情になった。
　A君はもともと感受性の豊かな優しい子で，父親のやつあたりにショッ
クを受け，キレてしまったのであった。父親とよく話し合ったところ，父
親自身が当時，職場で横柄な上司に業績をつぶされ，内心むしゃくしゃし
ていたと率直に認めた。その勢いで，息子に「なんだマンガばかり読んで，
このぐずは！　そんなことではこの社会で生きていけないぞ。勉強しろ！」
とあたりちらし，マンガを破り捨てて憂さ晴らしをしてしまったのである。
　父親はすぐに心からA君に謝り，A君も「お父さんのステレオこわして
ごめんね」と謝った。それ以後は，父親は以前にもましてこの子とよく遊
び，仲良い父子になった。母親は，あらためて息子の感受性の鋭さを再認
識し，「この子はおとなしくても，いいかげんに接してはいけない子ですね」
と反省した。
　もし父母がしみじみふり返り，子どもとの関係を改善しようとしなけれ
ば，内向性の強いこの子は，不当に自分を抑圧する親に，憎しみや怒りを
抱き続け，そのこだわりから，親への葛藤が肥大し，思春期以降の心の問
題のリスクにつながったかもしれない。

1．SOSとしての家庭内暴力

　子どもが親を攻撃するとき，周囲は「親になにをするか」と責めがちである。が，一歩立ち止まり，冷静に何が子どもをそうさせたかを，その子の身になってふり返ることが必要である。家庭内暴力の発症原因を遡れば，最初は小さな親子間の食い違いや衝突なのである。家庭内暴力は，①どんな生活状況で生じたのか，②その子は何を怒っているのか，③その子は何を言いたいのか，④それは家族生活での何をあらわしているのか？　と丁寧に具体的に調べ，2次障害を防ぎ，早期にほぐしていくことが必要である。家庭内暴力の多くは，子ども個人の問題というよりは，親子関係，両親の夫婦関係や家族関係の障害を伝えるSOSである。

> 症例2　13歳，B子さん，母親への家庭内暴力
>
> 　　弁護士の父親，専業主婦の母親の一人娘であるB子さんは，幼少より父親不在がちな家庭で，母親が1人で育児をしてきた。中学1年のとき，父親の女性関係で両親の仲がいっそう険悪になり，母親が抑うつ的になった。そのころからB子さんは家の財布から金を盗み始めた。母親が厳しく叱ると，B子さんは楯突き，まるで人が変わったように，母親に生意気な口をきくようになった。
>
> 　　今まで無関心であった父親が，急に娘に味方し，娘の前で「お前の育て方が悪いからだ」と頭ごなしにけなした。父親は娘に携帯やコンピューターなど高価なものを次々と買い与え，「お前は母親のようなださい女になるな」と繰り返した。B子さんは次第に母親にむかって「テメー，うるせー！　でていけー！」とどなり暴れるようになった。
>
> 　　困惑した母親は，小児科に単独で来所し家庭の修羅場を打ち明けた。母親は小児科医に，子どもの生育歴に加えて，父母それぞれの簡単な生い立ちと結婚生活の経緯を語った。この家庭では学歴の高い父親が，収入以外のすべての家庭生活を妻に依存しながら，学歴のない妻をけなしつつ支配していた。しかし中年期になり仕事がはかばかしくない自分に比べ，加齢とともにゆとりを増した妻の態度を憎らしく思うようになっていた。父親は，どうやらそんな妻への面あてに浮気をしていたようであった。また思春期の反抗期に入った娘に欲しいものを買い与えては味方につけて母親への反抗を促し，幼児的な万能感にひたっていることがわかった。小児科医は中年危機の父親に振り回されぬよう，父親とB子さんの暴力への対応の

仕方のアドバイスをした。母親は「今まで夫と子どもの挑発にのりすぎていました」と納得して帰っていった。

２．家庭内暴力への対応の原則

母親に伝えた暴力への対応策は次の通りである（Young, et al., 1994）。

ａ．家庭をオープンな場にする

密室や密着は、心理的に原始的な万能感や、被害的不安を引き起こし、悪循環に陥りやすい。家庭を密室からオープンな場に、家族と親子関係も風通しのよいものに変えることが大切である。

①家庭を開く：家庭内暴力が始まったら窓やドアを開け放ち、親が世間体を気にせぬ太っ腹の人であることを示す。親は、逃げ場のない奥の部屋を避け、外に通じた玄関の近くや、窓のそばにいるようにする。近所の人が子どものわめき声に驚いて、様子を見にくると、暴れ方は減りやすい。

②外部機関との連携：近所の警察、保健所、児童相談所などに家庭内暴力の実情を知らせ、危険なときに電話をする。子どもが「よくも言いつけたな」と脅すが、親は「みんなに応援してもらおう」と答える。執拗な暴力は、先手をうち応援団を広げる。「暴れると自分が辛い。小児科医に見てもらおう」と提案する。子どもは「どこもわるくねー」と拒否するが「ただの暴れと思ったら脳腫瘍だった子がいる」と説明する。やがて受診することへの布石になる。

ｂ．暴力のリミット設定

「あなたが暴力をとめられないなら、こちらがとめる。暴力で傷つくのはあなただから」と、危害を加えることは断固としてゆるさない父性的な姿勢を示す。包丁は隠す。持ったら「包丁で傷つけたらこの家にはいられなくなる」といって、とりあげる。火遊びも許さない。「ライターで遊び、家を燃やして投獄された子がいる」と伝える。荒れ狂う際中には実際に危険が生じる。興奮がひどく、容赦ない暴力になりかけたら、ためらわずに警察を呼び、短期的には鎮静のための精神科受診と投薬、精神科の緊急入院、長期的には精神科的なプログラムなどにつなげることを考える（Young, et al., 1994）。

c．葛藤の言語化

「暴れてもわからない。言葉で言いなさい。悔しい！ むかつく！ うるせー！ と言いたいことを口で言ってごらん」と言語化を促す。小児科医が親の後ろ盾になって親のゆとりを回復し，健全な親機能を発揮させる。

d．家族関係の構造化

後述するような基本的家族機能の回復をはかり，暴力のかわりに信頼関係に基づくコミュニケーションが可能な心理的構造をもった家庭に育てなおしていく。

3．B子さんのその後の経過

B子さんの母親は翌週相談にきて，B子さんが蹴りをいれてきたとき，すかさずぱっと，その足を抑え，「今何を感じたの。何か言いたかったはず。言ってごらん」と促したと報告した。すると「うるさい！」とどなったので，さらに「くそばば！ そんな目つきでみるな！って言いたいんでしょう」と足を抑えながら言い返してみたという。そのときには一瞬暴れたが，その夕刻，久しぶりに和やかな雰囲気になったという。

次の週にはこんな報告があった。ある日廊下で通りすがりにB子さんは母親をつねった。「何か言いたいことがあるのではないの」と母親が問うと，B子さんは，はっきりと「3歳のある日，玄関の下駄箱で，母親が靴がさっとはけない子に苛立ち，'早くしなさいよ'とこづき，つねった。だから今はつねりかえしてる」と答えた。母親は「この子の暴力は，かつて私にやられたようにやりかえしているのですね」と内省した。B子さんは，また別の日には母親の腕をつかみ，爪をたてて，母親をひきずりまわした。「お母さんは私が小学校のとき毎日恐い形相で私をにらみ，私をピアノの前までひきずった」と。

そうこうするうちにある日，B子さんが母親についてやって来た。「このところ，私の気持ちが晴れているから，娘も不思議と素直です。私は自分を肯定できるようになりました。思いきって娘に受診を話したら，行こうと言ってくれたんです」

B子さんに直接会って話すと，元々仲良かった母親が急にふさぎこみ，自分もむしゃくしゃして暴れ，今まで母親と険悪な関係で辛かった，と打ち明けた。幼少時より，実は父親が母親を殴る蹴るの暴力を振るい，子どもながらにこれ

は虐待だと思ってきた。父親にやられ放しの母親に嫌悪感が湧き，めちゃくちゃに暴れ，母をこづいてきた。最近母親が急に明るくでんとしてきたので，不思議な気がし，小児科に通っているというので，どんな医者か会ってみたくなったので来た，と語った。

小児科医が，「あなたのお母さんは，あなたが思っているよりちゃんと娘を大事に思い心配している」と伝えると，ほっとして目に涙を浮かべた。「親の生活を心配しないように，両親の問題は大人同士が解決していくもの」と，小児科医は追加した。B子さんの暴力はやみ，母親は半年かかって父親を説得し，父親は心理療法を受けに通うようになり，家族が安定した。その後娘は遠方の寮のある高校に進学し家を離れた。

B子さんの家庭内暴力は，中年期の両親の夫婦葛藤に巻き込まれた子のSOSであり，小児科医が母親を応援し，母親が葛藤に巻き込まれぬ沈着さを身につけるにつれ，子どもと父親の病的な暴力がおさまったのであった。

このように家庭内暴力は，往々にして家族関係の障害を，世に知らせる機能がある。とくに幼児は，抑うつ状態の母親を元気にしようとして，本能的に暴力を振るい，外部の援助をよぶ場合もある。両親が仲良くなり母親が明るくなると暴力は消えていく。

4．家庭内暴力のスペクトラム

家庭内暴力には，暴力的行動の性質と程度に応じて，次の段階がある(GAP分類; Group for the Advancement of Psychiatry, 1968)。①健康な反応，②反応性障害，③神経性障害，④人格発達障害，⑤精神病性障害，⑥その他，器質性障害など。小児科領域で，よく遭遇するものは，比較的予後良好な，①健康な反応と，②反応性障害と，③の神経性障害である。症例1のように，因果関係がはっきりしているのは，②の反応性障害であり，健康な父親への怒りである。

a．健康な反応としての家庭内暴力

健康な子が一過性に家庭内で示す，一見暴力的だが無害な行動をさす。親が異常な叱り方をして子どもが傷つき，親子関係がこじれて問題に発展するリスクがある。

6．家庭内暴力への対応　95

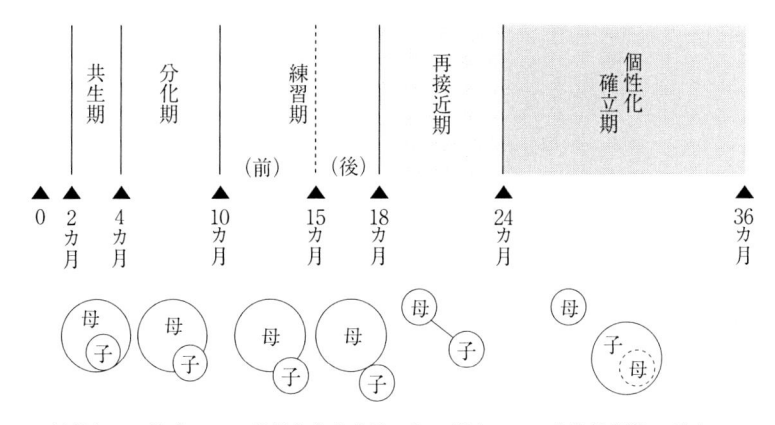

```
         共    分    練習期    再      個
         生    化            接      性
         期    期            近      化
                            期      確
                  (前)(後)           立
                                    期

  ▲   ▲   ▲      ▲    ▲   ▲       ▲             ▲
  0   2   4     10    15  18      24            36
      カ   カ     カ    カ   カ      カ             カ
      月   月     月    月   月      月             月
```

母親との一体感 ⇒ 母親を安全基地にして探索 ⇒ 内的母親像の確立

図1　マーラーの分離・個体化過程

症例3　1歳半，C子ちゃん，癇癪

　よちよち歩きが始まってからC子ちゃんは気難しく，扱いにくくなった。オムツをかえようと母親が手を差し伸べると癇癪を起こす。母親がよんですぐこないとひっくり返って泣きわめき，近寄らせない。ほとほと困りはてて母親が相談にきた。

　年齢的に1歳半から3歳にかけて，再接近期（Mahler, et al., 1975）とよばれる時期には暴力的な行動がでやすい（図1）。再接近期は，自我の芽生えまたは第一反抗期と呼ばれるが，乳幼児が自分の意図を親に否定されたと感じると，すさまじい癇癪を示す。乳幼児の心理を知らないために驚いた親が，将来の家庭内暴力か，と勘違いして叱ると，親子関係が危機的な修羅場となる。親が「負けるが勝ち」とゆとりをもって受けとめられるように周囲が応援するうちに卒業していく。

症例4　11歳，D子ちゃん，父への拒否

　D子ちゃんは小学校5年になり急に父を拒絶し，近寄るとわめき蹴る。それまで父親っ子であったので，父親は傷つき，激怒し，事態が悪循環に陥った。家族指導で，母親がD子ちゃんといままでより親密にふれあい，父親が母親の後ろにまわるような感じのほどよい距離をとり，速やかにおさまった。

　このような配慮をしないと，本音の言えない子は，父親への憎悪などがわいて，それを心の奥に押し殺し，神経性食欲不振症，非行その他の心身

症・行動障害に陥ることがある。同様に思春期の入口の男子では，母親に反抗的になる。母子が密室で孤立せず，父親が育児に参加することが大切である。

b．反応性障害としての家庭内暴力

明らかなストレス要因に対する反応としての家庭内暴力をいう。要因の除去や消失，時間の経過により解決する。転校直後の適応障害。失恋後の抑うつ。両親の不仲に対する子どもの家庭内暴力など，周囲の無理解からこじれると，2次的な悪循環に陥る。

c．神経性障害としての家庭内暴力

ストレス要因が長期に存在し，ものごとへのこだわりや神経過敏が，性格や生活の一部になった状態（例：戸締りを何度も確認しないと気がすまない。不登校の一部）。

d．人格発達障害としての家庭内暴力

幼児期より自分の資質にあわない周囲との関係のため，しっくりいかずに苦しんで育った場合に起きる。あるいは度重なるトラウマが累積し，人格発達のバランスの悪い，低い不安耐性，未熟な衝動コントロール，根深い自己不信，人間不信，激しい愛憎，抑うつ感情のため，キレやすく，恨みやすく，社会適応障害が著しい性格神経性食欲不振症・過食症（摂食障害），家庭内暴力，シンナー・薬物中毒，自殺・自殺企図，非行，性非行，強迫性障害，自我境界障害，自我漏洩症候群，異臭恐怖などの背景にある人格発達上の障害である。境界性人格（ボーダーライン・パーソナリティ）などともよばれる。

症例5　13歳，E子さん，拒食・過食・母への執拗な暴力

E子さんは私立中学2年に拒食症で40キロから30キロに体重減少した。やがて過食嘔吐症に発展した。夜冷蔵庫をあさり過食をしては，母親に悪態をつく，怒鳴り散らす。母親はびくつき，おどおどと対応。次第にE子さんの言いなりになり，暗く内向していった。母親がおどおどせず，挑発にのらず，穏やかに接し，不安定なE子さんを理解し，誤解のないようなかかわりを積み重ねていけるよう支えた。半年後，暴力は収まり，母親と仲良くふざけてからかいあうようになった。

症例6　18歳，F君，思春期の自己同一性拡散症候群，ひきこもり，家庭内暴力

　大企業の社長の父親が，高校2年で中退してから2年間ひきこもり暴れている長男のことで相談にきた。母親は長男F君に怯え，奴隷のようにこずかれ憔悴しきっている。精神科医と心理カウンセラーに相談したが埒があかず，母親も専門家を受診したがらない。診察にこようとしないF君は，年齢と2年間の状態の長期化から，重度神経症，人格障害，ないしは精神病の初期が疑われた。

　F君は，発達精神病理的には，幼少期より身体的に健康，高校で挫折するまではずっと成績優秀で，家庭は社会経済的にも恵まれていた。心理的に不在の父親から期待され，厳しいしつけの重圧下で，未熟な自我発達のまま成人期を迎えて，挫折したと思われる。思春期の自己同一性拡散症候群（エリクソン）を示し，追い詰めれば自殺や精神病発病のリスクもあると思われた。

　父親は息子が自分を目の敵にしていることに気づいていた。F君は「出世街道をつっぱしるおやじに何がわかるか！」「かってに生みやがって！」「おれなんかこの家にいないほうがよいと思っているくせに！」とわめきつつ，ふすまを壊し，父の丹精こめて育てた蘭の鉢を次々とかなづちで割っていた。兄弟も友人もなく，思春期に同一化する父親像も男性像ももたない，孤独なF君は，憎しみを父親に向けていたのである。

　精神病院に入院させるしかないか，そうすれば一生うらまれるだろうか，と父親は懊悩した。F君も母親も，自分らは父親にとって何なのだろうか，と疑念を抱き苦しんでいるのではないだろうか，と父親と相談者は話し合った。専門家にうまく任せる父親ではなく，自ら泥をかぶってこの家族の窮状に向きあってくれる父親を母子は望んでいるに違いない。「そうかもしれない"あなたに何がわかるの？"と妻は反発する。息子と妻に反乱を起こされているような雰囲気」と父親は内省した。そこでまず母親の信頼を取り戻し，親として父母連合を組みなおすことから取り組み始めた。

　父親はいつも午前1時過ぎに帰宅するが，すでに寝ている妻の枕元に，毎晩ねぎらいの手紙を書き始めた。「ご苦労様，今日は大丈夫だった？　いつも苦労のかけっぱなしですまない。私には家族が一番大切」と。すると数週間後，帰宅した父親の玄関のスリッパに，妻からその日のできごとのメモが入っているようになった。「おかえりなさい。体には気をつけて。今日は大変な荒れ方でした。でも涼しい顔で離れていたら，わりと早くおさまりました。このごろは立ち直りが早く，しつこさがなくなりました」と。

結婚して以来初めての手紙の交換であった。父母の絆は急速に改善し，直接顔をあわせたときにも話しやすくなった。

　やがて母親は父親に率直に文句を言うようになり，父親は戸惑った。妻の愚痴は夫に心から支えて欲しい願いであると相談者は説明した。以前には腹を立て「誰に養ってもらっているのか。不愉快だ！」ととなり返していた父親は，初めて納得し謙虚に耳を傾けはじめた。母親の恨みも，信頼あればこその本音と受けとめるゆとりの生まれた父親は，「自分が前より大人になったような気がする」と述べた。そのころ不思議なことに，F君が新聞や本を読む場所がいると主張し，忌み嫌っていた父親の書斎に入り込み，わが物顔で居座り始めた。治療者は「ほんものの父親に近寄るのはまだ恐いけれど，父親の部屋に入る形で甘え始めたのでしょう」と説明し「もうしばらくすると会話が始まるかもしれない」と予告した。暴力の回数は減りつつ続いた。「いつも電話していい」と父親が母親に言うと，「その気持ちだけで元気が出る」と母親は喜んだ。

　1カ月後，トイレの廊下で父親とF君がすれ違い，肩と肩が触れた。以前のようにお互いにピッと身を硬くしあうことはなかった。父親が「あ，ごめんよ」というと，F君は優しい目つきになった。父子関係が明らかに改善されてきたが，このようなときにこそ，変化への戸惑いから，激しい暴力の巻き返しが起きるかもしれないことを相談者は警告した。

　その後父親が珍しく早く帰宅しようとして，家に電話を入れると，母親が沈んだ声で「やられました」と答えた。「きたな」と父親は思った。案の定玄関に入ると，ドアは蹴り破られ，ふすまには穴があき，すぐ隣の部屋でF君がなりを潜めてこちらをうかがっているのがわかった。「おお，やったなあ」と父親は明るい一声をあげ，「やっちゃったー！　やっちゃたー！」と鼻歌まじりにおどけてみせ，後は悠々といつものように顔と手を洗い，食卓についた。つられて母親も和み，家には台風一過のようなさわやかな空気が流れた。

　そのことがあって数日後，F君が不意に夜遅く父親をつかまえて迫ってきた。「話がある。おれの将来をどう思っているのか」と。そして父子は初めて2時間にわたりいろいろと話し合うことができた。むろんF君は相変わらずいばった口調で，父親の生き様をけなしたが，父親は「よくぞここまで，息子はおれに近づいてきた」と謙虚な感謝があふれてきて，「流動的な世の中だから，あわてないで，じっくり構えて行こう」と本心から伝えた。

それ以後F君は荒れなくなった。半年後，F君は父親に「お前は仕事人間で，狭い。それさえ気づいていないのが問題だから，心理治療を受けろ」と命令してきた。父親は公然と心理療法を受けに通いはじめた。その半年後に，F君が「僕は対人恐怖症で，家からでるのがこわい。お父さんの先生に効く薬はないか聞いてきてほしい」と頼んできた。

　このケースは，家庭内暴力によくみられるひきこもりと治療拒否の場合にも，まず後述する父母連合と世代境界，性差境界の確立を通して，親機能を回復し育てながら，家族機能の向上により，家庭内暴力を解決していくことができることを示している。当初精神病レベルの問題も疑ったが，家族機能の改善により，家庭内暴力の性質や頻度が改善し，健全な交流が着実に増えていった点から，F君の精神病理は精神病レベルではなく人格障害レベルと最終的には診断された。

　家庭内暴力は，以上のように父親機能の強化，父母連合による親のゆとり育成，親自身の内省と成熟をはかることにより，どの年代の子どもにも有効である。その際家庭内暴力の回数の減少，立ち直りの早さ，自然な仲のよいふれあいの増加などが治療的変化の指標といえよう。

e．精神病性障害としての家庭内暴力

　生まれつきの過敏で繊細な感受性ゆえ，早期から基本的信頼に乏しく，疎外感の強い世界に生き，非現実的，破壊的な人や世界のイメージを抱き，説得不能な激しい爆発が認められる。

f．その他

　神経性食欲不振症などの心身症の治療中に心の治癒過程としてでてくる家庭内暴力がある。これは治療的退行として，治療者が親とともに，いわば心の子宮のように暴れる子の苦しみをしっかりと理解し受けとめ，包み込み，おさめていくことが大切である。

5．家庭内暴力にみられる心理機制

　心の傷が時間の経過によって薄れず，こだわりとして埋もれ続けると，あるきっかけで爆発する。その子の資質が敏感である場合には，とくに多感な乳幼児期（とくに1〜3歳にかけて）の養育体験の質が問題である。乳幼児は自分がありのままの自分として尊重され理解されていないと，愛され，ケアされたとは感じない。健全な自己愛や，衝動調節力，フラストレーション耐性や主体

性を獲得できない。発達課題がクリアできぬまま，集団に参加し，ささいな出来事から適応不全に陥ってしまう。動揺した心は，より幼い機能レベルに退行して，生きのびようとするが，そのとき幼児期より鬱積してきた葛藤が爆発する。年齢的に1歳半前後の再接近期 (Mahler, et al., 1975) とよばれる時期の，爆発力の強い癇癪や怒り，恐怖や見捨てられる不安に似ている。再接近期には，子どもらしい万能感がほどよく満たされ，健全な自己愛を獲得できないと，すさまじい恨みや，見捨てられる不安や自己不信に陥る危機的な時期である。このような人格発達の問題点が脱皮できずに潜伏し，後年爆発したと考えられる。家庭内暴力には，次のような乳幼児期段階で活発な原始的防衛規制が認められる。

①躁的防衛：やくざの強がりのように，弱さを否認し，誇大妄想的な万能感にひたる。
②投影性同一視：自分の心のなまなましい破壊的な憎しみや不安を，相手のものと錯覚し，相手が自分を迫害し憎んでいると怯える。相手の無言や一言を，被害的に解釈し暴れていく。巻き込まれた人間は，知らぬ間にそのように振る舞わされてしまう。
③退行：より幼い心理状態に退行することで，心のバランスをとろうとすることである。この場合病的な悪性の退行に陥ると，暴君のように支配しようとし，かなわないと癇癪を起こす。
④ひきこもり：葛藤から自由で安心して生きていた胎内に回帰したい願望から，じっと自室や押入れに閉じこもり安定しようとする。
⑤攻撃者への同一化：自分を虐待し，厳しく鍛えた大人のやり方とそっくりな態度で，威嚇し支配し，仕返しをする。たとえば，「あなたはママがこうしなさいって言ったのにちゃんとやらないから，こうなったでしょう。自分が悪い」と理詰めにしつけられて育った子が，「誰が俺を生んでくれと頼んだ！ かってに俺を生みやがって」と親そっくりの口調でいじめる。(本書39頁参照)

Ⅲ 家庭内暴力の診断
―― 多軸診断アプローチ ――

家庭内暴力は多面的に問診聴取して把握し，整理診断し治療方針を組み立てる。

Ⅰ軸：精神医学的状態像

前記のGAP診断分類がある。

Ⅱ軸：生理的・身体的問題と特徴

精神発達遅滞の有無。自傷行為と合併することもある。言葉で言えない子が，米やしょうゆを撒き散らすこともある。

基盤となる中枢神経系統の疾病の有無：脳炎後遺症，頭部外傷後遺症，てんかん，ストレスの多い慢性疾患の有無（喘息，糖尿病，先天心疾患，など）。

薬物の乱用の有無：シンナー，麻薬，アルコールなど，最近はインターネットで入手可能である。薬物中毒と薬物がきれたときの禁断症状を識別する。思春期の二次性徴の発現に伴い，衝動コントロールが急激に低下し暴れる子もいる。身長体重を成長曲線に記入し，タンナー性成熟度診断を行い，急激な身体変化と心理の関連を親と本人に指導する。

Ⅲ軸：心理的問題と人格発達

乳幼児期にどのような気質（敏感，内向性が強い，粘着・執着気質，凝り性，マイペース，easybaby, difficultbaby, slowstarter）か。1～2歳児の愛着行動はどうか（安定型愛着，回避型愛着，抵抗型愛着，混乱型愛着）。1歳半から3歳にかけてはっきりと自己主張をし，甘えたか？ 家庭内暴力の素地となる鬱積したフラストレーションとトラウマがあるか？ 発達段階の固着点は：無理な体験（けが，病気，引越し，入院，転勤，家族との離死別など）はないか？

Ⅳ軸：社会・家族診断

子どもの家庭内暴力をとりまく大人の関係性の響きあいを検討し，どのような家族力動と家族機能不全があり，親の生い立ちと葛藤が響きあい世代間伝達しているかをとらえていく。家庭内暴力にはそれをうみだす家族の集団力動があり，①父母連合，②世代境界，③性差境界の3つの家族機能の領域の脆弱さがある（前述，69頁参照）。

暴力の世代間伝達

暴力には複雑な世代間伝達がある。子どもの家庭内暴力の背景には，大人の潜在的な葛藤の伝達がある。わが国では戦中のトラウマと戦後の復興と近代化による無理が多様な葛藤を生み出し，蓋をされたままである。たとえば，父親が戦地から帰還し，敗戦の屈辱から暴力を振るう場面をみて育った息子たちが，

よい父親像をもたぬまま経済戦士となり、父親不在の家庭を放置している。そのなかで思春期に同一化する父親像をもてぬ男児らが暴力を振るっている。ある戦災孤児の生い立ちをもつ父親に、お前は贅沢だ、腑抜けだと嫉妬の混じった暴力でいためつけられ、自分はその反面教師で、決して荒れないと誓った父親がいる。この人は叱らない主義の裏で、目の前の幼いわが子に、生きた愛情を注ぐことができず、その子は愛情を生殺しにされ、祖父そっくりの暴れ方をする若者になってしまった。

症例7　1歳半、女児の家庭内暴力、父親の隠されたDVを世につげる警報

　1歳半の女児が、親を噛むという主訴で小児科につれてこられた。くりくりした大きな目のGちゃんは、診察室に入るなり、担当医の顔色をうかがう目つきになった。医師が「こんにちは」と笑顔で挨拶すると、小柄でやさしそうな母親の後ろにかくれてしまう。おもしろそうな玩具をそばにさりげなくおいて、母親と話し始めると、背をむけ全身をアンテナにして聞き耳をたてていたが、母親がくつろぎ、明るい声でわらったりするようになると、おもちゃに手をだし、遊び始めた。

　母親は子どもに聞かれてはまずい夫婦の葛藤があるらしく、目配せをしたので、そのことは今ふれず、「あとで電話を下さい」と伝えた。Gちゃんは1歳ちかくになり、父親が「ちゃんと小さいときからしつけるんだ」といって厳しく手をあげたり、どなったり、にらんだりするうちに、やられたら、やりかえす、という勢いで、父親にはむかいはじめ、そのうちに、噛むことを覚えたという。母親には噛まない。父親を噛む。何がGちゃんをそうさせるのであろうか？

　翌日、母親から電話があった。「外からかけています。実は家をでました。夫が暴力を振るうのです」と沈んだ声であった。父親は幼児期に親に捨てられ、乳児院で育ち、妻の妊娠とともに赤ちゃん帰りして、暴力を振るい、それをみた乳児が母親を守ろうとして、父親を噛むようになったのであった。

おわりに

　家庭内暴力への援助とは、暴力的に表現された子どもと家族のSOSを、ダイナミックに理解し、具体的に地道な信頼関係の再構築をしながら、家族機能

を育て，親が子どもを社会化していくスキルを応援していくことである。子どもの生まれつきの資質，幼児期から培われた性格や家族関係，思春期の体と心の発達成長の状態，対人関係や集団適応における苦労などが絡み合っており，思春期に乳幼児期の葛藤が再燃して問題を生じる。反面，家庭内暴力は乳幼児期の愛着障害のやりなおしのチャンスでもある。基本的信頼，自律性や自発性（Erikson, 1950）を獲得しなおすために，治療的に退行し，とことん甘え，本音をだしなおし，より柔軟性のあるたくましい自我に変化することもできる。大人が連帯し，しっかりと子どもと向き合わねばならない。

　一方，家庭内暴力は予防できる。乳幼児期に，その子の資質や発達のペースにあった，安定した幸せな体験を保証すること。とくに1歳3カ月ごろから3歳にかけて，再接近期とよばれる衝動性の高まる発達期に，しっかり暖かく守られたなかで，否定的な感情を出し切りおさまっていく練習をし，年齢相応の衝動コントロール力や自己評価を獲得させる。いやなことは言葉を尽して語りあえるという家庭内の情緒的雰囲気を作ることなどである。

文　献

American Psychiatric Association : Diagnostic and Statistical Manual of Mental Disorders. American Psychiatric Association, Washington, D. C., 1994. 高橋三郎，大野裕，染谷俊幸監訳：DSM-Ⅳ精神疾患の統計診断マニュアル．医学書院，1996.

Erikson, E. H. : Child and Society. W. W. Norton, New York, 1950. 仁科弥生訳：幼児期と社会．みすず書房，1997.

Group for the Advancement of Psychiatry. GAP, New York, 1968.

Mahler, M. S., Pine, F., Beigman, A. : The Psychological Birth of the Human Infant. Basic Books, New York, 1975. 高橋雅士訳：乳幼児の心理的誕生．黎明書房，1981.

World Health Organization(ed.) : The ICD-10 Classification of Mental and Behavioural Disorders : Clinical descriptions and diagnostic guidelines. World Health Organization, Geneva, 1992. 融道男，中根允文，小見山実監訳：ICD-10：精神および行動の障害．医学書院，1997.

Young, G., Chilland, C. : Cultivating and curing violence in children : A guide to methods. Children and violence Volume II The Child in the Family. pp.198-205, Jason Aronson, New York, 1994.

7．子どもの自殺企図
──対応の原則──

はじめに

　小児科医が日ごろから知っておきたい子どもの精神的問題に自殺企図がある。自殺は，耐えられない心の痛みがあるときに選ばれる。自殺はもっとよい解決法があれば避けることができるのである。子どもは死を決意するほど苦しんでいる自分に，真剣に向き合ってくれる人の前では思いとどまる。自殺ほど身近な大人と子どものかかわりを問われるものはない。「死にたい」と思っている子はどの子も，身近な親や教師にたえずサインを出しているが，大人が気がつかなかったか，気がついてもとり合おうとせず，子どもをさらに絶望においやってしまうことが多い。

　自殺はその子自身の個人的な行為でありながら，身近な家族や周囲に与える打撃は計り知れず，しかも目に見えぬ形で長期に及ぶ。親や小児科医や教師は，子どもの自殺企図を早期に発見し防がねばならない。それにはまず大人が，自殺をめぐる自らの複雑な怒りや恐れの感情をみつめ，防衛的に反応せぬように気をつけることから始めたい。

I　子どもの自殺の統計

　わが国は近年不況と併行して自殺が増加し，1999年には過去最高の33,048人（警察庁全国集計）となった（翌2000年以降，2003年現在まで，3万人を超える自殺者数となっている）。そのうち40歳以上が75％を占め，健康上の悩み，リストラなどによる生活苦が主な要因である。中高年に比べ，子どもの自殺は低く，5歳以下は年間皆無，5～9歳は数人である。しかし思春期に急増し，10～14歳の自殺率（人口10万人あたりの自殺者数）は0.8～1.0人，15～19歳

表1　未成年の自殺：1993年と1997年（人口動態統計）
（　）内は自殺率＝人口10万人あたりの自殺者数

	1993年	1997年	男	女
0-9歳	－（－）	2（0.0）	2	0
10-14歳	58（0.7）	57（0.8）	36	21
15-19歳	388（4.2）	410（5.1）	293	117
20歳未満全体	446（4.9）	469（5.9）	331	138

の自殺率は4〜6人となり，その年齢の死因の上位3，4位を占めている。

潜在的な自殺念慮は思春期には多く認められ，約10人に1人の思春期の子は死にたいと思っている。絶望的な状況は増えているが，実際に実行する率は1％である。いじめ，受験の失敗や集団への適応不全などを要因に，1993年の20歳未満の自殺者は446人（自殺率：人口10万人あたり4.9人），1997年には469人（自殺率5.9人）であった（表1）。男女の比率は，自殺企図は女子のほうが多いが，実際に死にいたるのは男児に多く，首吊り，飛びおり，飛び込み，薬物自殺などが主な手段である。米国では自殺は15〜25歳では死因の3位（1996）を占めている。

II　自殺企図の発生

子どもの自殺企図は以下のような状況的要因，心理的要因，生理的要因のもとで発生する。

1．状況的要因による外的ストレス

例：親兄弟などの依存対象の死。離婚・離別，虐待，拒絶などの見捨てられ否定される体験。受験の失敗，なりたい部活の役員になれなかった，転居などで生活が変わった，怪我，事故などによる，よりどころや役割の喪失，集団内で恥をかく，深刻な病気など。

2．心理的要因や内的葛藤

例：対人関係や集団内での心理的なゆき詰まり，自分の性格へ自信の欠如や

自己嫌悪，無意識の葛藤，認識の歪みや狭まりなど。

3．生理的要因，神経生理的機能障害
例：生理のときに周期的に抑うつ状態に陥る。病気の治療薬（ステロイド剤，シンメトレル），シンナー，アルコール，LSD中毒，拒食症の回復期や過食期の自殺念慮など。

4．若者文化の影響
以上の状況に加えて，若者文化の自殺を美化する風潮が，安易な自殺の伝染や流行を引き起こし，思春期の自殺に関与している。子どもが自殺を現在の暗い日々を変える魔力をもったものとイメージするとき，自殺の危険は高まる。ある反応性食欲不振による脱水状態で緊急入院した子は，「死んだほうがまし。私が死ねば，両親は私の墓の前で手をとりあって涙を流し，〈悪かった。もう喧嘩はせずに仲良く暮らすから許してくれ〉ときっと誓い合う」という空想を語った。

Ⅲ　自殺のサイン

子どもは心の痛みが堪えがたいときに自殺をする。自殺にいたる前には救いを求めるサインが数多く出されている。自殺はそのサインがキャッチされず，痛みからぬけ出す他の方法がない，と思ったときに実行される。以下のようなことが自殺のサインとしてあげられる。

①閉じこもり：元気がない，楽しいことにのれない，はっきりした理由がないのに成績がさがる，ひきこもり無表情になる，身なりがだらしなくなる。
②行動化：言動が荒くなる，暴力的，反抗的になる，カッとなって家を出る，衝動的になる，怒りや憎しみなどがほとばしり出る。
③嗜癖：タバコ，酒，シンナーなどの薬物に手をだし，自暴自棄になる。
④気分の変動：静かに沈んでいた子が，目が据わりがっがっと動き回るようになったり，別人のように人柄が変わり，けらけらけたけたはしゃいだり，悩んでいた子が明るくなったりする。人知れず心の中の自己破壊衝動と戦い，綱引きのように死にたい気持ちと格闘しているときには，表面からは

ちぐはぐで不可解な一貫性のない言動にみえる。
⑤身体化：胃痛，頭痛などの訴えが多くなる。
⑥自己否定言動：ほめられても無感動。内的に堕落しているなどと言う。
⑦言葉のほのめかし：「もう2度と会えないだろう」，「もう時間がない」。
⑧身辺整理をはじめる。
⑨異様な穏やかさ：死を決意し悩みから解放。
⑩摂食障害，行動障害，境界人格，うつ病，統合失調症：思春期のこれらの精神障害の治療中の子どもは，常時自殺のリスクをもつ子どもとみなすべきである。一見元気に見えても，無理な集団刺激や，勉強のストレス，対人関係のささいなすれ違いなど，日常生活のささいな刺激により，傷つき，あっという間に苦しみにおちこみ，死にたくなる。

　自殺の予測は難しいが可能である。子どものうわべだけを見ている人にはわからない。心を池にたとえれば，自殺企図はいわば水面下に潜んでいる魚である。希望に満ちた手紙を友に書き送った子が，1週間後に自殺をすることがある。それは，その子が日々心の痛みと戦い続けている中で，ふっと希望にかられる瞬間に，自分を励ますかのように書く明るい手紙を，身近な大人がそれだけを見て大丈夫と思い込むからである。心という池の表面ではなく水面の奥をじっと見つめるように，見えにくい心の奥を，こちらの心の目をこらして見ようとする姿勢があるとき，自殺を防げる。なぜなら衝動的に自分を傷つけずにはいられない境界性人格障害の人を除き，ほとんどの場合，自殺は長い熟慮の末に選ばれる行動であるゆえ，時間の経過があるからである。

Ⅳ　自殺をめぐる原則

　子どもが「死にたい」という言葉を口にしたときはそれを聞いた大人は真に受けねばならない。自殺をするしないの問題で片づけるのではなく，死しか考えられないほどゆとりなく思いつめていて，死にたいほど今が苦しいのだということを理解しなければならない。親，教師や小児科医がどのように理解し，受けとめ対応してやったらよいかは古くて新しい問題である。
　小児科医が，日ごろ子どもの自殺企図として念頭におくべきものには，大別して3種類ある。

①自殺という言葉や行動によって，自分の寂しさ，居場所のなさ，よりどころのなさを訴えている場合。
②自殺という言葉は，表立って決して言わないけれども，心の奥ではたえず，死にたい，消えたい，生きているのが辛いと感じ，人知れずその思いにとらわれている場合。
③激しい見捨てられ不安，自己嫌悪，自己否定，低い自己評価にとらわれながら，それがあまりにも深く激しい感情であるがゆえに，自殺したいとは意識していないが，無意識に自己破壊的衝動のおもむくまま行動する場合。

いずれも深く複雑な問題を抱えており，小児科医はケースバイケース，その子の本音がどこにあるかを感じとらねばならない。

自殺企図は，ふつうに学校や家庭で過ごしていた子どもが自殺企図を抱く場合と，慢性身体疾患児の自殺企図とに分けて考えることも必要である。病気をもちながら生きる子の方が一般にストレスも悩みも多く，死にたいと考えることも多い。

V　自殺企図への対応

自殺企図への対応は，子ども自身が自殺をしたいと表現している場合と，子どもが表現はしないが自殺企図に匹敵する自己破壊衝動を抱いている場合に分けられる。

1．死にたいと表現する子への対応

死にたいと表現する子には自殺してならない，としっかり言いきかせ，体を張って自殺を防ぐ。これは自分の破壊的衝動を恐れずくいとめ，より良い解決に導く力量をもった大人のいることを実感させる。そのことにより子どもはまず安心し考え直す。注意を惹きたい，親や教師が自分のことを本気で思っているかどうかを試したいと思う孤独な子の自殺企図は周囲をふりまわす。巻きこまれた大人が苛立ち怒ると，悪循環が生じ自殺の危険が増す。自殺企図に対抗できる構造化した体制づくりが必要である。

2. 死にたいとは表現しないが自殺のリスクの高い子への対応

　自殺企図に匹敵する自己破壊衝動をもつ子をまず見落とさないようにする。小さい頃からよく怪我をしたり頻回事故を起こす子，親，兄弟，親友やペットが亡くなった子，転居や故郷をおわれた子など，震災やレイプなどで安心できる日常生活がこわされた直後のPTSD（外傷後ストレス障害）にある子に起きるが，周囲には気づかれないことが多い。急に服装が変わる，なげやりになる，危険なスポーツにのめりこむなどの変化を注意する。また慢性疾患（心臓病，血液病など）の子が思春期になり，病状悪化のムンテラやデータの説明を受け，もう治らないとひそかに悲観する時も自殺のリスクは高まる。時間をかけ，言葉を惜しまずにその子の気持を聞き話し合うことが大切である。頑固な自殺企図や執拗で密かな自殺企図を抱く子の場合には，必ず精神科医と相談して，アドバイスを受ける。場合によっては抑制帯や点滴も用い，自殺を本気でとめようとしていることを示す。子どもは，自分の暴れ馬のような自己破壊衝動を，手綱さばきできる人がいるのを知り，安心し，自殺企図はおさまりやすい。向精神薬を投与する。ピモジド1～7 mg，あるいはスルピリド50mg（ピモジドは心電図のQT延長に気をつける）。

子どもとの話し方

　子どもが刃物をふりあげ，「死にたい」というときには，即座にとりおさえ，落ち着くまで何分でも抱きしめ続ける。できる限り，その子のつらさを察してこちらが言語化していく。ある子が興奮して，「死んでやる」と包丁をふりまわしたとき，母親が電話で救いを求めてきた。電話口にその子をだしてもらい，以下のように語りかけた。「死にたいのは，今生きているのが苦しく，それは，深く感じ，求める心があるからで，死んではだめ。ベートーベンは耳が聞こえなくなり，絶望の中で作曲し指揮棒をふるった。もし指揮棒のかわりに包丁をふりまわしたら，牢屋にいれられ，誰にも理解されない。苦しみを音色にしたから世界の人々が感動し勇気づけられた。絶望はあなたの魂の証だから，表現し，出会いにつなげよう。包丁を持ちたくなったら，電話の受話器を持ちなさい」

Ⅵ　症　例

　13歳のA子は気性の激しい母親に，猛烈な受験勉強を強いられて拒食症になり入院した。A子は退院後のある日，毛髪の一部を真っ白に染めた異様な姿

で外来に現れた。小児科医らはぎょっとし，直感的に家には返せないと判断し，一泊入院をさせた。その夜，主治医が「きっと何かあったのね。私たちでよければ話して」と粘り強くたずねると，A子は閉ざしていた口をようやく開き，「自宅が地獄みたい」と打ちあけた。退院後のA子の成績をめぐり，母親はすさまじい夫婦喧嘩をくり返し，ついに昨日蒸発したと言う。医者が「私があなただったら，毎日が苦しくてたまらないと思う」と言うと，初めて「生きていて，なんの意味があるの？　死にたい」とつぶやいた。「私もそう思うと思う。よく言ってくれたね。でも死ぬ前にもっと人生や広い世界を見てから死のうよ」と医者は答え，「この辛い状況は1人では無理。死にたくなったら，必ず電話をよこしてね」と伝えた。

　その後約3カ月間，A子は頻繁に夕方，悲痛な叫び声の混ざる電話をかけてきた。その1年後，A子はすっかり元気になり，高校の交換留学生試験にパスして米国に滞在した。その折，辛かった日々をふり返って「あの頃は，生きていることが苦しくて，一瞬一瞬が死にたい衝動との戦いだった。電車に飛び込みたくなる瞬間，ふっと好きな歌の歌詞や今まで食べた美味しいものとかを思いだして踏みとどまった」と語ってくれた。母親蒸発後のA子の絶望を察知し，その本音と向き合う粘り強い勇気をもった大人により，A子は死ぬことを先延ばしにし，ほかの解決策を探すことができたのであった。

おわりに

　以上のように，小児科医は日常臨床の中で，目に見え言葉で語られる自殺企図だけに対応するのではなく，子どもが，広く絶望から自己破壊的になる状況全体に目を向け，適切な対応をしなければならない。

文　献

Dalton, R. : Suicide and attempted suicide. In Behrman, Kliegman, Jensen (eds.) Nelson Textbook of Pediatrics, 16th ed. WB Saunders, New York, 2000.

Shea, S.C. : The Practical Art of Suicide Assessment : A guide for mental health professionals and substance abuse counselors. John Wiley & Sons, New York, 1999.

8. 少子化時代の子どもの死

I 赤ちゃんを失うことの喪の仕事

　私は小児精神科医として，流産，死産，新生児死亡など，出産前後や乳幼児期に赤ちゃんを失った母親や家族の，長年にわたる隠された苦悩にふれる機会をもち，この問題の深刻な影響を痛感している。不登校，拒食症やさまざまな心身症の子どもの，一人ひとりの生育歴をつぶさに聞いていくと，しばしば，母親が流産，死産や乳幼児突然死症候群など，予期せぬ理不尽な死に遭遇し，煮え湯をのまされるような悲しみの体験を強いられているケースが多い。世間が闇に葬り去ってしまうので，ひっそりとひとり，母親は悲しみにくれる。そして母親自身は，自分の悲嘆にとらわれているので，まさかそれを，敏感な乳幼児が察知し，幼心に胸を痛めているとはよもや気づかない。子どもの方は，ひょっとして自分が悪い子にしていたから，お母さんが苦しんでいるのではないか，いつ天罰が下るのかなどと空想し，実際に，お化けやお葬式などの恐い夢をくり返し見ながら生活している。大きくなって本人が面接の中で話してくれて，初めて得体の知れぬ不安にかられながら成長していたことがわかる。

　ある拒食症の女子の治療で，その子の乳幼児期のことを母親にたずねると，「そういえばこの子が2歳半近くに弟が生まれ，すぐに病気で亡くなりました。私が張ってくる乳をしぼりながら，毎日涙にくれていたら，娘が心配そうにそれを見て，回らぬ舌で『ママは泣いてるから，あしょべないのね』と言い，とてもおとなしくしていたのを覚えています」と回想した。この赤ちゃんの死をきっかけに，母親は「女は損だ。腹を痛めて，産んで死なれて。なのに夫は平気でテレビを見てごろごろしている」という夫への恨みにつながっていった。夫婦の険悪な関係が，娘の病気にもつながったのだろうか，と母親は内省し思いきって当時の悲しみを夫に打ち明け，夫婦の溝が少しずつ埋められていった。わが子を失う悲しみにより母親が受ける痛手の大きさ。それを夫婦や親子で分かち合えずに抑圧した場合の，家族関係や子どもの成長に及ぼす悪影響の大き

さを考えさせられる。

　わが国では，歴史的に赤ちゃんの死は闇に葬られ，その悲嘆の人々の精神衛生におよぼす影響について，わが国の母子保健や精神医療の専門家は，まだ十分に研究していない。欧米では1960年代に英国のボーン（Bourn, S.）とルイス（Lewis, E.）らが，初めてこの問題に取り組んだ。赤ちゃんを失った母親が，自然な嘆きの感情を十分に表出し，ふり返る機会が与えられないと，赤ちゃんとの心理的な別れができず，死の実感がわかず，いつまでも赤ちゃんを，心の中で弔うことができなくなる。その結果さまざまな葛藤や障害が生じ，しばしば尾をひくことがある。

　誰しも，かけがえのない相手を失うと，一連の深い情緒反応を体験する。この対象喪失の喪の仕事を最初に研究したボウルビーは，喪の仕事（モーニング・ワーク）には，以下のような4段階の過程が認められると述べた。

　第1期はショックのあまりに，否認が起きる〈感情麻痺の時期〉で，不思議なくらいに実感がわかなかったり，冷静に情況を鮮明に観察していたりする。不意の衝撃に圧倒されずに生きのびるためのサバイバル反応である。やがて第2期は，信じられない思いや，現実を受け入れられない気持ちの中で，必死に対象をとりもどそうとする〈思慕と探索の時期〉に入る。次第に否定しがたい事実の前に，第3期の怒りと恨みのわき起こる〈混乱と絶望の時期〉がくる。拷問のような悲嘆の感情の嵐の中で，失った対象への思いの深さが確認され，心の絆を信じたり，人間の命のはかなさを受け入れたりして，第4期の諦めの中で，現実を受け入れ立直る〈再起の時期〉に進んでいく。

　胎児あるいは乳児を失うことは，生命誕生のプロセスの最中の死である。そのために他の対象喪失にはない，複雑な心理的反応や葛藤が生じる。ボーンとルイスは周産期乳児期の対象喪失は，とくに以下の特殊な情況のために，複雑な事態になるという。

1．何でもないこと（non-event）と沈黙の共謀（conspiracy of silence）

　胎児や赤ちゃんの死は，予期せぬ不吉で理不尽なことゆえ，周囲は沈黙して，何でもないこととして片付けてしまう風潮がある。医療スタッフも家族も死んだ胎児や新生児を「母親には見せない方がよい」と隠し，「また次の子を産めばよい。忘れなさい」と言って闇に葬りさろうとする。

2．心理的なブラック・ホール（psychological blackhole）

　ところが母親にとり，ついさっきまで胎内でともに生きていたわが子が不意に死ぬことは，言葉に尽くせぬショックである。わが子を失うだけでなく，母親としての希望や未来の夢まで潰されてしまう。周囲の沈黙に出会うと母親は疎外感を味わい，本音を深くおしかくしていく。赤ちゃんとの思い出や遺品が乏しく，手応えのある死の実感がわきにくいため，母親は原始的な情動の渦にまきこまれたまま，解決しようのない巨大な空白と向き合うことになる。これは，強烈なエネルギーを吸い込む宇宙のブラック・ホールに似た「無」の世界に吸い込まれるような恐い体験であるという。

　この特殊な悲嘆に対して，十分な喪の仕事がなされないと，長期的に母親の精神保健が障害されたり，家族関係が葛藤的になったり，次に生まれた子と親の愛着関係が障害されたり，命日や人生の出来事を契機に悲嘆が再燃したりするという。とくに，対象喪失の直後に妊娠した場合には，母親の情緒が新しい生命の誕生に向かいながら，喪の仕事が宙ぶらりんになり，次に生まれた子が，死んだ子の置き換えの子とみなされたり，生まれ変わりとして理想化されたり，逆に幼児虐待の対象となったりする。

　そこでルイスとボーンは死を死の現実として受けとめ葬ること，つまり，母親がわき起こる理不尽な思いをあるがまま表現し，胎動や陣痛の痛みや，髪の毛など，どんな小さな思い出も大切にし，わが子との短い出会いと死の体験を，生きた悲嘆の実感により埋め，内面化していくことを周産期・乳児期の喪の仕事の中心にした。英語ではペリネイタル・ブリーヴメント（perinatal bereavement）という名で，広く市民の間にひろまっている。欧米では死産，流産で赤ちゃんを失うと，同じ体験をした親の会のボランティアの女性たちが真心のこもった親身なケアをし，その人のニードに応じた悲しみの道連れになってくれる。

II　嘆く親に寄り添って

　私の勤める病院の小児科新生児集中治療室では，3年前から不幸にして，わが子を失った母親に，その直後から喪の仕事への援助を開始している。一見平静を装う母親たちは，実は内面で混乱と絶望，怒りと不信感，罪悪感と被害念慮，そして憎しみや，なぜ私がこんな目にあわないといけないのか，という解

決不能な疑問や激しい感情に苦しむことを，私たちは学んでいる。プライバシーが守られ，自分のありのままの感情を尊重されると，母親たちは，悲嘆を率直に表現しながら，果敢に苦しみ抜き，乗り越えていった。その過程で，夫の支え，実家の両親の理解の大切さとならび，病棟スタッフが，いかに母親の身になって，心のこもった具体的なケアができているかが鍵になることを痛感している。この援助の試みを実施しながら，新生児集中治療室のターミナルケアは，大きな変革を遂げた。たとえば，従来は延命のために赤ちゃんにさまざまな管を付けていた。もういよいよという時，あえて管を外し，まだぬくもりのある赤ちゃんを母親に抱いて頂いている。このことによって，わが子との心の絆が強められ，わが子との出会いと別れをはっきり実感しながら，両親は退院後の現実生活にもどることができている。

　わが子を失う経緯は千差万別であるが，大きくわけて以下のような4グループに大別された。第一グループでは，他院で胎児診断を受け，私どもの病院に転院して出産した方々である。転院の時にはすでにショックを体験し，覚悟を決めて出産されている。元気なわが子の生まれることを祈りながらも喪失体験を予期し覚悟している。第二グループでは，順調なはずの妊娠が，ある日不意に異常出産となり，瞬く間にわが子を失うという急激なプロセスを体験した方々である。心の準備期間が与えられない分，ブラック・ホールに吸い込まれるような混乱に苦しむ方々が多かった。第三グループは，予期せぬ異常出産に続き，闘病と死亡という一連の体験をされた方々である。異常出産と初めてわが子の異常を知らされるというダブルのショックにうちのめされる。しかし闘病期間が与えられ，けなげに戦う幼い命へのいとおしさがわき，希望と絶望，なんとしてでも救いたい気持ちと重い障害を残して生き残るリスクの間での，心の揺れを体験される方々が多い。この懊悩に傷つきながら，深い体験もされている場合がある。

　第四グループは過去に対象喪失を経験しながら，その悲嘆の気持ちを抑圧したまま，十分に整理する機会がなく，遷延した喪の仕事の中で経過している方々である。予期せぬ死から1年以上経て相談にのったのであるが，遅ればせながらそれにより，新しい前向きの生きる勇気を獲得していった。

Ⅲ　悲嘆のポケベル

　小児科外来で診察中，ピーピーとポケベルが鳴る。新生児集中治療室（NICU）からだ。電話をかけると女医のK先生の声。「昨夜重複奇形でお生まれになった赤ちゃんが，今いよいよ危なくなりました。それで，お母さんにおいでいただいたのですが……先生にもこのお母さんのケアをお願いしたいのです」〈わかりました。手があき次第，まずお母さんの病室にうかがいましょう〉
　K先生は自ら乳幼児を抱える若い女性の小児科医。坊やを寝かしつけて病院に舞い戻り寝ずの番で病気の赤ちゃんの治療に当たる。昔から産む性である女性同士は，知恵をだしあい赤ん坊を守ってきた。その自然なひたむきさのままで臨床と育児に取り組んでいる。ドイツの乳幼児研究者，パプゼク博士は，素朴な親に「本能的育児能力」という自然な育児能力が備わるという。NICUのスタッフは医者も看護師も，赤ちゃんと母親の両方に対して人一倍，本能的育児能力が必要とされる。そして皆の祈りの甲斐なく，赤ちゃんが亡くなると，十分な時間と心を尽くして，親の思いを受けとめなければならない瞬間がくる。その時ポケベルが鳴る。実際に，私が病室の母親のベッドサイドを訪れるのはしばしば夜遅くなる。母親たちは闇の中で目を見開きじっと運命と対峙している。

症例1

　　ある夜遅く，死産された母親Aさんを見舞った。赤ちゃんの死を知らされた瞬間，Aさんはショックのあまり失神し，その数日後，自分から「このままではおかしくなりそう」と看護師に訴えた。連絡を受けた私が訪れたのは夜遅くであった。
　　「ああ，きてくださった」と言ったなり，Aさんは堰をきったように訴えてきた。「メソメソしてはいけないのにメソメソしちゃうんです」「亡くなった赤ちゃんのことを思い出してはいけないのに，思い出しちゃうんです」。私は胸が痛み〈メソメソしたり，思い出すことは，あなたのわが子への自然な気持ちだからいいのよ〉と言うと，「え！」と目を見開いて驚き，「本当？　泣いていいんですか。今まで誰も，そう言ってくれた人はいなかった。前の子を亡くした時は，こみあげてくる気持ちを押さえなければいけ

なかったので苦しかった」と言ってさめざめと泣きくずれた。ご主人がそばで黙って温かくAさんを見守っており，夜は付き添ってくださることになっていた。

Aさんはちょうど1年前，同じ病棟で奇形のある赤ちゃんを死産し，今回の妊娠により，その嘆きを乗り越えようとされていた。その矢先の2度目の対象喪失であった。翌日Aさんは，1年前の日々が今回のことと二重写しになってくると語った。「いろいろなことがこみあげてきます。前回は社宅で辛かった。まわりの家には子どもがいて，本当に独りぼっちだった。でも今回は気持ちを出していいと言ってもらえただけ楽です」

その後数日間，Aさんの涙はぽろぽろとあふれ続けとまらなかった。夜も昼間の回診の最中にも，そして病棟の階段の隅でも，次々とおしよせる津波のような嗚咽であった。病棟スタッフはAさんの心理状態を大変心配し，皆で相談しあって退院の予定を延期することに決めた。今回は前回の分も含めて，気兼ねせずに泣くことのできる自由と場を保障し応援しましょうと。赤ちゃんが亡くなられて約10日目頃になると，Aさんの表情はだいぶ明るくなり，ご自分でもぐんと落ち着いてきたので退院できそうと申しでられた。

Aさんは最初のお子さんを亡くした悲嘆を抑圧し，2人目の赤ちゃんの死により，悲しみが倍になって吹き出してきたといえる。その感情の嵐が激しく，一見半狂乱に見えたために周囲は心配したが，逸脱した情念は認められず，きわめて純粋で率直なわが子を思う母親の悲しみであり，安心して表出すれば必ず落ち着くと判断し見守ることができた。

症例2

早期胎盤剥離，感染，羊水過少で妊娠25週に男児を出産後亡くされた美容師のBさんは，自宅近くの産院から，救急車で当院に緊急入院された。帝王切開で生まれた赤ちゃんは875グラム，羊水過少，呼吸不全でその日に死亡。その直前に父親は母親に事実を告げ，Bさんはストレッチャーで NICU の赤ちゃんに面会した。全身黒く変色した赤ちゃんを見て，Bさんは涙を静かに流し，その後看護師に「主人から聞きました。少し落ち着きました。赤ちゃんに会えてよかった」と語った。翌日「出棺には出たくない。赤ちゃんに会うのが辛い」と父親に述べ，出棺には父親だけが参加した。その後病室で骨壺を抱いて涙を流していた。私がベッドサイドを訪れると「立ち仕事で無理し過ぎたかもしれない。実家はK市。今年の初めにそこから引っ越ししてきたばかり。夫は一緒にいろいろ分かち合える人。昨日ま

でずっと一緒についていてくれた」。言葉は少ないがしっかりした応答であった。7日目に訪室すると「親戚が亡くなり早めに退院したい。主人とも次の子どもについて話したりしています。主人はすぐにでも欲しいみたいですが，私の方は恐いから2年以上間隔をあけたい」と話していた。

症例3

　妊娠31週に，胎児水腫で次男を死産したCさんは若かった。4歳の長男がいる。当院に転院して3日目に初めて会ったが，陣痛室で点滴を受け，鎮痛剤を投与中であった。髪を赤く染めた思春期のようなCさんに，同じくパンチパーマの若い下町風の父親が寄り添い，背中をなでていた。「痛いのが辛い。早く出してやらないと……でも出てきて会うのも辛い。今は一緒にいてやれるから」と言う。〈あなたのお腹に入れてあげているから〉と私が聞くと「ウン……でも出てきて会ってからコロッと死なれるのは辛い……おっぱい吸ってからだと，張ってたりすると辛いから，子どもも考えてくれているのかな……と思う」「今までに悪いことしてたからかな。ちゃんといいもの食べなかったし，上の子の時は24キログラムふえたけど，子どもはそんなに大きくなかった。行いも悪かった。しょっちゅうケンカして，私たち3年前に離婚した。そしてまた一緒になってすぐにできたの」〈なんで離婚したの〉「私も彼もいろいろあって，でも，もう2度とこういうことはないと思うけれど，もちろんそういうことが響いたのではないですよね。……家に帰ったら，いろいろそろえたから，それを見るのが辛い。〈どっちにそろえたの？〉「男の子」〈2人の男の子のお母さんになる予定だったのね〉「もう2度と産まない」〈すっかり準備してたのに，ガッカリしてもうこりごりという気持ちでしょうね〉

症例4

　2児の母親で保母のDさんは，待望の第3子を妊娠33週で亡くされた。自宅の近くの産院でエコーによって胎児異常が指摘され当院に転院し，誘発分娩で出生。わずかに啼泣があったがチアノーゼが強く，NICUで人工呼吸を行ったが4時間後に死亡した。

　赤ちゃんの主治医が父母に説明。Dさんは能面様の暗い表情。父親が「最後にNICUに入れて頂いて赤ちゃんをだっこできてよかった。……家内は，1年間育児休暇をとるつもりでいたから，それなりに子どもたちにお別れをしたのに，それがまた仕事に戻るとなったら……」と述べると，初めてDさんは大粒の涙を流された。出棺の済んだ午後，病室を訪れるとベッドに臥床し書き物をしていたが，起きあがりタオルで涙を拭った。「2人

の子を自然に産んだ。子どもを産むことは簡単なことのように思っていました。……まさかこんなことが……いろいろ準備を整えてきただけに……子どもたちも楽しみにしてくれたのに……名前も子どもたちがつけたんです。前の病院を退院してこちらに入院するまでの自宅での5日間が一番大変でした。毎日泣きどおし。生まれても生きていると思ったのでせめて名前をちゃんとしてやろうと思いました。……今までにやった悪いことへの結果がこうやって出たのかしら」〈そうではないと思いますよ。女の人のだれかがこの貧乏籤を引く〉「先生の病状の説明は納得しました。生きていてはいけない子なんですよね」〈あなたにとって人生のもっとも悲しいことのひとつでしょうか〉「そうです。肉親を失ったのはこれが初めてです」「知人が1カ月前に出産してお祝いにいったばかり」と言って嗚咽。次第に心をゆるし「お医者さんは残酷。『自分で産め，産んでも生きれない』と言う」と本音を語ってくれた。

Ⅳ 心のブラック・ホール

　このように初めて会う母親たちは，うちのめされており，能面，無口がほとんどで，回復後の姿に比し，別人のように暗かった。とくに対象喪失後の3カ月は言語化しにくい情動表出が認められ，周産期・乳児期死亡特有の心理的なブラック・ホールにあたると思われた。赤ちゃんが重症の障害をもって生まれたり，突然死であったり，あるいは死亡直後に，母親が感情表出を強く抑圧される時，ブラック・ホールの様相は激しく，狂気の世界に吸い込まれてしまうのではないか，と思うほどであった。そのような時，母親自身が今まで生きてきた生活史の不幸な体験が，新たなインパクトを帯びて次々に思い出され，そのため日常生活や家族関係が，深刻な影響を受けがちであった。激しい混乱は，わが子への思いの深さの証。共感しながら，じっと受けとめるうちにほとんどの母親は立直っていった。

　早期にベッドサイドで母親と関わり始めた場合ほど，相談者への信頼や安心感が強くサポートになるようであった。わが子との別れ方について多くの母親は，遺体に直接ふれたり見たりできたことがわが子との貴重な絆になったと語り，機会を求めて得られなかった母親は悔みの念を示した。自ら会わないことをとっさに選んだ母親は，その選択にはそれなりに深い意味があることを，次第に内省し理解していった。多くの親は死後の心理的ケアを「医者がそこまで

ケアしてくれるとは思わなかった」と好意的にとらえた。相談への信頼が深まるにつれ，母親は入院中の規則や医療スタッフの言動への批判や要望を率直に語り，その一部は母親の了解を得て，NICUチームにフィードバックしケアの改善につなげた。

V 未解決の喪の仕事の余波

　周産期・乳児期の対象喪失の直後に母親が妊娠した場合，喪の仕事が阻害されやすいことが研究されている。母親は生理的にも心理的にも，新しい生命の誕生に情緒が向かうので，亡くなった子への喪の仕事は頓挫する。はたから見ると，もう忘れてしまったように見えるが，次に子どもが生まれた時に，母親の心に亡き子への未解決の葛藤がよみがえり，生まれた子どもに投影され，その子は身代わりの子の役割を与えられ，ありのままの自分として親に愛されることができなくなる。失った子の生まれ変わりと理想化されたり，よみがえって欲しい子と違うために幼児虐待の対象となったりして，さまざまな理不尽な人格発達上のリスクにさらされる。

　長女の突然死の直後に次子を妊娠・出産し，長女の出来事を想起したことから，次子の突然死の不安にとりつかれ，自然な育児ができなくなってしまった母親がいた。元気であった長女を生後15週に乳幼児突然死症候群で失っている。その直後に女児を妊娠し，出産したが，長女の出来事を想起したことから，次子の突然死の不安にとりつかれてしまい，知人の紹介で，次子が生後2カ月の時に相談にきた。

　母親は悲嘆にくれ，四六時中長女の話をし，目の前の次女と視線をあわしたり情緒的な交流をもつことがなかった。「この子を見ていると長女を思い出します。長女が亡くなった後，私は半狂乱でした。何度も交通事故にあって天国の長女に会いたいと思いました」「長女が死ぬまでは幸せでした。私の母親は苦労を重ねて，今一番幸せだと思った矢先に父を亡くしました。ですから，私も今幸せだと油断したらいけないと警戒しています。長女以外の子を可愛がるなんて長女がかわいそう。申しわけない。悔やんでも悔やみきれない。長女が生まれてからの110日間のことがくり返し思い出されます」

　このように母親は長女の面影を探し求め，喪の仕事は第2期の思慕と探索と第3期の混乱と絶望の時期を漂っていた。長女のことで頭がいっぱいで，次子

のことどころではなく，次子は表情が乏しく活気がなかった。2週間後，母親は長女が死亡したその朝の出来事を，昨日のことのように語り自分を責めていたが，話して少しほっとしたようであった。その次の時には，初めて父親も一緒に来た。両親は次子が間もなく生後百十日になるので，不安でならないと訴えた。その不安を心おきなく話したのち，無事百十日を通過してほっとしていた。すると次女は急によく声を出し，表情も豊かになってきた。

　その後の面接で母親は「でも幸せになるのが恐い瞬間がある」とうちあけながら，次第に安定していった。昼間は元気な次女の育児を楽しめるようになったが，夜にはまだ悪夢に苦しめられていた。「もう長女のことはあまり思い浮かばなくなった。次女は長女の時とは比べられないくらい大きくなりました」と母親は明るく述べた。

　このように一歩ずつ上手に乗り越えていった方もいるが，不幸が度重なり過ぎて心身ともに破綻してしまう方もいる。心労が重なり，神経科に入院になったEさんは，長男を重症仮死で出産し，その子は精神発達遅滞で通院施設に通っている。次に元気に産んだ長女を生後16週で乳幼児突然死で失った。その2カ月後に男児を妊娠し，翌年無事出産したが，「変な子に違いない」と過剰に心配した。主治医の詳しい説明にも安心できず，半狂乱になりながら不安を訴えた。ベッドサイドを訪れて，亡くされたお子さんのことを尋ねると「誰も今まであの子のことを聞いてはくれなかった。冷たいお墓にいれるに忍びないので，あの子のお骨はまだ自宅に置いてある。今度の子どもも恐くてならない」と嗚咽しながら語ってくれた。長女を亡くされた時にその嘆きを受けとめる場があったなら，という悔いが残る。

VI　戦後を生きる女性として

　新生児集中治療室（NICU）の赤ちゃんのいたいけな戦いは，私にとり医師として母親としての原点である。1970年代初め，小児科研修医の私は妊娠し，白衣が日毎にふくらむ中，勤務病院の外来，小児病棟と新生児室を駆けずり回り，髄膜炎や肺炎の子どもたちの治療に携わっていた。初めて胎動を感じたのはNICUの広ちゃんの治療中である。

　広ちゃんは同僚の小児科看護師の初めての赤ちゃん。生後1週間目に発熱し，髄液を検査すると膿様で，重症の新生児髄膜炎と診断された。続くけいれん，

高熱。果たして命を救うことができるであろうか？　助かったとして後遺症はどうか？　自然の予測できぬ猛威にうちのめされる日々が続いた。

　戦いの厳しさにおののきながら保育器の広ちゃんを診察していると，ある日，腹の中ではっきりと鋭い動きを感じた。ああ，これが胎動に違いないと，新米の母親は感動した。胎動は日毎にはっきりと力強く，私を励ましてくれるようであった。元気に子どもが生まれ育つことは奇跡なのだ，と痛感した。広ちゃんの母親は，暇をみつけては保育器のわが子に会いにきた。母親になったばかりの若い彼女の苦悩を思い，胸が一杯になった。同時に経験の浅い医師に，重症のわが子を委ねる心もとなさを思いやり，申しわけなかった。しかし彼女はいつも穏やかに祈るように広ちゃんをみつめ，NICUに残る私に「先生，くれぐれも，ご自分のお体を大切になさってください」と声をかけて帰っていった。出産後わずか3〜4カ月に，普通の母親の30年，40年の苦労を強いられる人もいるのだ。ふりかかる運命に，素手の祈りで向かう母親の姿は神々しく，私は胎内の子とともに，広ちゃん母子の闘いに加わる同志のような気がした。

　広ちゃんは後遺症なく無事退院し，天の恵みに感謝した。その後広ちゃんの母親は，難病患者に取り組む素晴らしい看護師になり，広ちゃんも好青年に成長した。この戦いの間中，胎内から私を蹴り，鼓舞してくれた息子も，親元を巣立った。今私は34年前，赤ちゃんの身で私を鍛えてくれた2人の青年への恩に報いるに足ることをしてきたかと自問する。

Ⅶ　古くて新しい悲嘆の系譜

　保育器も点滴も満足になかった時代，赤ちゃんを失った母親たちの悲しみはいかばかりであろうか。私の母の時代は，戦中戦後の乳児死亡率の高い時代であった。母も長女を戦時中，栄養失調と下痢で失い，私たち3人兄弟を育てる時には，今の私たちには到底真似のできないくらい心を砕いていたのを覚えている。

　さらに私の一回り上の先輩たちは，戦前戦中の多産多死の世代である。たとえば四国で地域医療に活躍する女医のM先生は，東京下町の小児科医の家に生まれ，兄弟10人のうち3人の姉を幼くして失われている。結核，百日咳，麻疹肺炎で，次々とわが子を失う母上と小児科医の父上の思いはどんなであられたろう。女性で医学を学ぶことが困難な時代に一男一女を育てながら，ご主人

の郷里で小児医療に取り組んでおられるM先生の情熱の底に，姉の死への思いを家族がともに分かち合った体験が脈うっているように思える。

　戦中戦後のわが子を失う悲しみの体験と，現代の少子化時代のわが子を失う母親の悲しみのありようは，どう共通し異なるのであろうか。これは単純な問題ではないように思う。まずいつの時代も，わが子を失う体験ほど，普遍的に人として深く激しい悲しみはないであろうし，言語による解説が不可能に近いのではないか。そして時代は変化するが，現代の母親は，古い時代の母親の悲嘆にふれながら育った娘たちであり，現在には過去が，未来には現在が流れこんでいく。親の絆を受けた子は，意識しようとしまいと，自然に親の苦労にふれながら，知らぬ間にその本質を無意識のどこかに背負っていくものである。母となる娘たちには，血の流れとともに家族の歴史が心に脈うつはずである。

　英国の小児科医，精神分析医のウィニコットは「赤ちゃんというものはいない。いるのは赤ちゃんとお母さんである」と述べている。この母子関係の真理は，わが子を亡くした対象喪失においても当てはまる。わが子を失うことは，かけがえのない自己の世界の中核を失うことである。周産期・乳児期にわが子を失い，一番苦しむのは母たちであるはずなのに，むしろ，多くの母親の最初の言葉は「申しわけない。わたしが母親としていたらなかった」，あるいは「申しわけない。私は女性として健康な赤ん坊を産めなかった」という自責や謝罪の言である。

Ⅷ　疎外された現代の喪の営み

　少子化時代のわが子の対象喪失には，普遍的な悲嘆に加え，現代という時代による困難も加わる。まず第一に，わが子を失うことは，もはや戦前，戦時中，戦争直後のような，死が身近であった時代の，人々の共有体験ではなくなっている。第二に，日本の社会は，年々生きものの原理を失いつつあり，商業主義のはびこるビジネス原理の横行する社会に変貌しつつある。そこに平均余命の長さ，乳児死亡率の低さにおいていずれも世界のベストとして称賛され，まるで病や死さえも医者や治療法をうまく選びさえすれば簡単に克服できるかのような，幼稚で安易な錯覚が蔓延している。妊娠，出産が一方では母子の死のリスクを伴う命がけの営みであるという情報を，育児産業や母親教室は率直に伝えていない。元気で生まれて当たり前という歪んだ風潮は，うまくいかなかっ

た時のショックや，期待と現実とのギャップを深め，若い夫婦を途方もない疎外感に追いやっている。

　さらにその背景には，現代の核家族の予測以上の機能低下がある。かつて家族は大きな集団，子どもも同居人の数も多い，いわばオーケストラであった。1人を失うことは，同じ屋根の下に生活する皆に響き，家族全体の音色は対象喪失の短調，ともに奏でる悲しみのアリアであった。しかし現代の核家族はますます小さい。子どもが2人でも弦楽四重奏。1人でも欠ければもう鳴らない。その深刻な喪失感は，同じ屋根の下に生活し体験した人しかわからないほど隔たりがある。この疎外感は外部との接触を辛いものにする。

　加えて世間の心ない容赦ない言葉に，拷問のように苦しめられる人もいる。待ち望んだわが子を死産で失った母親が，女性としての屈辱的な劣等感を強いられたり，父親も職場で人知れぬ疎外感を味わい続けたりする。数年の不妊のあげく，念願の妊娠で死産した母親は「世間の目が恐いから誰とも話したくない」と長い間家にとじこもった。「逃げかしら」〈いいえ，あなたのもっとも深い感情からわいた要求であり，あなたはプライバシーを守られた心の中で，お子さんとの絆を深めようとしているのでしょう〉と話し合いながら，世間の心ない批判を排し，心の中のわが子との嘆きの語らいを続けた。その結果，自分自身と深く出会い，人間の絆の不思議な複雑さを理解する成熟した母親になられた。

　多くの日本の母親たちは，わが子との魂の語らいを身近な周囲の心ない批判により妨げられている。「そんなことぐらいでくよくよしていてどうするんだ。みんなそれくらいのことは乗り越えている」と。予期せぬ赤ちゃんの死をどう受けとめてよいかわからぬ周囲の者が，自分たちの不安を母親にぶつけてくるのである。これはフェアではない。

　ルイスは，亡くなった赤ちゃんを，臭いものに蓋をするように闇に葬りさる医者や周囲の大人の行動を「沈黙の共謀」と名づけた。何事もなかったかのように抹殺することほど，母親と赤ちゃんの，人間としての尊厳を否定するものはない。「世間が闇に葬っても，私はあの子のことを永遠に忘れない」とつぶやく母親たち。

　一方本音をおさえつけ元気そうに振る舞い，悲嘆を心の奥に抑圧しすぎてしまう母親もいる。これは躁的防衛といい，その人を本心とは裏腹な表面的な強がりにし，無意識の抑圧された憎しみや怒りを相手への陰口や批判で発散する

人になることにつながったりする。苦労を重ねた日本女性が、歳をとるにつれ若い後輩の女性にきついのは、さまざまな悲嘆を無理に我慢して生きてきたことと関係しているように私は思う。

「泣いてはいけない」という背景はいろいろであろうが、亡くなったわが子への悲しみを身近な者と分かち合うには、涙を流すことが自然である。泣くことへのブレーキがかけられている母親たちに、私が「泣いていいのよ。泣くのはあなたが亡くなった赤ちゃんを愛している証拠、ついさっきまで一緒に生きていた赤ちゃんですもの」と言うと、どの人もほっと安心し、さめざめと涙にくれる。泣くことにより、その子への思いを深め確認し、より純粋な愛情に昇華していくのであろう。こみあげ続ける涙は深く尊く同じ熱いものが私にもこみあげてくる。妊娠も出産もそれ自体が女性にとっては、身を切り裂かれるような、しんどいきつい体験である。元気な赤ちゃんを抱く喜びを否定され、運命に裏切られ、拷問のような体験を強いられる母親たちには、せめて心ゆくまで嘆く自由が保障されるべきであろう。

IX　家族を看取る生きものの輪

喪の厳かな営みは人間の占有物ではない。むしろ広く自然界の動物に共有されるものではなかろうか。今は亡き丹沢自然保護運動の父、中村芳男氏が、丹沢ホームの山小屋で夜、わが子や近所の子どもたちに話をしてくれた鹿のお通夜を思い出す。「おじさんはある日見た。一頭の若い鹿が命を落とし道に横たわっていた。するとその夜、その遺体のまわりに家族の鹿が円になって集まり、長い間じっと遺体をを見つめてたたずんでいた。こうやって鹿は家族のおとむらいをしていたのだ」。現代日本のわれわれは、悼みをともに分かち合う心の輪を今、心理的社会的に喪失しつつあるのではないだろうか？

X　悲嘆の抑圧と世代間伝達

「私のこと、先生覚えていますか？」ある日講演会の会場で、懐かしそうに近寄ってきた若い女性がいる。「私、社会人になりました」。一目で、7年前神経性食欲不振症で入院治療を受けたSさんとわかった。「あなたとお母さんのことは決して忘れませんよ」

Sさんは生命の危険な栄養失調で入院した。この思春期の栄養障害の病因は複雑で，往々にして乳幼児体験の緊張や不安の累積があると言われている。とくに赤ちゃんの時から，母親の暗く沈んだ世界にふれて育つ敏感な女の子が，思春期に母のような女性になることを不安に思い発症することもあるという。

　Sさんの入院の初期，母親は口をつぐみ，じっと床を見つめ，身じろぎもしなかった。やがて重い口を開くと，娘の病気に納得できないし，腹が立つ。なぜ私はこんな目にあわなければならないのか，娘は幸せ一杯に育てたつもりだと抗議した。とても話し合いにはならないような雰囲気が続いたある日，私は「お母さんはいつも階段でいらっしゃいますね」と投げかけた。小児病棟はエレベーターで昇降する人が主で，いつも階段を使う私は，よく彼女とすれちがった。私の言葉に母親の顔は一瞬ゆがみ，沈黙が続いた。投じた一石の波紋から，何かがわき出る気配がした。すると，海女が水面に浮上する時のように，母親は苦しそうにあえぎ，「いつも階段でした！」と言い放った。それが19年前のことを意味することを私はとっさに理解した。「エレベーターでは，他の見舞い客に泣き顔を見られてしまいます」「いつも誰もいない階段で泣いていました」

　Sさんの母親は，Sさんより7歳年上の長男を5歳の時に脳腫瘍で亡くしていた。病棟にくる度に長男の闘病の日々がよみがえる。長男が亡くなって1年後にSさんを妊娠し，今度こそは誰にも子どもを奪われまいと，細心の注意と緊張をはらって育児をした。長男の病気を姑が「妊娠中あんたが変なもの食べたんではないの？」と責めた一言が心の傷になっていた。表向き完璧な育児には喜びはない。長男の面影がちらついて理不尽な怒りと悲しみの日々が続いた。「この気持ちは男にわかるはずない」と夫にも心を閉ざし，泣き顔さえも見せなかった。敏感なSさんは，不思議におりこうで手のかからない子だった。ふり返れば母親の鬼気せまる暗さに怯えていたのであろう。入院をきっかけに，初めて母親は自分の心が病んでいることを認め，夜も眠れず食事もとれず抑うつ状態に陥り，自ら入院を求めた。

　入院中母親は，自分の幼い頃の思い出を語り始めた。6歳の時に終戦で外地にいた。家族は他の日本人とともに逃げていた。とるものもとりあえずようやく船にのり日本へ向かう頃には，3歳の弟は栄養失調でやせこけていた。ある日弟は餓死し，その小さな遺体は，船から海に投げ込まれた。一瞬にして亡骸（なきがら）が沈むのを少女であった彼女はじっと見ていた。今でもその光景が目に焼き付

いて離れない。弟の死。長男の死。呆然と無表情に見つめる母。時代の悲惨を家族とともに生きのびた自分。それは男の子の死に向き合うやせたひもじく悲しい自分である。母親に抱かれながら敏感な乳幼児の娘が，母親の瞳の奥に見た家族の原光景は，親子2代にわたる男の子の死と，母娘の心身の飢餓であったのだ。

現代病と言われる神経性食欲不振症の子らの背景には，親自身は忘れているような，昔の悲惨な戦争やその他の心的外傷体験や対象喪失の苦しみが，敏感な幼児に伝わり，子どもたちの心の世界に影を落としている。戦争は過去として葬りさられたかのような風潮の中で，現実には戦争の傷は癒されてはいない。癒すための積極的な努力がなされなければ，それは次の世代の心の苦しみとして伝播されていくのではないだろうか。

フランスの精神分析学者グリーン（Green, A.）は，母親が対象喪失やその他の葛藤に没入している時，その母親に抱かれた乳幼児は，喪失の闇を見つめる母親の瞳の暗さから，母の中に死の世界を感じ，暗い死の世界が母なる世界と錯覚し，暗い影をもつ性格になるということを研究している。これを「死んだ母親コンプレックス」と呼び，ここから将来のさまざまな人格発達の病理が芽生えるという。

XI　紡がれ続ける心の絆

最愛の兄弟を失い，そして長く待ち望んだ子を死産で失ったFさんが，悲嘆のプロセスの中で教えてくれたことに少しふれたい。Fさんは兄弟の死にあたり，母親を支える役目から，若いのに悲嘆を抑圧し，前向きに生きたという経緯があった。その時はめそめそもくよくよよもする間もなく生きていくために，強く頑張った。数年後にわが子を死産で失った時に，私はFさんと出会ったが，その時兄弟の死に対する十分な喪の仕事が終わっていないようなので，赤ちゃんを亡くされた嘆きに，その悲しみまで重なってくるかもしれないと示唆した。少なくとも今回は，悲しみを悲しみとして嘆く時間と場を十分におもちくださいと提案した。Fさんはよく耳を傾け，正直にその場その場でわいてくる気持ちを毎週見つめ続けていかれた。お子さんの死後約9カ月経たある日，彼女は，野田正彰著の御巣鷹山の日航機墜落事故を調査した『喪の途上にて』を私に貸してくれた。飛行機会社が一挙に遺体を集めて荼毘にふし，合同葬ですませ，

短時間に効率よく事故処理をしようとした時，遺族が，わが肉親の遺体をそれぞれ自分で回収したいと主張し，気の遠くなるような根気と粘りで，肉親を探し続けた話である。

その本に登場する方々の悲しみにFさんは共感しながら，ふと「私……まだ……こんな気持ちにとどまっている……」と何カ月も経つのに，わが子の死にこだわる自分を責める言葉をつぶやいた。そうではない，むしろその逆ではないかと私は思った。その時私の脳裏に浮かんだのは，Fさん自身が毎週営々とわが子や兄弟の追憶を続けながら，深い懐の持ち主に成熟していることであった。Fさんの誠実に自分の葛藤と向き合い続ける姿は，ゆっくりあえぎながら，険しくしんどい山をのぼる様子に似ていた。そのように努力しても決して最愛のわが子も兄弟も戻ってこない。でもその営みをやめない。喪失の辛さが刺のように心をさいなむのに。「私がこんなに辛いのだから，亡くなったわが子や兄弟はもっと辛かっただろう」とふり返りながら。Fさんのその姿勢は御巣鷹山の山腹に散らばった遺体の断片を探し続ける遺族の営みと見事に重なっていた。そうなのか，そうなのだ。思いをあつめ紡ぐことで，肉体を越えた心の絆をクリエイトしているのだ。その営みの中で，Fさんは自分とは異なる体験の，御巣鷹山の遺族の方々と，肉親を失う悲しみを同じ地平で分かち合っているようであった。愛が深いほど悲しみも深く長く，Fさんの心の営みは停滞ではなく，心の発酵であり成熟であると私はしみじみ思った。

生きた子どもはいなくても，このような体験により，より深い親の苦労や悲哀を体験し，人として成熟していく方々の姿を見ると，周産期・乳児期の死亡への喪の仕事の援助の大切さが確認される。かつて死産，新生児死亡は闇に葬られてきたが，そのことにより，母親の嘆きも，わが子を思う気持ちも，わが子との心の中の関係も闇に葬られた。悲しみに蓋をせず，悲しみを悲しみとして体験することが，人間としてのかけがえのない証であることを，周産期・乳児期の喪の仕事が教えてくれる。看取りの様相は広くその時代の，社会の，そして深く個人の人格の様相を照らしだすもののようである。私はわが子を失って悲嘆にくれる母親に接しながら，経済的繁栄の中で真心を見失っている日本人の表層にはない，深いたおやかな人と人のふれあいと成長を目のあたりにさせられ，その父母たちへのかぎりない敬愛の念にかられる。

世間が，周囲が支えてくれなくても，自分が幼い生命に真心を捧げ，理不尽な運命を引き受けたことを心の核にしている母親たちは，障害児を育む母たち

の優しさとたくましさに似ている。成熟のための試練は苛酷であるが，彼女たちの葛藤の炎をくぐりぬけた後にくる，透明な明るく哀しい世界は，愛の美しさを有無を言わさずに納得させてくれる。

XII 見えないけれど，あの子が来てくれた

　家族とは生死を越えた絆であることを素朴に教えてくれた家族がいる。27歳の母親のSさん，ご主人とお姉ちゃんと赤ちゃん。Sさんは2歳の長女を保育園に預けて，販売の仕事をしていた。第2子を妊娠し，超音波で先天性横隔膜欠損が指摘され，自宅近くのK病院に入院したが，当院に転院してきた。出産直後にもし手術ができれば助かる見込みがあるかもしれない。入院翌日，私は産科医とSさんのベッドサイドを訪れ，初めてあいさつした。その翌々日，ベッドサイドで初めて話を聞いた。Sさんはオープンな口調で，わが子をいとおしむようにお腹をさすりながら次のように話した。「今回のことはびっくりした。けれどそれほど心配してはいない。この子すごくよく蹴って，今お腹の中ではとても元気よ。先生は超音波で9割方女の子というけど，私は絶対男の子だと思う。よく蹴っていて，お腹の中から，私を励ましてくれる。『もうすぐだよ，頑張ろうね』って話しかけているの。……心配は心配。でも気にしてもしょうがない。これはこの子の生命力だから。何となくオーラというの信じるけれど，それが腰のまわりにあるような気がして，ここまで生きのびているのも生きる意味のある命だからなんだと思う。この子がもし生き残る価値のある命と思えば，きっと生きのびてくれると思う」。Sさんは学歴とは無縁の下町の主婦。素朴で飾り気のない言葉には，まだ見ぬわが子がいかなる障害があろうと慈しみ育てようという姿勢がみなぎっていた。

　入院5日目，破水のため予定を繰り上げ，午後5時過ぎ帝王切開が行われた。産科，小児科，小児外科の3チームが万端の準備を整えて，手術室狭しと居ならんだ。いよいよ出産。帝王切開の直後に手術が待ち受けている。執刀が始まりしばらくすると「大きないい子だ！」と産婦人科医がはりのある声をあげた。血色のよいどっしりした赤ちゃんが，布を広げて待ち受ける小児科医の胸に託され，小児科チームがすぐに気管チューブの挿入を始めた。そばから小児外科チームがじっと見守る。「肺が一向にふくらみません」何度試みても肺がふくらまない。赤ちゃんの肺は，重度の形成不全であった。さらに口蓋裂，半陰陽，

臍血管の奇形を伴う重複奇形が認められた。赤ちゃんは肺低形成と横隔膜欠損のため蘇生処置に反応できず，出産45分後に心停止が確認された。

午後7時30分，Sさんは麻酔からまだ半覚醒のまま回復室にいた。産科主治医に看護師と私が同席し，まず父親に死亡経過が説明された。町工場の工員である小柄な父親は，真剣な目で聞き入った。看護師が赤ちゃんを白布にくるんで部屋に運び，主治医が〈赤ちゃんにお会いになりたいですか？〉と尋ねると，父親は迷いなく「会いたいです」と答えた。布が開かれ，黒ずんだ赤ちゃんの肌が現れると，父親は身をのりだしくいいるように，全身をくまなく見つめた。その瞳は，初めて見る長男への，万感あふれる思いに満ちていた。赤ちゃんは，永遠の瞑想からさめぬお地蔵さんのように静かであった。父親は出生届け，死亡届けの2つの書類を同時に提出する，という煩雑で理不尽な手続きの説明を身じろぎもせずじっと終わりまで聞いていた。最後に部屋を出る時，看護師が〈抱かれますか？〉と問うと，「はい」と両腕をすっくと差出し，赤ちゃんを自分の胸にしっかり抱きしめた。素朴な瞳の小柄なこの人は，父親の威厳に満ちた声で，「彼女も抱きたいでしょうね？」と看護師に尋ねた。〈きっとそうでしょうね〉と看護師は答え，〈かわいそうだったね〉と思わず涙をこぼしながら，赤ちゃんの頭を優しくなでた。

出産の翌日，Sさんは，足に静脈瘤防止の包帯を巻かれ，ハーハー荒い呼吸のまま半臥床していた。淋しそうに沈んだ表情だった。「今日会いました。会って抱きました」と自分からつぶやいた。「……小児外科の部屋で点滴の管つけた子を見たけれど，一杯管つけていた。1人おいて帰りたくはなかったから……これでよかったのかもしれません」。そう語りながら涙があふれてきた。「あんなに元気に動いていたのに……」〈男の子というあなたの勘はあたってたわね〉と言うと淋しそうにうなずいていた。死後3日目に訪れると「あした出棺です」と教えてくれた。4日目の午前中に出棺。その後訪室すると友人がいた。「写真がほしかった。生まれた時のことを知りたい」と言うので，帝王切開で生まれてきた瞬間のことなど，私が目撃したとおりを詳しく話すと，目をうるませて一生懸命耳を傾けていた。5日目に2人部屋に移り，6日目には看護師たちは〈Sさんは赤ちゃんの生存のむずかしさを，よくわかっていたと思う〉と語っていた。8日目に会うと「明日退院です。もう大丈夫です。上の子が甘えてくると思うし，これからがんばらないと。昨日もあの子が来ました。駄目だったことを知らされた日の夜もすぐそこに来ていました。いることがわ

かっているのに見えないなんて辛いですよね。でもそういうこと言うと，あの子は行くべき所に行けなくなってしまうから控えないと」

　小さな町工場に働く素朴な市民のこのお父さんとＳさん。2人が幼い長男との絆を生涯忘れえぬ家族の宝として大切にし生きていかれることを私は疑わない。これは平和な日本の庶民の家族の生活の1コマであるが，人として生まれ，生き，死ぬ営みには，往々にして，あまりに理不尽としか言いようのない運命の作用。そしてそれに素朴に素手でたちむかう家族。

　その中で天の容赦ない火の粉をふりはらい，辛い状況の中でもがきながら，たくましさや優しさを深めていく家族がいる。無名のその人々から私自身どんなに学び，そして，人間として励まされてきたことであろう。そしていつも思う。その人たちはきっと幼児の時から素手でありのままの飾らぬ自分で生きていけばいいのだ，ということを日常生活の中で育まれてきたのであろう。おそらくまだ心が柔らかい時から，お父さんやお母さんの素朴な暖かさにつつまれながら深く愛されて成長したのであろう。人間の優しさと強さを確実に伝え得るのは家族であろう。飾らぬ勇気をもった無名の親たちから教えられるものが，私のかけがえのない財産である。自然な絆と愛情から，自然に死を悼むことのできる力が親には備わっているのである。

　癌やその他の不治の病気と闘う子どもの姿を小児病棟で毎日見守り，わが子を失う親たちの悲嘆にたちあい，ニュースを通じて世界の国々の動乱や飢餓や災害に苦しむ人々のことを伝え聞くと，与えられた命をともに生きぬくことの重みを改めて思う。1人のかけがえのない命，その喪失による家族の悲嘆のプロセスが，深い思いやりをもって尊重されるような社会を復活せねばならない。工業化社会のビジネス原理が支配する今日，病と死ともっとも身近に取り組む病院が，命を育み命を失う営みを深く尊重する，命の原理の砦とならねばならないことを考えさせられる。

　そして少子化時代にこそ，私たちは血縁や地縁を越えた，人と人の関係性の響きあいの輪を作りださねばならない。それは丹沢の鹿たちのような，素朴な生きものの優しさのハーモニーを人間社会の中にも復活することである。かけがえのない1つの命を喪失する悲しみが，私たちの中に深く響きわたる時，私たちは個人でありながら，ヘミングウェイの『誰がために鐘は鳴る』の鐘のように，人間性という大きな精神の大陸につながることができるようになるのであろう。

文 献

Lewis, E. : The management of stillbirth : Coping with an unreality. The Lancet, 18; 619-620, 1976.

Lewis, E. : Mourning by the family after a stillbirth or neonatal death. Archives of Diseases in Childhood, 54; 303-306, 1979.

野田正彰:喪の途上にて:大事故遺族の研究. 岩波書店, 1992.

Rowe, J., et al., : Follow-up of families who experience a perinatal death. pediatrics, 62; 166-170, 1978.

Zeanah, C. : Adaptation following perinatal loss : A critical review. Journal of American Academy of Child and Adolescent Psychiatry, 28; 467-480, 1989.

Zeanah, C. et al., : Initial adaptation in mothers and fathers following perinatal loss. Infant Mental Health Journal, 16; 80-93, 1995.

9. 生殖補助医療で生まれた子どもの心

はじめに

　世界で初めて体外受精によるベビーが1978年に生まれてから，約四半世紀経った。日本では最初の体外受精児が1983年に東北大学医学部で生まれたのを皮きりに，1990年までに1,708人，1991年だけで1,700人にと，生殖補助医療（ART: Assisted Reproductive Technology）で生まれた子どもの数は急増している。今日生殖補助医療は，女性週刊誌に体験者の記事が紹介されるほど日常化し，商業主義化している。インターネットには日本人に，アメリカでの体外受精を勧める情報が流され，卵ドナーや代理母を提供する「国際受精機能センター」や「家族創造社」といった会社に費用をだせば，体外受精を受けることができる状況がある（柳澤, 2001）。

　しかし，それでよいのであろうか。

　生殖補助医療は「ひとつの命」を生み出し，その人が人類史上，前代未聞の人生を，時代のパイオニアとして生きなければならないことにつながる。私たちは今，「生まれてくる子どもの幸せを保障できるのか」という現実的な課題に直面している。

　とくに今日でも，血縁社会の色濃い日本では，普通の親子でも子育ては困難である。離婚や片親家庭には，なお複雑な育児の苦労がある。遺伝的なつながりがあっても，母親の不妊治療や流産・死産体験などのストレスやトラウマが解決していないと，育児が普通以上の緊張，そして不安のもとになる。両親との遺伝的なつながりのない子の育児には，乳幼児期，学童期，思春期に，思いがけぬ困難が待ち受け，多くの親は，人知れぬ緊張の連続の日々を生きる。とくに自己のアイデンティティが発達課題になる思春期での出自の告知は，深刻なアイデンティティの危機を引き起こす。

I 心の難民

　生殖補助医療を安易な楽観で推し進めることは，自分の存在の拠りどころのもてぬ"心の難民"を増やすことになる。両親の遺伝子は36億年以上の歴史をもち，人類は偶然に出会った男女が結婚し，子どもが生まれ，そのDNAを次代に伝え，親子として家庭生活を営んでいく形で存続してきた。それが崩される時の動揺を，ハムレットはつぶやく。「生きるべきか，否か？　それが問題だ（To be or not to be, that is the question.）」

　生殖補助医療は，夫婦にも，医師にも，迷いと不信のわきやすい世界である。ハムレットは，父親の突然死に疑惑を抱き，ある夜亡き父の亡霊に出会い，実母が叔父に誘惑され父を暗殺したことを知る。母の裏切りと欺瞞に衝撃を受け，生きる意味を失い，最愛のオフィーリアを死に追いやり，自分も悲劇的な最期を遂げる。

　生殖補助医療には「生きるべきか，死ぬべきか」のハムレットの問いが二重，三重に重なる。まず父親も母親も不妊自体に苦しみ，次いで生殖補助医療により「産むべきか否か」の選択に苦しむ。良識ある医師ほど「産ませるべきか否か」で煩悶する。生まれた子が，幸せな人生が送れないのなら，医師も夫婦も「それでも産むべきか」と自問せねばならない。しかし誰よりも生まれた子ども自身が，自らの出自を知らされる時には，ハムレットも体験しないような心の傷を受ける。心から望んでつくる子どもであるから，愛されて育つに違いない，という楽観論は，危険な現実否認である。

II 出自をめぐる真実告知とサーチング

　"子どもが欲しくても産めない気の毒な夫婦の願いを叶えるために"発達してきた生殖補助医療が，不妊夫婦の目の前の願いを優先するあまり，生まれてくる子どもの出自をめぐる苦悩や人生のQOLへの配慮を欠いてきた点が，欧米では反省されている（Ber, 2000; Callman, 1999; Chen, 2001; Gottieb, et al., 2000; Harris, 2000; Honig, te al., 2000; Pelin, 1997; Sandor, 2000; Turner et al., 2000; Mc Whinnie, 2001; Van et al., 2000）。

　出自をめぐる問題は欧米の離婚，再婚家族，離別・死別家族に関して広く研

究されてきた。サーチング（子が産みの親を探すこと）は，1度も出会ったことのない親に対しても，子どもの自己価値の確認と自己アイデンティティ確立のために行われる（Tessman, 1978）。自分が親に捨てられたのではないか，親は精子や卵子を無自覚に，安易に人に与えたのではないか，という疑念を晴らすため，子どもはサーチの旅を続ける。その過程で，子どもは無意識に，自分がだまされたのなら人をだましてやろう，親に嘘をつかれたのなら自分は嘘つきになり問題を起こしてやろう，と考えたり，いやなことを否認し，平気なふりをして生き，人格を歪めていこうとする。

III　秘密と親子関係の破壊

　イタリアのスーザン・タマーロの小説『心のおもむくままに』は，主人公の老女オルガが，過去に，不倫の愛の中で夫と血のつながらない娘を産み，その娘の悲劇的な死の顛末への内省を，孫娘あてに手紙で綴った物語である（Tamaro, 1994）。主人公オルガは，不幸な結婚の中で抑うつ的になり，転地療養先の町で主治医に恋をし，その人の子を身ごもる。そして夫の子と偽り愛人の子を産み，イラリアと名づけて育てる。ある日愛人が突然死に，そのショックから，オルガは娘を愛することができなくなる。娘は鋭敏に母の拒絶を察知して反発し，母娘は憎しみあう。娘は精神障害となり，成長して男を渡り歩いて，父親のわからぬ孫娘を産み落とす。一方，主人公の夫も妻オルガの不倫，イラリアの出自を見抜きながら，17年間黙ったまま死んでいく。ただ最後，その死の床で彼は娘の手をとり「これはうちの家族のどの手にも似ていない」と呟く。イラリアもオルガが出生の秘密を打ちあけたその日に，車の衝突事故で即死する。オルガは自分の嘘の残酷さに気づき，深く内省するが，時すでに遅しである。

　（以下小説の抜粋）「いつか子どもが鏡の中の自分を見ながら，顔立ちにだれかほかの人間を発見して，——その別の人物について——すべてを知りたくなるだろう。自分の母親や父親の面影を，死ぬまで追いもとめる人だっている（p.114）」「私の嘘で，私は3つ（自分，夫，娘）の人生をだめにした（p.118）」「……愛によって生まれたのだから，どんな問題も乗越えられるはずだと思っていた。なんと大きな勘違いだったことか！（p.168）」「イラリアがもう理解できるほどの年齢になったとき，私は何度も……説明しようとした。……しか

し彼女はわかろうとしなかった。……自分の殻に閉じこもっていった (p.185)」
「逝ったものが私たちの胸にのしかかるのは,おたがいに言わなかったことがあるためなのだ (p.187)」

Ⅳ　出自の混乱と秘密の危険

　親子とは,互いに似ているところを何度も確認し合いながら,反発したり,ほっとしたりしながら,絆を深めているものである (柳澤, 2001)。とくに他者の精子や卵子を用いた出生の場合,生殖補助医療で授かった命であることを子どもに秘密にしていても,親子の間の確認のやりとりやしぐさが,自ずと異なるものとなる。目の前の親とは違う形質が自分の中に入っていたり,似た形質が不足していたり,欠如していることを,子ども自身がどのように感じ,思いをめぐらすのであろうか。
　ある女性は,家族の秘密を思春期に知った時の苦しみを語った。「姉が先妻の子であり,両親はその事実を実子の私に隠してきた。高校1年生でそのことを知った瞬間,目の前がまっ白になり,なぜ両親は私に隠してきたのか,自分は親の嘘のもとで生きてきたのかと,混乱した」と言う。「しかも,親は私がいまだに知らないと思っているので,こちらも気づかぬふりをして過ごし,新たな二重の嘘の世界が辛い。両親は,私にショックを与えまいと隠したと言うであろう。でも,それは親自身が自分で背負うべき葛藤を否認し,黙って子どもに肩代わりさせ,平気で子どもを苦しませているのだとしか思えない。そのような親かと思うと,もう2度と率直に『私知っているよ』と切りだす気にはなれない。信頼できる家族はもういない」と言う。
　もうひとり,果てしない親探しをした17歳のA子の例をあげよう。幼児期から健康で明るく優秀なA子は,高校2年生の春に,突然,急性錯乱状態に陥った。支離滅裂な朦朧状態と自傷行為で精神病院に入院となり,向精神薬で一時落ちつくとまた離院を繰り返す中で,筆者の病院に入院してきた。
　A子は,小柄で寂しそうな高校生で,入院直後は黙ったまま心を開かなかった。数日後,自分から一気に次のことを語った。「毎日明け方2時に目が覚める。見回すと,人さらいが輪をなしてひそひそと話し合っている。『この子をどこに回そうか』と。こわくて,前の病院では病棟中を駆け回った。きまって朝なの」と。さらに彼女は語った。「私は両親の子どもではない。もらわれた

子。これは秘密。両親は私が知っていることすら知らない。高校入試の時に，戸籍謄本の写しを調べて発見した。ずっと嘘をつかれていたことがショックだった」と言って黙った。「でも不思議と，ああやっぱりかと思った。幼稚園の時から，誰にも言わなかったけれど，私たちは親子ではない，"何かが違う" と気づいていた。物陰から両親の言動を窺っていた。そして，両親を喜ばせることをしてきた。高校入試時に真実がわかって "ああやっぱり，私はこの人たちの子ではなかった。思っていたとおりだ" と安堵した。でも，それ以来，明け方に目を覚まして，こわい。私は誰？ 私はどこにやられるの？ おびえている」と語った。

早速両親からA子の出自を聞くと，2人は顔面蒼白で，「実はこの子は生後3日で，養子としてもらった子だ」と打ち明けた。「10代の未婚の母が，ある日の明け方に産み落とした。すぐさま産婦人科婦長の特別な配慮で，私たちの養子になった。赤ん坊はおだやかで，夢中で可愛がり育てた。その甲斐あって，A子は幼稚園から自慢の種であった。なのに，まさかこんなことが」。A子本人は「すりガラスでバリアーがあるような，疎外感があった」と言う。

A子は丸1年間，魅入られたように出自を求めて旅に出てしまい，東北の都市に産みの母がいることをつきとめた。それが，あまりにも汚い家であったので，ついにベルを押す勇気がないまま帰ってきたと報告した。「成人してから正式に尋ね，どのような気持ちで産んだばかりの私を手放したのか聞いてみる」と語り，精神状態も落ちついた。A子にとって産みの母親探しは，自己存在のルーツの確認そのものであったようである。

V　子への告知について

英国のウィニー（Whinnie, A.）は，生殖補助医療で生まれた子どもの調査を行い，すべての問題決定事項の最優先課題は，子の福祉におくべきであると主張している研究者の1人である。ウィニーによると，胚提供による子どもが英国では年間2,000人誕生している。その子らには真実が告げられず，不妊治療を受ける不妊患者のプライバシーと守秘義務のために，胚の提供者は匿名とされている。彼は，しかしこれからの生殖補助医療は，不妊夫婦を救うためより，長期的視野に立ち，生まれてくる子やその子どもが結婚して生まれる孫の福祉を考えることが大切，と言う。

英国では，提供胚により生まれた子どもは18歳になれば，あるいは両親の了解があれば，提供者に関し，政府機関に登録されている名前以外の情報が与えられる。

Ⅵ　子どもの発達研究

　生殖補助医療はそれを選ばざるをえない親の状況自体に，すでに特殊な偏りがある。その上育児のリスクは複雑，多様で，リスクのスペクトルをなす。その一端には，障害児で生まれるリスクがあり，他端には，健常児で生まれても精神障害が普通より多いというリスクがある（Mc Whinnie, 2001）。

　障害児の可能性は医療の進歩とともに確率が下がっても，当たった本人と親にとっては確率100％の現実である。ある夫婦は，7年の不妊治療の結果生まれた女児が，染色体異常であった。重度の知的障害と四肢の奇形と短命という特徴をもつ子どもを現在育てつつ，なぜ医師がこのリスクを告げてくれなかったのかと，恨んでいる。ほとんどの親は，このようにいろいろな思いをもつにもかかわらず，医師に語ることはしない。

　生殖補助医療で生まれた子の乳幼児期の研究は，しかし乳幼児期の親子関係がだいたい順調で，精神運動発達面で健康であるとも述べている。とはいえ思春期以降の子どもの問題の多発を考えると，幼児期の順調さを過信するのは間違いであろう（Trevarthen, 2001）。

　思春期の告知はショックであるが，子どもの「真実を告げないでほしかった」という声は少ない。「もっと早くから」という声が子どもらから出ており，秘密を望む親の意見とぶつかっている（Speaking For Ourselves, 2000; Mc Whinnie, 2001）。生殖補助医療の実施者は，個々の子どもから学ぶことが大切である。

Ⅶ　子どもの出自を知る権利とフォローアップ

　子どもの出自を知る権利を最初に法的に保証した国，スウェーデンでは，1985年にAID（非配偶者間人工授精）で生まれた子どもが成人に達した時，本人が望むのであれば，精子提供者に関する情報を手に入れることができる法律を制定した（Gottieb, et al., 2000）。

またAIDで生を受けた子どもの体験には，ターナー（Turner, A. J.）らの国際的な調査がある（Turner, et al., 2000）。対象は16名のAIDで生まれた成人（26～55歳／男13名，女3名）。英国，米国，カナダ，オーストラリアのAIDサポート・ネットワークで募集した協力者である。Eメールと郵便で半構造化された質問によるアンケート調査を行った。その結果，全協力者は一致して以下の気持ちを抱いていることがわかった。家族への不信感，自分が人とは異なり否定的な特殊性をもつという気持ち，遺伝的連続性が欠けているという感じ，生物学的な父親を探すことを周囲が邪魔することへの不満や苛立ち，誰か本当に自分を理解してくれる人に自分のことを語りたいという切迫した気持ち。これらから，対象者は，自分がAID児であるという真実を何とか受けとめ，新しいアイデンティティを消化しようと煩悶していることが窺える。精神療法家やカウンセラーが，AID児のアイデンティティをめぐる問題に取り組む大切さをターナーは強調している。

　生殖補助医療で生まれた子の追跡調査は，秘密に阻まれ困難である。ウィニーの調査では，1940～1980年にかけて，胚提供により生まれた480人を40年間追跡調査した。同時に就学前の幼児57例の両親に，思春期以降の追跡調査を依頼したが，実際には半数に拒否されている。親が秘密を望むのである。秘密はその後の夫婦や家族関係の特徴となり，生殖補助医療の事実は隠蔽されてしまうという。

　バラン（Baran, A.）とパノール（Pannor, R.）は，精子提供による人工授精は，要するに夫の不妊を隠蔽するものではないかと言う（Baran, et al., 1989）。AIDを受ける夫自身に，自分の気持ちを語る姿勢が認められず，「子どもに言うな」の一言で片付けるという。ウィニー自身の調査でも，父親には不妊をめぐる葛藤があり，子に過保護や過干渉になったり，逆に冷淡になる等の両極端の傾向が認められた（Mc Whinnie, 2001）。しかも，一度本物の親子のふりをしてしまうと，真実を告げることは難しくなる。

　子どもが大きくなって，病気で医者を受診し，たとえば「お子さんのアトピーはお父さんの家系の傾向ですか？」「この青い目は誰に似ましたか？」「身長は？」「性格は？」と聞かれた時，もはや秘密では済まなくなってくる。生物学的な父親が不明なため，母親は医者の質問に答えられず，さらに嘘を重ねる。質問紙，深層面接，後方視的生活調査によるウィニーの研究は（Mc Whinnie, 2001），さらに次のことを主張している。秘密がいずれ明るみに出た時に子ど

もが受けるショックを考え，わが子には真実を伝えるべきである。医療全体の方向もそうであるが，実際に現在，何人の親が真実をわが子に伝えているのかは明らかではない。また，秘密の長期的影響も問題であるが，提供者が匿名であるため，告知をした場合にも問題がある。「私の癖は，誰に似たの？」「私の音楽好きは両親ではなく，その人に似たの？」と子どもが聞いてきた時，親にはどう答えてよいのかわからないという現実がある。

Ⅷ 成人した子の体験

極秘のため系統的調査は不可能であったが，手記や小調査をもとにその後80～90名の生殖補助医療で生まれた当事者調査がなされている（Mc Whinnie, 2001）。次第に本人らが自ら語る傾向が強まり，さらにインターネットによる互助グループの結成により，生殖補助医療で生まれた子らの会が結成されつつある。同じ体験者とつながることができると，育ての親を裏切る不安や，今までの深刻な孤独と孤立感は緩和されつつあるという。この調査では，以下の3通りの経路で，真実告知を受けるに至っていたことがわかった。

①離婚などの家族葛藤を契機に，事実を知らされた。
②育ての父が死亡したり，家族内に遺伝性疾患が発現した際に告知された。
③子ども自身が，親との関係がなにか不自然だと思って，問いただして告知された。

Ⅸ 告知を受けた子ども心

真実を知らされた時の子どもの反応は，一様に，怒り，嘘をつかれだまされてきたことへの恨み，自己感や自己アイデンティティの喪失であった。「私の自分史は壊されてしまった。真空におかれたような気がした。親以外に知っていた人は誰？」（46歳男性），「自分はこういう人間だと思いこんできたのが，違っていた」（44歳女性），「自分の真中に線がひかれたみたい。自分の半分は知っているけれども，もう半分の自分はいったいどこから来たのか知らない」（53歳），「両親はきっと真実を伝えてくれるものと信じていたが，周囲によって嘘をつくようにさせられたのだ」（54歳）。

全員が「もっと早く知らせてほしかった」と語り,「提供者のことが知りたい」「どんな背格好の人であったのか」「身体的なこと,健康や家系についてとくに知りたい」「一目でいいから会いたい」「親を知りたい。そのとらわれから自由になれない。それさえ解決したら,人生を前にすすめるような気がする」「出生届けすら嘘なのだ」「親がどんな人かを知ることがどれほど大切かを,誰も考えもしなかったのか」と訴える。

子どもらが結婚すると,次代にも影響がおよび,孫たちは生物学的祖父を知りたがる。調査協力者はさらに以下のように訴える。

①受胎の真実を告げてもらえなかったことが一番辛い。
②家族不信に陥った。
③遺伝的な連続性の欠如が辛い。
④自己評価が低い。
⑤生物学的な親をサーチすることを邪魔されて頭にきた。

以上を率直に語ってくれた人は全員,社会生活を普通に営む社会人であったが,全員が,「ひどいことをされた。この体験は修復できたらいいのに。どうして一般の人々は,このことのひどさに気がつかないのか」と訴えた。さらに発言は続く。

「私は生物学的父親を知りたい。他の人をみるたびに,もしやこの人は兄弟かもしれないと想像する。私の知らない家族の物語を知りたい。生殖補助医療で生まれた者は,もう大人だ。自分のアイデンティティを知る権利,真実の中で生きる権利をもつはずだ」(42歳女性),「やつらは豚を繁殖させるみたいに,僕を作った。僕には父親を知る権利がある。自慰をして,自分のサンプルを抽出して,金を手に入れたのだ。もちろん,ぼくは怒っているさ。僕らは自分の遺伝的な出自を知る権利をもつのだ」(33歳男性)(Speaking For Ourselves, 2000引用)。

X　親同士の相互扶助

どちらの方向を向いても,抜け道のない状況におかれた親は,どうしたらよいのであろうか。秘密にすれば,打ち明けた時の子どものトラウマは大きい。

最初から告知をしても，子どもの「自分の生物学的な親はどんな人？」という問いに答えられない。この複雑で困難な状況を互いに支え合って乗り越えるために，英国ではDIN Network（生殖補助医療ネットワーク）等親の会を立ちあげている。親子で定期的に会合を開き，ニュースレターを発行し，子への告知をめぐる論議に積極的に発言している。同様の親の会には，カナダ・トロントのInfertility Net work，米国のResolve，オーストラリアのDonor Conception Support，などがある。

XI 生まれた時から真実を伝え合う

わが国にも，東京都の養子縁組里親に登録している里親たちが自発的に声をかけ合ってできた「つぎき家族の会」がある。その代表のNさん夫婦は，双子の長男次男，4歳下の三男，9歳下の長女の4児の里親である。1度は施設で生活したことのある同じ立場の子ども同士が交流を深め，親同士も子育ての「井戸端会議」に気楽に参加することができる。Nさん夫婦は，養子の子どもに，嘘偽りのない関係を，親の側から積極的に作り出してやることこそ，血のつながらない親子と等しい絆づくりだと信じている。ひきとった時からの親子の出会いの歴史の一齣一齣を手作り絵本で，まだ言葉もわからない頃から，くり返し話して聞かせている。

しかしこの勇気あるNさん夫婦にも，中年の危機や老いの課題があり，Nさん夫婦は時には専門家の支援を得て，自分や子どもの人生危機を乗り越えている。

おわりに

生殖補助医療で生まれることは，それ自体が"心の難民"になるリスクをもつ。子は，育ての両親の不妊の秘密，そして匿名の提供者の精子，卵子，胚の使用を決めた医師の介入の結果を，生涯の苦悩として背負うことになる。その影響は，単に子のみならず，孫の代にまで及ぶ。この人間的な苦しみを，オープンな情報交流と透明性を目指す民主主義社会のわれわれは，最大限予防しなければならない。生殖補助医療は，その結果生まれる子どもの幼児期，思春期，青年期の幸せを阻害するものであってはならない。この認識に立つと，子ども

に出自の真実を伝え,その苦悩を社会がともに背負うことが大切であろう。

古澤は,嘘いつわりのない関係,それも抽象的な真実ではなく,実際に親子が同じ思いで過ごし合った経験こそが,親子の絆,そして人間同士の信頼の基盤であると言う(古澤,2001)。信頼のゆらぐ関係からは,安定した家族も,社会も生まれ得ない。子どもは親だけでは育たない。親の愛情だけでは支えきれぬものを,社会が支えることが現実的な課題である。

文 献

Baran, A., Pannor, R. : Lethal Secrets. Warner Books, New York, 1989.
Ber, R. : Ethical issues in gestational surrogacy. Theory of Medical Bioethics, 21 (2); 153-169, 2000.
Callman, J. : Surrogacy : A case for normalization. Human Reproduction, 14 (2); 277-278, 1999.
Chen, K. C. : Legal and ethical considerations of assisted reproductive technology and surrogatemotherhood in AOFOG countries. Journal of Obstetric Research, 27 (2) ; 89-95, 2001.
Gottieb, C., Lalos, O., Lindblad, F. : Disclosure of donor insemination to the child : Impact of Swedish legislation on couples attitudes. Human Reproduction, 15 (9); 2052-2056, 2000.
Harris, J. : The welfare of the child. Health Care Anal, 8 (1); 27-34, 2000.
Honig, D., Nave, O., Adam, R. : Israeli surrogacy law in practice. Israeli Journal of Psychiatry, 37 (2); 115-123, 2000.
古澤頼雄:親と子の心のふれあい:若年養子という選択. 講演まとめ,特集第4回 FOURWINDS全国大会報告, Four Winds News Letter, 2001.
野口勝治:「つぎき家族の会」入会案内.
Pelin, S. : A medico-legal evaluation of the use of assisted reproductive technologies in Turkey. Medical Law, 16 (4); 789-793, 1997.
Sandor, J. : Reproductive rights in Hungarian law : A new right to assisted procreation? Health Human Rights, 4 (2); 196-218, 2000.
Speaking for Ourselves-Quotes from men and women created by DI/Remote Father Conception, Ollection made available to participants at International Conference/'What about me? The Child of ART' March, 2000 organised by CORE (Comment on Reproductive Ethics) the Royal Society, London.
Tamaro, S. : Va'dove ti porta il cuore. Baldini & Castoldi s.r.l., Milano, 1994. 泉典子訳:心のおもむくままに. 草思社, 1995.
Tessman, L. H. : Children of Parting Parents. Jason Aronson, New York, 1978.
Trevarthen, C. : private communication. July, 2001.
Turner, A. J., Coyle, A. : What does it mean to be a donor offspring? The identity experience of adults conceived by donor insemination and the implications for counseling and therapy.

Human Reproduction, 15 (9); 2141-2052, 2000.
柳澤桂子：いのちの始まりと終わりに. pp. 11-51, 草思社, 2001.
Mc Whinnie, A.：Gamete donation and anonymity：Should offspring from donated gametes continue to be denied knowledge of their origins and antecedents. Human Reproduction, 16 (5); 807-817, 2001.
Van Zyl, L., van Niekerk, A.：Interpretations, perspectives and intentions in surrogate motherhood. Journal of Medical Ethics, 26 (5); 404-409, 2000.

10. 転移・逆転移と世代間伝達
　　──親子のすれ違いの謎を解く鍵──

はじめに

　生身の子どもたち，お母さんたちや患者さんたちに触れている私たち臨床家は，生身の感情の交流なくして，日々の臨床はできません。そして，お互いに交流しあう中で，自分たちの意図や想いを超えてスパークしあう感情があります。明るくスパークしていい響きあいが起きればいいけれども，暗くスパークしあったときに，それが悲劇をもたらすことがあります。
　虐待されてかつぎこまれる赤ちゃんや，傷ついているお母さんたちから，私は果てしなく学び続けています。社会が民主的であるかどうかの一番の決め手は，その中心に幼い物言わぬ一番やわらかい赤ちゃんがhappyでいるかどうかです。赤ちゃんのhappyな状態をみんなで大事にできている時に，おそらく知らない間に，私たちの社会は，民主的になっていると思います。自分が最後になってもこれだけは捨てないという自分のhappinessを考えるとしたら，それは理屈ぬきに「生まれてきて良かったな」と言えることだと思います。今生きていることに対して本当の感謝と喜びが持てる時に，おそらく私どもは幸せに生きているし，それから多分，子どもにとっては，その今の幸せが土台になり，まだ見ぬ，未来も，幸せになるのだと思います。
　今日もし私がこの日本海側（鳥取）に来て，飛行機から降りたとたんに，袋をかぶせられてどこか見知らぬところへ連れて行かれたら，その時に私の心の中の信頼のシステムはあっという間に崩れるでしょう。そのつぶされる瞬間に私の中に沸き起こる無力感は，大変なトラウマを引き起こすと思います。つぶされるという怖さ以上に，その怖さを自分でmanageできない，どうしようもできないということ。主体として生きてきた私が，もう自分で自分をどうにもできなくなること。この無力感がトラウマです。そういう体験を25年間生き

のびた人たちが帰ってきたという奇跡が，今日本で起きています。誰しもが，そのミニ版，ミクロ版のトラウマをどこかで体験しているので，思いやることができるのです。この人たちは，大切なものを失い，信頼していた人に裏切られ，私の何千倍もの辛い体験をしたのだと。でも，生きのびるという意志により，外見は自分を捨てながら，自分の心の核は捨てなかったのだと。このような人間的なドラマを，生きた形で私たちは臨床現場でも体験しています。臨床現場の問題と社会現象というものは，響きあっていると思います。

I　母性と父性

　子どもは，必ず，自分の時間と体を子どものために使って，抱っこしてくれたり，ケアしてくれたりする母親的な世界と一緒にいます。母親は，子どもの身近な今の瞬間の安心感を確保するために，赤ちゃんにかかりきりになっていますから，獣に襲われたり，それから逃げることもできなかったりする一番弱い状態にあります。そこで，母子を守る父親が，すぐ側にいるのです。この関係というのは，私どもの原初的な体験だと思います。それが胎内から始まっています。たとえば羊水は母性だと思います。羊水は，一言も恩着せがましいことも言わず，24時間暖かいぬくもりで裏切ることなく赤ちゃんを抱きかかえています。その赤ちゃんが生意気にも蹴っ飛ばしたとしても，羊水は，蹴っ飛ばされたまま，子宮壁にぶつかって，もう1度しっかりと胎児を包みなおします。これが母性なのだろうと思います。そして，自己の母性が母性として機能できるのは，子宮という父性があるからだろうと思います。

　胎児エコーで赤ちゃんの脳障害が発見されたケースがありました。産科の先生が，父親と母親を並べて告知する時に私も横にいました。産科医が「ごらんのように脳に穴があいております」と話し始めた瞬間，父親は「大丈夫かお前は」という顔で母親を見ました。まず母親を守ろうとして見たのです。そして，母親を励ますように暖かく語りかけました。「お前どうするか」ではなく，「俺たちの子だよなあー」と。この父親のおおらかな心の子宮があったために，母親は大きく「うん」とうなずいて10カ月間わが子を，自分自身の生身の子宮の中で育てました。その間何もできない医者たちは，「もう近寄らないでよ」と母親に拒否されました。それは，当たり前のことです。父親は，母親の葛藤

を全部引き受けて，陣痛が来たときに立ち会って，初めて生まれおちた赤ちゃんを見たときに，「おーい，やっぱり男の子だったぞ，お前そっくりのかわいい目元の男の子だー」と言って「息子だー」という勝どきの声をあげました。この両親の一枚岩の親ごころさえあれば，障害を持っている子どもも一人の人間として，堂々と生きていけるわけです。

　この父性が今，日本では欠けています。そして母性の中に父性まがいの厳しさやきつさが入りすぎていて，その裏にはひとりで育児に取り組む母親の孤独感，不安感，義務感，責任感があります。孤独感や恐怖におびえているときには，もはや思いやりという人間としての最も楽しいふれあいの瞬間をなくしてしまいます。どうしてこのように豊かな日本で，今母親たちがこれほどまでにきつくならないといけないのか，なぜ女性がこれほどまで男性を恨むのか，そして男性たちはこれほどまでに女性たちを足蹴にするのか，この男女のパートナーシップの問題が気になります。乳幼児精神保健の仕事をしていても，私が母親に対して羊水がわりになったり，あるいは父親のような子宮壁がわりになったりするということをはてしなくやっていくわけです。

II　羊水のような臨床の場

　小児科の病棟で，私の一番の役目はもちろん実地の臨床ですけれども，でもそれと同じくらい大事にしているのは，小児科に入ってきてくださる若い先生たちをどのようにいい小児科医，それも，心身両面のケアができる臨床医に育てていくかという仕事です。1年目にして男性でありながら見事に，拒食症の女の子の羊水になって，同時に子宮壁になりきっている，そういう若い医者もいます。5月から来て，何がなんだかわからない，注射1つまだできない人たちが，いきなり拒食症の子どもたちの食事介助を全身全霊で取り組みます。

　その先生が3カ月たつと交代するのですが，その3カ月目に子どもが泣くのです。16歳，17歳の子どもが，廊下で私が回診の最中に，何か言いたいことを我慢していると，先生が「出していいんだよ，出せ，僕がいなくなる怒りだろう，出せ，渡辺先生に文句言おう，渡辺先生に文句言って，僕が外来に回されないように直訴したらどうだい」と言いました。そのとたん，その女の子は，「うわー」と赤ちゃんの声を出しました。生まれて初めてだと思います。公衆の面前で泣いて，「寂しいー」と言いました。「寂しいよ，渡辺先生が代わりに

なってもだめ，この先生じゃなきゃだめなの，この先生じゃなきゃ私はだめなの，だから，お願い，何をしてでもいいから，私はこの先生と一緒にいたい」と言えました。理屈ではわかっています。高校では優等生です。「理屈ではわかっているけれども，だけれども泣いていいんだよ，泣くことが本当の自分を生きることなんだよ，そしてともに苦しい治療を，厳しい治療を，それを生きてきたっていう証しなんだよ」と言いきる若い1年目の医者がいます。これには私は脱帽しました，思わずその女の子をじっと抱きしめて言葉がありませんでした。そしてともかくその先生にありがとうと言いました。まだ日本は希望があると思います。でも，とくに小児科領域，新生児領域というのは皆さん市民の応援がなくては大変です。その先生たちだってつぶされてしまいます。

　人の善意にも予測できないことが起きます。たとえば，ある先生がダイヤモンドだったとします。取り組んだ赤ちゃんや子どもや母親が純粋な金の塊だとしたら，触れ合ってしまったら金はダイヤモンドに負けてしまいます。善意であっても，残念ながらダイヤモンドのほうが固いのです。多くの臨床現場では，優れた保育士さん，優れた保健婦さん，優れた医者や看護師さんのもとで，つぶされている純金の母親や子どもが現実にいます。私たちは，純金をつぶしてはならないのです。私たちが，仮にダイヤモンドでも，もっとセンスのいいダイヤモンドになりましょう。ダイヤモンドをむき出しにして専門性などと言ってぶつかっていくのではなく，そしらぬふりをして，「私はただの石ころよ，あなたのような金に触れられて本当に嬉しいわ」というような，もっと高度な，複雑な，センスのいい，奥ゆかしい黒子になっていくような，あるいは，羊水に似るよう，そういう臨床の場を作っていきたいと思います。

Ⅲ　転移・逆転移

　母親が，赤ちゃんを連れてくるのは，私たち治療者に守ってほしいわけです。だから，母親が羊水で赤ちゃんが胎児だとしたら，私たち治療者は子宮の役割を負わされます。その意味では，すべての専門性を持つ人へのケアをするワーカーには，父性が求められると思います。そして，たとえば私が慶応病院小児科の精神保健班の医者だという現実があっても，私と話しているうちに，ある父親は，自分がこんな母親と話したかったという私と出会うかもしれない。そしてある母親は，やはり自分のきつい母とは違う母親と出会おうとしているか

もしれません。そして空想のポジティブな私への期待が高まっている時に私が厳しいことを言ったりすると，その瞬間，私がどんなに心がけていても，専門家面したダイヤモンドになって純金の母親を傷つけてしまうわけです。そういう反応が刻々と起きていくことをちゃんとていねいにふり返っていける自分になることが，私はまだ十分にできていないと思っています。すでに十分にできている若者もいます。その人の真心が十分に発揮されているときは，年齢は関係ありません。ちょうど，音楽のいい音色が，本当に人々をなごませるように，心の音色のいい人が本当に人々を癒していくのだと思います。日本の医療も看護学も保育も，まだまだその質的な音色まで問うという厳しいところまでいっていません。でも日々の臨床、卒後の研修の中でぜひやりたいと思います。

　母親や子どもと出会っていて，あるところまでくると，私が空想の中で期待した母ではないと感じるときがきます。ちょっと私が厳しいことを言うと，とたんに，母親自身の中に鬱積している赤ちゃんとしての，子どもとしての，思春期の若者としての，辛い体験の記憶が揺さぶられます。そして絶対に許せないあの父親の仕打ちとそっくりな口調で私が言う感じになったときに，母親の中の子ども心，幼児性の中に潜んでいたトラウマという地雷に触れてしまいます。こうするとせっかく一生懸命に取り組んでいたはずが，あっという間に母親を敵にしていきます。これは，おそらく保育園や小児科でも起きていると思いますが，より深い精神分析やあるいは乳幼児の精神治療でも，よく起きることです。

　乳幼児精神保健のワークショップで，一番大事なテーマのひとつが転移，逆転移，世代間伝達なのです。転移とは，おぼれている人が灯台を見たときに，心にわきあがってくる希望に似て，まずポジティブです。しかし，その灯台が一貫して灯台であり続けないで，ふっと曇ったりした時，灯台の光を見てしまったがゆえに，その直後の見捨てられる体験は，もっと辛いものになります。だから治療では，必然的に小さな規模のトラウマが起きます。vividにおきているのが転移です。私どもも生身の人間ですから，相手が向けてくるものによって心は動きます。

症例1　虐待を受けてきた女の子

　　　小児科はこの頃，児童相談所などから重い虐待のケースをシェルターと

して引き受けるように頼まれます。ここで私が最近体験したケースをお話ししようと思います。

　五十何年生きてきた私が，初めて病棟に入ってきた4歳の女の子につぶされてしまいました。その4歳の女の子は，入ってきたとたんに看護師さんに抱きつき，私がにっこり挨拶しようと思うと，「近寄るな」と言いました。生身の私にはきわめて傷つきやすい部分も実はあって，そのためにくらくらしてしまいました。スイスで買ってきた特別製の小さなお人形を持っていき，その子と遊ぼうと思って近寄りました。私が看護師さんに人形を渡したら，看護師さんのほうに行きまして，すごく遊びたそうなのですが，でも近くに私がいるということを背中で知っていて，これみよがしにバシッとばらまきました。私が見ているのを知っていた証拠に，私がいる方に向かってパッと振り向きました。初めての場所で，これだけ人を観察するということは，すでにこの子は野生動物のように苦しんできたということです。私がおそらく，乳幼児の心の専門家だと見抜いたのだと思います。「見て見て」とその子がこれみよがしに言ったので，私は側に行って，黙っておだやかな顔で拾いましたら，それをちらっと見ていて，全部拾い上げた瞬間，下において足で踏んづけました。見事に私の負けでした。「あなたはつぶされた。このすごくすさまじい体験を，今あなたはしている。児童相談所から頼まれて，ぜんぜん知らないところに連れられてきたということで。それから過去において，自分のお母さんとの関係でもしてきたのでしょう。だからやはりあなたは，こういう風に保護されてよかったんだ，納得」という，1つの私なりの理解ができました。

　私は，あのすさまじい攻撃性が気になりました。みんなの理解を集めていくと，この子は，看護師さんには優しくするけれど白衣の先生はいやがることがわかりました。さらにもう1つ，専門的になりますけれども，自分の手足になって言いなりになる人はよし，言いなりにならないで主体性を持って検査をしたりする人間は絶対にシャットアウトという白黒の世界です。依存する人間を支配する，ネガティブで暗い不幸な1歳半の段階の心を核に持っている子だということがわかりました。このまま大人になりますとキレやすい子になります。多分，そういう核を持っている子だと思います。大人になって，そういうものを隠し持っているときに，自分の赤ちゃんが生まれると，赤ちゃんの泣き声は自分の思い通りにならないものです。そうすると自分自身の幼児性が勝ったときに，その子は抹殺するしかないということになります。ちょうどその4歳児が，私の宝物であるとっておきのスイスのお人形さんを踏んづけたのと同じように，自分の目

の前の赤ちゃんを踏んづけるわけです。これはいたるところで見られる現象です。

　一方で私自身は，相手が自分に向けてくるものや，自分が反応するものの居心地の悪さを抱きかかえて，これは私がだめなのか，更年期障害なのかなどと感じながら，でも，そんなことあるまい，私は私としてはだめであっても，私を育ててくれた大勢の赤ちゃんや先生がいるじゃないか，仲間がいるじゃないか，FOUR WIMDSの仲間がいるじゃないかと思うわけです。そうなったらそう簡単に，もうだめだって自分を否定してはいけないなと思えます。自己破壊の衝動から，私の仲間体験が，Empathyの体験が，私を内面的に救ってくれたわけです。こういうことは，大変大事だと思います。

症例2　育児に悩む母親

　これは15年前の症例です。若かりし頃の私が初めて保健婦さんに信頼されて，渡辺先生しかないと思われて緊急に，救急車で来るみたいに送っていただいた症例です。1歳半の女の赤ちゃんがいる母親が，「自分の娘が私を馬鹿にする，悪魔みたいだ」と言っておびえているから会って欲しいと言われました。

　私のところへ来たとき，その子はちゃんとかわいらしい服をきてかわいらしいそぶりをみせました。母親は，100キロを超えた肥満でした。少し病的な心身症の肥満だと思います。私はずいぶんちぐはぐだと思いました。緊急なケースとしておびえてくる母親がこんなにかわいく着飾っている赤ちゃんを連れてくるということは，「私はみにくい母だけども，こんなかわいい子が産めたんですよ，だから仮に一発で私が病的な肥満だと思っても先生よろしくね」というメッセージだと思いました。ですから私はまず，「なんてかわいいお嬢さんなんだろう，まあお母さんはこんなにかわいらしいリュックをちゃんとそろえて，わーこのお洋服お母さんがそろえたのね」と言うと母親の顔が女の子になって，「私こういうお洋服をこの子に着せたかったんです」と言いました。つまり女の子が母親になったら，こうしたいというそのままです。みんな私でも誰でもそうです。私たちはわが子を相手に，おままごとをしています。それでいいのです。そしておままごとをしながら，同時に1人の人間として向き合うのですが，この母親はこの子どもの1人の人間としての部分に圧倒されたのです。そこで，私が「こっちで遊んでてね」と言っておもちゃを与えましたらその子は，おもちゃのほうにいきました。

そしてその直後，母親の方に向いたとたん母親は大きなハンカチを出して泣きながら話しました。「育児がすごく大変で，もうどう育てていったらいいかわからない」と言いました。そこから育児の話になるかと思ったら，あっという間に，「私は母に差別されていました。私には3歳下の妹がいて，妹が生まれてから私はのけ者にされて，母は妹ばかりえこひいきしていました。そこで私は寂しくて，お母さんの気を引きたくって，いろんなものを盗んだりしてついに冷蔵庫の物を盗んで叱られました。叱られれば寂しい，寂しいから食べる，食べれば太る，太ればけなされる，けなされればまた叱られる。叱られれば，今度は妹さえもみにくいお姉ちゃんというようになりました」という話をしました。診察室があっという間に自分の幼児期になりました。母親が自分から私をしきっているわけです。使われるままに，私は話を聞いてきて，診察室は私の部屋ではなくなりました。彼女の，もう1度再獲得したい子宮になったのです。

そして母親は，子どもには目もくれません。完全に没頭して私が本気で聞いているかどうかを見ているのです。ですから私が子どもの方を見ると，母親がピリピリいらだつのがなんとなくわかりました。それで，気がついてみると，私は母親を抱きかかえんばかりにその話を集中して聞くようになっていき，そして，母親が話したのは，すごく冷たいえこひいきをする未熟な母の話でした。「あなたのお母さんもしかすると甘えてないのよね，自分のお母さんに」と話をしても「そうかもしれないけど」と言って，まだ，母親は聞き入れないのです。つまり自分と，渡辺先生との間に子どもが入ってもいけないし，母の話が入ってもいけない，話題として自分の寂しさだけなのです。これはまるで私の注意を過食しているような感じだなと思いました。私の注意を貪り食っている。私は理想的な母にさせられて，そして一生懸命に関わっていると何かしてあげているような感じになりました。

空想的な母になって，それはよかったのですが，1歳半の子どもが40分一人遊びしているのが，すごく気になりました。賢い赤ちゃんで，背中を耳にし背中を目にしながら遊んでいました。だけど，もう我慢の限界です。約40分たったときに，私に向かってクレヨンをぶつけました。今まですごくおりこうさんだったのですが，バシッとぶつけました。まるで私が見ている拒食症の子どもたちのようです。その子たちは，乳幼児期はおりこうさんだけどついに思春期の入り口になって自分を壊すみたいにして，拒食や過食症になったり，あるいはシンナーや自傷，自殺企図をしたりします。このときは，セッションの中で子どもの堪忍袋の緒が切れてくれたのです。

大丈夫この子は怒る力がある子だとわかり，ごめんねと思いました。

　でも，母親は，自分の間に割って入ってきたその子どもに対して容赦なかったのです。「何をするんだ」と言いました。その声はおそらく彼女が自分の母から叱られた声そっくりだったと思います。私も緊張しました。この人の中には自分で大嫌いと言っていた母親が住んでいるのだと思いました。他人の前で悪さをすることは自分の育て方が悪いわけだから叱らなければいけないという理屈はわかりますが，奥の本心はそうではない。私（渡辺）が今まさに，次の子どもが生まれたとたんにすっかり赤ちゃんの方に向いてしまう母親になりかけているから，この母親の本音が怒ったのです。だから，この母親の苦しみは，自分の母が厳しかったことではなくて，自分の中の怒り，恨み，破壊魔におびえていることです。そうなると保健婦さんが言っていることがわかりました。自分の1歳半の子どもが怖いと言っていたのは，こういう行動を言っているけれども，その行動の中にはそれを誘発しているものとして，母親自身の「年下の女の赤ちゃんはかわいくない」という関係がフラッシュバックしていると思いました。ですから，とっさの判断として，この赤ちゃんは，母親にとっては下の妹，お姉ちゃんとして生まれてほしくなかった妹なのだと思いました。

　さて，これをどうやって収拾しますか。知恵を絞ったってでてこない。人間の母親，父親は考えて行動しているのではない，直観的にやっているのです。自分自身が愛された体験の中で，とっさに自分の母親や父親たちのやってくれたことがたまっているから，それを記憶系として使ってやっている。そういう直観的育児で動くしかないのです。私はこの子と母親のどっちの方に向けばいいかと考えましたが，やはり子どもを弁護する人間ですから赤ちゃんの方に向くべきだと思いました。そこで，赤ちゃんの方に向いて，母親の心に向かって言いました。「そりゃあ怒るわよね，渡辺先生のことを。あなたまだ1歳半なのにこんなに長く待てる。おりこうさん，先生見たことない，じっとママがお話している間，ママのことを考えてがんばって我慢したのよね，いつか自分の番がまわってくると思って，じーっと，我慢したのよね」というふうに赤ちゃんに向かって言いました。それは母親の心の中にいる，今でも持っている赤ちゃんに向かって話しかけたのです。

　この私の介入の1歩手前で，実は次のことが起きました。母親が「こらっ」と言ったときに，今度は赤ちゃんが見事に母親に向かってクレヨンを投げました。母親がおびえているのは，これです。密室の育児は，こうなのです。子どもははむかいます。そして，はむかったときは野獣です。そ

れくらい人間の赤ちゃんは衝動の塊です。この瞬間，私の前でもこうなのだから，家でこんなことが起きたら，身体の大きい母親ですからバシッと首絞めたり，叩いたりするかもしれない。そうしたらこの赤ちゃんは死ぬだろうなと思いました。しかし，そのあとに私が介入して，「そりゃそうよね待ってたんだもんね，よく待ったわよね，あなたも，我慢強いおりこうさんね」と言ったのです。それまでの母親の育児をほめることになりますから，私はあまり考えずに言ったことばですが，母親の方がはっと気がつきました。私が丸40分50分，母親を心の中で抱きかかえてきたことが，母親の中の，眠っていた母性を動かしたのでしょう。そして最後に言ってあげたことばの意味が，母親の中に響いたのでしょう。つまり，「渡辺先生ねぎらってくれた」ということを理屈じゃなくて，どこかで感じてくれたのだと思います。私は母親が言ったことばに驚きました。「そうね，よく我慢したね，おいで，ここのおひざに」と。子どもは，一瞬ふっと母親を確かめるような顔をして，母親の膝に乗ろうとしているのを私がちょっと押してあげると，ぱっと乗って，ハンカチで母親の涙をぬぐいました。この子は心配です。赤ちゃんの親化です。この子はもう母親の悲しみを知っている。母親は孤独で育児が上手くできない。そしてこれだったら気後れしてしまって母親同士の仲間にも入れない。その赤ちゃんは，母親を慰めているのです。この瞬間の親化している部分は問題だと思いましたので，一回限りの緊急介入で終わらせず，そのあとマーラーの再接近期が終わるまで，(一番危ない時期ですから) 3歳まで2週間に1回ずつ見ていきました。

　そしていよいよ，もう終わりだというときに，私は失敗してしまいました。病棟で緊急ケースに呼ばれてちょっと遅れたのです。母親は私を待ち焦がれていたと思います。あと数回しか会えないと思って覚悟して。自立してもう幼稚園に入れますから，だから最後のお別れだというので，本当に誠心誠意一生懸命に来て私との関係を取り入れようとしていたのだと思います。でも，私が遅れたのです。すると怒って帰って，その直後，身体症状を出して入院してしまいました。つまり，私が遅れるという，放り出すことをしたために，この母親は，理屈では別れがわかっていたのですが，いい別れをしてほしかったのでしょう。きっと「おりこうさん，よくがんばったね，本当に共同作業ができてあなたはりっぱなお母さんよ」というところまでやってもらえると思っていたのに，私が緊急ケースでちょっと遅れてしまったことから，私に対して赤ちゃんのような気持ちがわいて地雷が爆発したのでしょう。母親は家に帰って，赤ちゃんを放り出して入院してしまいました。私が放り出したから，この母親もやっていられなくな

ったのです。たまたま私のいる病院に入院してくれましたから，私は謝りに行きました。「本当に申しわけなかった。あなたにとっては最後の数回だったのに，私に緊急事態が起きた」と。でも，こうやって地雷が爆発したあとはすっきりしていましたから，比較的上手くハッピーエンドになりましたけど，この母親はまさに信頼関係というものは非常に厳しいということを教えてくれました。2人で二人三脚している夫婦もそうですし，親子もそうですけれども，最優先しなければいけない関係の中において，ちょっとなおざりにしただけで，これだけ怒って復讐されるのだとわかりました。その復讐が私に向かってくれた，私を鍛えてくれたからとても建設的だったと思いますけど，子どもに小さなトラウマを与えた点は，子どもに申しわけなく思いました。

Ⅳ 世代間伝達と戦争の影

より早く近代化した欧米社会では，個人は孤独な存在ですが，それにくらべて日本はまだ間に合うと思います。親心が生きている日本では，あらゆるところでもう1度親心を確認することで状況がかなりよくなると思います。けれども，奇麗事の親子関係があるときにはそれは仮に素晴らしい家系の家であったり社会的な地位であっても，あるいは，スラム街であっても，同じだと思います。孤独，見捨てられる不安や傷つけあいはどの家庭でも起きますけれども，そのときに自己防衛として心を閉ざしてしまうと，その人の本音は二重三重の扉の奥にしまわれてしまい，一番身近な人に伝わらないのです。子どもの思いは父母に伝わらないし，夫の思いは妻に伝わらないし，妻の思いは夫に伝わらないわけです。こういう状況が事実増えています。だから拒食症なども増えるわけです。いろいろな問題が起きて，それは社会全体の責任です。こういった早期乳幼児期のレベルの問題あるいは，臨床の一瞬一瞬の問題からもう1度ふり返る必要があると思います。

この自己破壊的なサイクルのルーツは，案外密室の「赤ちゃん部屋のお化け」と言われている母親の孤独な不幸な育児を赤ちゃんが見ているところから始まっているのかもしれません。なぜ幸せになれるはずの日本でこれだけのことが起きているのかを考えていくと，私は父親と母親が幸せでなかったということに行き当たりました。

症例3　心身症の男児

　男の子の心身症の，今度はもう少し大きな子が来ました。8歳と12歳の男の子です。素晴らしくセンスのよい子どもで，どこをどう見てもおかしなところはありません。家族の問題はないのです。そこで，私が「おじいちゃんはどこにいましたか」と聞くとシベリアの強制収容所でした。2人とも同じ時期にです。土曜日の外来の誰もいないところに，おじいちゃん2人を呼びました。見ず知らずのおじいちゃんですが，ラーゲリの出身ですと私は伝えておきました。1人は20歳から23歳，もう1人は17歳から20歳までラーゲリの収容所にいた方です。1人は自分の手記を書いていました。1人は手記なんか書かないと言っていました。きわめて違う個性の人ですけど，入ったとたんに，ロシア語で挨拶しました。若い頃ロシア語に染まった脳は，70歳を過ぎても覚えていて，そしてあっという間に若者の顔になりました。「ビデオテープの前で2時間好きなように話してください」と言うと，我先に話し始めました。

　その話が，ある日移動命令があったという，運命のラーゲリに向かう，その指令のその瞬間から始まりました。1人は，「ある日僕は，富山の駐屯地に移るという命令で富山に行けって言われて降りてみたらシベリアのラーゲリだった。国にだまされた」と言いました。そして，どんなに寒かったか。若者が30代40代の先輩たちのために，ラーゲリのガードたちの残飯を盗んで先輩に食べさせたけど，30代以上の人たちはみんな死んだと話されました。そして死んでいった人たちは「死んでも，死んでも死にきれない。死ぬのは構わないけれども祖国の地を踏まないで死ぬのは辛い」と言ったと。当時20歳そこそこの自分は何もしてあげられなかった，人間としての無念さから一生覚えているわけです。

　一生覚えているので，その体験がわからない，体験をしていない妻に当たります。その体験をしていないで平気で近所で，ざわざわしている人に対して心を閉ざします。閉ざしたけれども孫にはわかってほしい。そうなると，孫がでれでれテレビを見ていたら叱るわけです。それをおばあちゃんが，「いいじゃないの，新しい世代は違うのよ」と言うと「お前はうるさい」とあたるわけです。おじいちゃんの子どもである心身症や拒食症の男の子の親たちは，両親の仲の悪さを見て育ったのです。妻子のために命をかけて生きのびて，そして帰ってきたら怒らなければいけないという，そういう運命をたどっているおじいちゃんたちに，私は「よくぞ生きのびていらっしゃいましたね。これは，ビデオに収めて必ず歴史の生きた証言として責任持ってお預かりします」と言いました。そのあと，家族は和やか

になりました。放射能汚染の渦中に朝日が差してきたのです。これくらいおじいちゃんたちの影響，1人の人間の存在は，家族を変えるのです。

今の日本は，同世代でおじいちゃん，おばあちゃん同士の体験が違う，世代間で息子たちはまた違う，高度経済成長のベビーブームの子ども，それから，孫たちはまた違うので，バラバラの状況です。日本は，国土は植民地化しなかった。けれども自分たちの心，プライド，思いやり，親心は綺麗にバラバラにして商業主義に売ってしまいました。そして，今や小児科に，10代の妊娠がたてつづけに来るのです。13歳で妊娠したどうしようか，生もうかおろそうかと。とんでもない，おろしたら，そのおろした子は一生おろした子どものフラッシュバックで幸せな母親になれないのです。だから，世の中の男性たち，どんな経緯があっても援助交際したときに，20歳以下の人たちには触れないでほしい。私の気持ちは煮えくり返っています。そのはしかのように遊んだ子どもがみんなつぶされていくわけです。何の恨みがあってそこまでやるのでしょう。その恨みをどこに持っていくかというときに私は歴史学者でもないのに一生懸命に考えていくわけです。そうすると原因はやはり戦争だなと思います。

ドイツのヒトラーはアウシュビッツに強制収容所をつくりましたが，そこの入り口に，「Arbeit macht frei」（仕事は人を自由にする）という言葉が書かれています。しかし，これは嘘です。この下をくぐったユダヤ人たちは皆，ガス室へと消えていきました。すごく野蛮なことだけれども戦争というのは私たちをそういうふうにしてしまうわけです。そしてそれを野蛮だと言いながら私が本当に驚くのは，私の同世代の，同じ中学，高校の，同世代の母たちがみんなわが子を塾に入れていくことです。塾に入れればいい学校に入る。勉強すること受験をすることがすなわちいい人生だと。アウシュビッツの「Arbeit macht frei」という文句と同じではないですか。受験産業の売りことばに対して母親たちが何万円も払ってのってしまう。それが，日本の女性の知性なのかと，私はものすごく怒りを感じます。日本の若者は汚染されています。誰が汚染したのですか？　大人です。「ほしがりません，勝つまでは」という，生きのびるための1つのプロパガンダが受験戦争にまで使われている，それはもうそろそろ，新しいものにしなくてはいけないのではないでしょうか。

第二次大戦中，日本軍の731部隊が満州で細菌戦を行いました。私は医者で

すから，否認の文化と歴史ということで真剣に考えています。つまり言えるのに言ってはいけない，見えるのに見てはいけない，聞こえるのに聞いてはいけないという見ざる言わざる聞かざるは，私たちの子どもたちや孫たちのために，もう終わりにしたいのです。731部隊の跡地の博物館は中国のハルピンの郊外にありました。そこにアジア各国の修学旅行が行くのです。知らないのは私だけです。私は40代になって初めて細菌戦で中国の仲間たちが，犠牲になったと知りました。医者でありながら40代になるまで知らなかったという，歴史を知らない人間が知識人といえるだろうかとすごく恥ずかしい思いをしました。

　そういうことがありましたので，前々回のFourWindsで，台湾から来た先生とインドネシアから来た先生に，自身の体験を話していただいたのですが，こちらが聞く気になれば，話はすぐ出てくるわけです。その先生は，自分の父親と母親がどのように出会ったかというと，日本人が来るから女の子は結婚していないとレイプされるぞという噂で，すぐに結婚することになったという話をしてくれました。そしてその後「申しわけない，とんでもないこと言っちゃった」と言いました。とんでもないことじゃないです。私たちこそ本当によいことを聞かせていただいたと思います。

　私が何をとくにとりあげたいかというと，男女関係の抑圧です。戦争が夫婦の性関係を疎外させてしまいました。20代でもう命がないかもしれない，だから性的に歪んだ行動を若者たちが強いられたり，教えられたのです。そして，帰ってきますとたくましいきめの粗い妻はいいですが，きめの細かい妻たちは，もう夫が他の女性を抱いていることくらい感じますから，そこから夫婦の性生活はめちゃくちゃです。妻がもう相手にしてくれないと男性は外で女性と，ということになります。そこで忍従してずっと我慢している母親たちが，息子たちには悲劇の主人公に見えてしまうため，「僕は一生かけてこの母を幸せにしなければ」という美談が生まれるのです。この美談が，次は妻にあたることにつながるわけです。だから私たちは，子どもに忍従している姿を見せてはいけない。言いたいことがあったら夫に言う。とことん話し合って本音で語り合っていく夫婦関係を今の日本の社会に作っていかないといけなければならないと思います。そうでないと子どもたちの世代は，次の不幸な夫婦を再生産します。

　不幸な夫婦を見て，とくに不幸な母親たちを見てきた子どもたちの，先ほどの症例2の子どもは，1歳半で「わーっ」，「こらー」，「もう先生ばか」と言えたけれど，思春期になって私どもを訪れる子どもたちは，1年2年3年かけて

信頼関係を築き，やっと「渡辺先生嫌い」とか，「お願いだから先生変えないで」と泣いて訴えることができるわけです。これでは悲惨です。私たちの社会，あるいは，私どもの体の芯に本音の温かさがないのです。本心の温かさを後回しにして名誉とか面子とか，ものごとを処理していくビジネスの原理の方ばかりを満足させているからこのようになるのです。

V　性の問題に向き合って

　先年米国の"TIME"という雑誌にアジアの性革命の話題が載っていました。アジアでは，男性が野放図に商業主義化した性を広めてしまい被害を受けて，レイプされた女性やあるいはそういう歪んだ性の問題を持つ家の子どもたちが，性を極端に嫌いながらとらわれ，はまっていくという現象が認められます。夫婦の信頼関係に基づいた性関係が上手くいっていない時には，その家族は一見どんなによくみえても，信頼関係は腐っていくものです。それが子どもの代に出なければ，孫の代に出るかもしれません。みなさんは性の問題を話すことには慣れていませんが，ここまで中高生の援助交際がひどくなっているのを見て，私はそう言わざるを得ません。母親とのいい関係がある女性は，どんな素敵な人に誘惑されても夫を裏切りません。仮に夫にいまいましい気持ちがあったり裏切られていても，母親との契約がある，母からもらった命，美意識，女性としての母性としての誇りがあるでしょう。ですから妻子ある男性を奪うようなことはまずしません。そのような行為の裏には，淋しさ，嫉み，所有権など母との関係で満たされなかった思いが認められます。母親に対して怒り語り合わなければいけないのに，他の女性の家庭を壊すことでうさを晴らしているのです。これは，ロマンティックでもなんでもない醜いことです。今何とかしなければ，そのつけは汚い形でまわってきます。"TIME"に出ていたのが援助交際です。私の居場所が今の学校教育にはない，だからクラスの中に私の生きがいがないというのが彼女たちの言い分です。この子らにこそroots of empathyが必要でしょう。学校の先生がきちんと文部省のカリキュラムに対して，「これでは，子どもの心のliteracy，心の文化というものを育むことができません」と，主体性を持つプロとして言えばいいのです。私たちは，子どもたちのためにこれから大いに発言していきましょう。

(FOUR WINDS 第 6 回全国大会における講演)

11. 心のあけぼの
――ダイナミックな赤ちゃんの世界――

はじめに

　私は自分が35年前に小児科医になるときに，まずインドや第三世界の飢えている子どもたちや病気で命を落とす子どもたちの援助をする小児科医になりたいと思いました。このような飢えや病気に比べると心の病気，たとえば拒食症というのは，結核でもないし悪性腫瘍でもないし，人間の力を超えて自然が用意した害ではないので，そういうものを蔓延させるのは人間として恥だという気持ちがあります。実際に三十数年前には，私は拒食症の子どもと1人も会いませんでした。医者になって最初の2年間，小児科医をやっているときに，下痢で痩せてきたりいろんな身体の病気で痩せてくる子はいましたけれども，心の病気で痩せてくる子は，本当に出会いませんでした。
　そして三十何年たって，今日精神科ではなく，小児科の外来に次から次へと摂食障害の子どもたちが来ます。みんな飛び抜けて感性が豊かで優しい子どもたちです。そういう優しい，いい人間が悲しみ苦しまなければならない世の中は，一体誰が作ったのでしょう？　30代，40代，50代の私たちが作ったとなると，60代，70代，80代の私たちの両親たちが，私たちに渡してくれた社会を，私たちが一体正しく守ってきたのかという疑問を，自らに投げかけなければいけません。私たち団塊の世代は日本の目に見える経済的繁栄はたしかにバトンタッチして，見事に花咲かせましたが，心に関してはうっかり，あるいはいい加減な気持ちから潰したのではないかと思います。その結果，今現在日本の精神風土は，戦後の焼け野原だと真剣に思っているのです。その焼け野原で大人はいい気になっていますが，子どもたちは犠牲者だと思います。
　私は，子育てもそろそろ終わりましたので，自由になったらいつか第三世界の，アジアの子どもたちのところに行きたいと思っていました。タビストッ

ク・クリニックから帰ってきて，まだ仕事が見つからないとき，「国境なき医師団」に加わろうと思い，毎日少しジョギングをしたり身体を鍛えていたのです。そうしましたら母校の小児科教授から，もう一度戻ってこいと言われて，大変迷いました。私のような精神科医が，身体の病気の小児科に戻って一体何が役に立つでしょうか？ そんな疑問を投げかけたところ，「いや，今子どもたちは心が病んでいるんですよ，身体じゃありません，身体のために開けてある病棟はガラガラで心の治療ができない医者，小児科医が本当に困っているんです」といわれたのです。それでは試しにお役に立つならと思って母校の慶応の小児科に戻ったのが15年前です。その第1日目に出会ったのがなんと体重の半分を失い，つまり50キロあった体重が25キロで，心臓や腎臓がスカスカになって今にも息が絶え絶えになっている拒食症の子どもでした。私は，自分が研修を受けた懐かしい小児科病棟に戻ったときに，おそらく半年間はおとなしくすみっこでじっと皆さんのやることを観察しなければいけないと思って，のんびり構えて小児科病棟に入ったのです。この間ずっと精神科，子どもの精神科や大人の老人リハビリテーションをやってきましたが，たまたまばったりドアを開けて出会ったのが，拒食症の12歳のお嬢さんでした。一目見て，重度の命を落とす拒食症だったので，ぞっとして，ひょっとして私は墓場に来たのかと思いました。

　大変悲しいけれども，それからの日々私は自由時間もなく，ずっと拒食症の子どもたちの入院治療と外来治療に明け暮れております。幸いにして若い精神科医も応援してくれ，小児科医が一生懸命に見よう見まねで治療を覚え，問題なく子どもたちを治しているのですが，これでは私はアジアの国には行けません。自分の祖国の子どもたちが，餓え死にしている，愛情に飢えて死んでいるわけです。この光景は私たちの母や祖母たちが，涙を流し，枯れる涙を体験した，戦時中と同じです。罪もない幼な子たちが，飢えて死んでいく，その無念さをたとえば母は長女を失って体験しています。それを現代の私と同世代よりもっと若いお母さんたちがわが娘に関して体験しなければならないなどということは，とんでもないことだと思います。こんな馬鹿なことがあっていいのでしょうか。一体誰のせいでしょう。そのときこの社会を構成している私は，やはり1人の人間として責任があると思います。今の現代社会のいじめというのは私たちが子どもをいじめているのです。それから愛情に飢えている子どもたちというのは，私たちが愛情を出し惜しみしているのです。出し惜しみして，

いじめて，私たちは何を得ようとしているのでしょうか。

　私たち大人はおそらく幼い子どもたちが描くような，キンキラのメダルを知らずに求めています。たとえば，一流大学卒業とか，バイリンガルとか，一流企業に就職し誰かの素晴らしい秘書とか，年収何百万を稼いでいるとか，夫がどこどこの大学を出て何をやっているとか，あるいはわが子が水泳のチャンピオンであったりサッカーの選手だったり，目にみえるすばらしいことにとらわれがちです。これは見方をかえると幼稚なおままごとの育児で，日本の商業主義がそういうものに私たちを巻き込んでいるのです。安易な商業主義にまきこまれている私たちの人間性が問われているのではないかと思います。私は，日本の現状に痛烈な批判がありますし，両親の世代に対して申し訳ないと思います。

I　戦後問題に取り組む

　私の亡き父は，89歳で他界するまで質素でした。母も大変に質素です。戦時中，自分たちの思春期や結婚の新婚時期をすごした老夫婦は，わが子やわが孫のために，汗水流して日本の経済繁栄の復興を遂げたわけです。ただ残念ながら両親の世代が，私たちにバトンタッチしそこねたことがあります。それは，戦後の問題をきちっと精神的に処理することです。戦争で負けた事実をよくふり返り，庶民の真心を民主主義という力に結集して，過去をきちんとふり返ることをすべきです。自分たちや幼い次の世代のために，大事な力を注いでふり返る作業をし損なった問題を私たちに遺産として残したのです。日本は世界中でいろんなことを日本の国の繁栄という大義名分でやってきました。上の人たちがやるがままに庶民たちが信じて従ってきた愚かさを反省していれば，今の日本はもうすこし違っていたと思います。もし私たちがアジアの大勢の人々を苦しめたことを，戦後ドイツやフィンランドのように反省していれば，今の日本はもうすこしおちついていたと思います。それでは今から誰がやるかといえば，おくればせながら私たちがやるべきだと思っております。

　私はイギリスに行っている間に，タビストックで精神分析的治療のトレーニングを受けながら，同時に日本人として戦争のことを各方面から問われました。あるユダヤ人の集まりが，日本のエリートに公開質問状を出したくて，誰でもいいから日本人で応答する気のあるエリートを探していました。現在，経済の

分野で活躍をしている日本人がロンドンには5～6万人ぐらいいます。ところが誰一人として応答しないので，なんと戦争を体験していない私のところに来たのです。「渡辺久子，おまえは日本人の知識人として俺たちの質問に答えるか」と。すごくびっくりし，私たちは戦争を体験していないから駄目ではないかと答えました。そうしたら，そういう戦争を体験していない子どもとしてどれくらい戦争の実態をちゃんとふり返っているか，大勢のユダヤ人の前で言ってほしいと言われたのです。ここで逃げたら日本人が逃げていると思われるのは悔しいので，3カ月かかって，主人と2人で毎晩歴史の勉強をして，その公開質問会に臨みました。この時BBCのアナウンサーと社会精神科医のJ.レフ教授が，私たちが槍玉にあげられ射殺でもされるのではないかと大変心配して応援にかけつけてくれ，そして演壇と参加者の間にバリケードを組む形で入ってくれて，公開質問が行われました。その時に主人が，自分の父親が東南アジアの戦いに出かけ生き残ってきたときの，手記を見せました。私は父が新聞記者として銃を持たずに中国大陸の奥地を3カ月遠征した時に書いた『帰順兵』（岩波書店）という古い本を出し，父たちはこういうふうにして私たちに戦争体験を伝えてくれたことを話しました。そうしたら会場の雰囲気が非常に和らぎ，そこからなぜ人間は，相手を支配したり傷つけたりするんだろうかという，内省的な討論が展開しました。

　こういうことをむしろイギリスで学び，日本に15年前に帰ってきたら，ちょうど慰安婦の問題が新聞でとりあげられました。遅ればせながら，私たちの時代になってやっと不当に虐げられた女性たちの苦しみを改めて見つめなおす時期に入っています。こういうことが日本で一番大事な課題です。誰のためにでしょうか？　私たち自身のために，それから祖国のために亡くなった人たちのため，家族への愛情のため惜しみなく命を落とした私たちの先輩たち，私たちの娘や息子たち，そして次に続く日本人のためです。これが日本の一番大事な課題です。それを，元気な20代，30代，40代，50代の女性たちが，どこの誰ちゃんがどこの学校に行ったとか，何点取って偏差値がどれくらいとか，そういうことにうつつを抜かしているのは，つくづく愚かだと思いませんか。それから日本の皇室は優秀な女性に恵まれています。ですけどもその女性たちが，たとえばエールやハーバードを卒業しているからといって，わが娘がそうならなきゃという近頃の親たちの思いも，これも短絡的だと思いませんか。

II 日本とヨーロッパの育児風土

　けれどもそうやって私がムキになって言うとハッと気づくことでも，日々の情報の中であまりにも人工的な，造花の花を描いたような情報が，洪水のように押し寄せてくるなかで，私たちは，自然な心をきちっと保った家庭を一体どうやって作れるでしょうか。

　私たち日本人は，昔から育児が上手な国民でした。日本の育児の産着や産湯，これはなんと，最近の新しい乳幼児精神医学の所見がまさに最も大事だと言っていることを，日本の女性たちは誰からも教わらずに，自然に見聞きして覚えて伝達してきたものです。そういう豊かな財産である心の伝達を，昔から大事にしてきた民族でした。幸せなことに日本は島国でしたから，歴史的にはたとえば，モンゴルから攻めてきても神風が吹いてくれ，自由で比較的憎しみの歴史が少ないのです。ところがヨーロッパ大陸は1本の線で国境がひかれ，その国境を書き換えるために大変な，血みどろの，生臭い世界史を展開してきたわけです。目の前で自分の父親や母親が殺され，自分自身が銃を突きつけられる，そういう子どもたちが大人になり，自分の親への愛情があればそれを忘れることなく，今度は復讐の気持ちさえもちながら，子を育て，国の文化をつくり，血生臭い激しいぶつかりあいのなかで，いろいろな時が流れてきました。その結果，最終的には自分一人を大事にする個人主義が発達したのでしょう。私は歴史家ではありませんから，大雑把な話しかできませんけども，その個人主義のなかから，一人ひとりの人間の尊厳が生まれたのです。しかしこれは大変な犠牲を払い，激しい血を流した結果得た文化遺産です。

　日本はそれに対して，むしろほわーっとした集団のあたたかさのなかで，病気の子どもがいたら皆で守ったし，物乞いをする人がいたら与えたし，集団が皆で生き延びるために，いろいろなことをやりながら生き物として支え合ってきたのではないかと思います。もちろん，乳幼児に関する歴史には，母親たち自らが間引きをした事実があったり，一方では，乳児死亡率が高く子どもたちがバタバタと死んでいく中で親たちはお互い嘆き合ったりもしたのではないかと思います。

　その名残が，戦後のベビーブームの世代まであったと思います。どの家庭でも母たちが悲しみを知っていました。たとえば私の母は若い母親として，わが

子を戦時中に栄養失調で下痢で亡くすという悲しみの体験をしています。そして皆が親戚や身近な人々を亡くすという嘆きを共有していたから，生き残った人々には生きている事実への感謝の念が溢れていました。私は子どもながらにそれを感じました。私は3人兄弟の真ん中でしたけれども，近所の子どもたちに対し，大人が本当に分け隔てがありませんでした。誰々ちゃんというのはその地域のなかでれっきとした顔を持った存在感のある子どもだったのです。今の日本では，顔を持った子どもになるためには，塾の一番になったり，特別器量が良かったり，何か気のきいたことをやって商品価値のある子どもにならないと駄目なのではないでしょうか。

こういう言い方をすると大変どぎつく感じますが，私自身は父親が新聞記者だったために，10歳のときにイギリスに行き，そして貧しい敗戦国の日本人として，言葉もしゃべれない日本人として3年間イギリスで過ごして，13歳の時に日本に戻ってきた時に，祖国の日本人の差別，つまり外見をまず差別し，能力を見，次に対人関係の器用さを見て，あの子はいい子悪い子と品定めをするのを見て，本当にぞっとしました。

ですから，祖国に帰ってきて，珍しい動物のような扱いをされました。それを私は子どもながらに，いじめと感じております。思春期でしたから，親に言いませんでした。思春期は1人の人間として子どもなりにプライドがありますから親に言えません。私はつくづく子どもの精神科医が欲しいと思いました。いなかったので，20年後に自分がなったようなものです。その時に私が生き延びたのは乳幼児期にどんな子どもでも生きていてくれればいいという，大人たちの暖かい視線を浴びたおかげでしょう。私は帰国子女で非常に冷やかに扱われましたし，それから日本語がおかしかったので，からかわれましたけれども，心のなか，身体のなかに，乳幼児期を生き物としてハッピーで過ごしましたから，生き延びる力があったのだと思います。それから言葉が駄目で，そして貧しくて，嫌われている敗戦国の日本の子どもだけど，一緒にいるとこの子って面白い子だな，味のある子だな，この子って言葉は言えないけれどもこういう表情をして，こういう時に怒ったりこういう時に悲しんだり，こういう時に楽しんだりするんだなということに付き合ってくれたイギリスの友達がいたわけです。その友達から支えられました。そして先生たちからも支えられている思いがあったので，私は心の中で，イギリスの友達，先生を忍びました。生きた触れ合いがいじめられた私を支えたのです。このへんが心のあけぼのと，

いじめの問題とつながってきます。

III　生き物の原理

　私は現在，慶応の病院の小児科におり，患者さんは胎児から30代ぐらいまでの子どもたちが参ります。ある30代の方は14歳の時に拒食症になり，8年間治療し，結婚して赤ちゃんを産んだ時に，それがきっかけでまたきれいに拒食症に戻り，小児科には入院できず，先輩の病院に入院しました。彼女の乳幼児期に，父と母が社会的には非常に立派な夫婦であったけれども，心理的に，生き物として，あるいはただの女性として，男性として，子どもの目には幸せに映りませんでした。そのために非常に暗い幼児期をすごしたのです。たとえば，お母さんがかがみこんでお掃除しているときに，ちょうど背中が低くなるから，その子は飛びついたわけです。その時に，お母さんが相手にしてくれなかったことを暗いキズとして覚えています。きっとお掃除をしながら，夫とのことを考えていたのではないでしょうか。私たち妻は，よく夫に対する不満を抱きながら家事をやります。そういう時に限って，非常に完璧にピカピカに鍋を磨いたり，洗い場を磨いたりします。心の中が汚ければ汚いほど，外はピカピカに磨きますから。そのお母さんもそうだったのではないでしょうか。
　男性に対してそこまで恨むのは裏を返せば夫を愛しているからでしょう。夫を大事に思って頼っているから怒りがこみあげるのです。女性が，夫が自分に幸せをもたらしてくれる人と信じて，全部捨てて家庭を作ったのは，その人との世界を夢見たからです。きっと面白いドラマが描けるに違いない，きっと面白い人生になるに違いないと思ったからです。ところが，蓋を開けてみると，「オイ飯」などとどなられ，つわりの時など平気でゴルフに行かれたりすると，やはり恨みもわいてくるわけです。その苦労のあげく難産で，子どもが生まれると，やれやれ有り難いという気持ちと，夫なんかにわかるまいという気持ちが渦巻いて，それは何年たっても焼きついているわけです。
　ちょっと恐ろしい話をしますと，私が一般精神科医として，女性の治療をしている時に，60歳近い女性がいらして，「渡辺先生，眠れません」「何考えているんですか？」「来年夫が定年退職の時に離婚状つきつけようと思って，そのことを考えると，燃えて燃えて夜興奮して眠れない」と言うのです。「なぜそんなことをおっしゃるの？」と言ったら，「子どもたち3人が立派に社会人

になって，孫もいるけれども，夫は，自分の子どもが3人，出産育児をする時に，一切何もしてくれなかった」「ちょっと待って，それは何年前の話？」と言うと，「そうですね，25年ぐらい前の話かなあ」と言うのです。「あなたの心の奥にそんなものゴミ溜めみたいにして溜めてきたの？　それ止めましょうよ，そんな離婚状なんて言わないで，正直にご主人と向き合って話して，泣きたければ泣いてわめいて，ひっぱたかれたらひっぱたかれたで，私はやっぱり言いたいのよと言って，正直に出会い直したら」と言ってお帰ししたのです。その時に，「あなた，日本人の平均寿命は，女性は60歳じゃなくて八十いくつだから，あと20年生きようとなさるのなら，心の奥に恨みを溜めていったら，あなたは80歳の時にすごく悪い人相になってしまいますよ」と申しあげました。

　日本ほど女性がしっかりと財布を握り，夫の健康を気遣い，家の中をきちんとして，子どもを教育する，内助の功の万能選手の女性は世界にはいないでしょう。ヨーロッパの女性たちはみんなお財布を夫に預け，夫にナイトのように付き添ってもらって，一緒に音楽会に行ったりパーティに行ったりダンスをしたりしていたのですけれども，日本の女性はそうではありません。

　ところがもう一方でそれだけできた女性たちが，なぜ嫁姑の葛藤を，世代から世代へとバトンタッチするのでしょうか。自分たち自身が若い母親として，頑張り抜き，夫との間でうまく癒されないで溜め込んだものを，今度はかわいい息子を取っていってしまった嫁たちにぶつけて，いじめの遺産を次から次へとバトンタッチしているのです。これは大変エネルギーの要ることです。この目に見えない勢いが教育ママになったり，児童虐待に等しい受験戦争に平気で子どもたちを追い込む日本の母親の，エネルギー源になっているのではないかと思うのです。

　お母さんの育児の失敗には，そのお母さんを幸せにできなかった夫がいます。しかしその夫もいい父親になるように育てられてこなかった親子関係の生活史があります。それからいい父親に出会わなかった時に，もっと別の資源に頼って，いい母親として機能するように，自分をうまくもっていく工夫をしてもらえなかった母親がいるということです。つまり私たちが，生まれてから25～26歳になった時に，心のなかに相手を包んでいく母性，生き物を育んでいく温かい原理が育まれていなければ，どんなに一流の大学を出て容姿が良くてバイリンガルであっても，いい母親にはなれません。それほど生き物の原理は厳

しいです。生きていくというのは大変複雑な営みで，ましてや人間という複雑な心を持っている生き物を育てるということは大変厳しいのです。つまり私たちの心がある一定の成熟度を遂げていない時に，私たちに全面的に依存してくる子どもたちを支えることは難しいのです。個人のレベルでも難しいですけど，今の日本の社会は残念ながら，社会レベルでも難しいと思います。

　わかりやすく言えば，子どもの数が少ないために1人の母親が，育児のトレーニングを受ける機会が少ないといえます。私は三十数年間，何例ぐらいの子どもを診たかというと，多分千という数は挙げられると思います。たとえば今の少子化の時代だから，心理臨床のトレーニングも少子化ということで患者1人を丁寧に育て上げたらそれで資格を与えようなどということをやったとしたら，臨床経験が狭くなると思います。たとえば拒食症であれ，発達遅滞であれ自閉症であれ，たった1人の子どもを治しただけで，その人が専門家なんかになれるわけがないでしょう。それと同じように，たくさんの子どもを診なければいけないわけです。今，社会ではたくさんの子どもを楽しみながら育てる女性が圧倒的に減っていますが，そういう人たちは，皆例外なく素朴です。私の周辺にいるお魚屋さんのおばあちゃんとかは，学歴もないし，非常に謙虚ですし，昔のことばで昔のやり方で未だやっていますから，若いお母さんたちは，そこに宝がころがっているということに気がつかないのです。私は，近くの魚屋さんのおばあちゃんがお孫さんを背負ってる姿を見たので，ちょっと家に行ってカメラを取ってきて，撮らせてもらいました。背中に乗っている赤ちゃんは，でんとして，末は総理大臣か大将かというような顔をしているのです。そのおばあちゃんも息子夫婦も魚屋さんです。スーパーマーケットの進出で今にもつぶれそうな魚屋さんですけど，息子と嫁がいて，長靴を履いて赤ちゃんをおんぶしているのです。そうすると，よく耕された日当たりのいい肥沃な土の中で蒔かれた種のように，その赤ん坊は，自分のペースで生きています。それが，まなざしや身体の筋の緊張状態や，自然の動きのゆっくりしたテンポとか，ふっと笑うときの微笑みの深さにきれいに表れています。素晴らしい心を持ったしなやかな乳幼児がそこにいるので，私は，もうこれは日本の財産と思って駆けていって，写真を撮りました。そのおんぶ姿のスライドは，日本にはこういうのがあると世界中に見せてまわっています。おばあちゃんは忙しくて前を向いているので，怖い大人の目で睨まれないのです。おばあちゃんという暖かい存在とのつながりは，ちゃんと自分の身体にあります。だからその子どもは，

しっかりと身体ごと支えられていながら、自分の世界は視野は広いし、大人は見下ろせるし、完全に自由です。まるで白馬にまたがった大将です。昔の子どもたちはそうやって育ちました。しかもその背中が、ある時はおばさんだったりおばあちゃんだったり、おねえちゃんであったりおにいちゃんであったりしました。この背中はいい、この背中はゴツゴツしている、この背中は、たくさんの味を味わいながら、人間をあらゆる角度から味わって、人間世界のトレーニングを受けて、心が育てられてきたのです。

　私たちはそれをやってもらいました。今はたった1人の子どもや2人の子どもしかいません。家の中には、四つの恐竜のような目がギラギラ光って、幼児を睨んでいます。そんな所で子どもが育つわけがありません。それがあたかもこのグッズを買ったりあのグッズを買ったり、あの育児書を読んだら育つかのように宣伝する側に乗ってしまうのが、問題です。乗りやすい人は、えてして高度の高等教育を受けた人たちが多いという現象があります。そうすると一体、私たちの教育というのは、知性というのは何でしょうか。これが私たちの親の世代が私たちに伝達し損なったことです。

Ⅳ　大人の心の不在

　戦後の焼け野原を前に、私たちの親の世代は、子どもたちにテクノロジーだと言いました。「勉強しなさい。テクノロジーだよ。日本はスピリットでは負けなかったのに、テクノロジーでは負けたんだよ」そのワンパターンを今度は私たちが子どもたちに言っています。私たちは親とは異なる次の世代だから、自分たちのまわりを見回して、日本の心の精神風土が今貧しくなり、肥やしが足りないから「これから日本は、精神風土だよ、心だよ、触れ合いだよ、日々の挨拶だよ、日々の思いやりだよ」ということを、言っていかなければならないのです。

　私は近所の子どもたちやわが子に絶対オール5は取るなと言い続けています。きょとんとして「なぜ？」と言うので、「お母さんのところに来る子どもたちは皆オール5なの」「えー」「お母さんのところに来る子どもたちは皆オール5なのよ、あなたたちと同じ年齢なのに、身体がおかしくなって、何もバイ菌も入ってないのにお腹が痛くなったり頭が痛くなったりしてね、でも入院して不味い病院の食事を食べて、そしてね、病院が天下だ天下だって言って、家

に帰りたがらないのよ，そんなの嫌でしょ」

　幸せなことに私は，母は自分の長女を失った分，その後生まれた私たちの命を本当に大事に育んでくれたと思います。たとえば，食べ物に気をつけてくれました。それから安全に気をつけてくれました。そして元気かどうかを気をつけてくれました。次から次へと，母は可能な限り産み，3人の子どもが年子で生まれました。甘える膝が1つしかないというのは，本当に大変です。いっぺんに3匹も4匹も生まれた子犬や子豚のように，お互いにじゃれあって喧嘩して，自分の場所を見つけていかなければいけない幼児期でした。ですから日々兄弟喧嘩です。そうすると，私がすごい金切り声で，「殺されるー」なんて叫んで言うと，お隣の優しいおばちゃんが，「久子ちゃんどうしたの，私が助けてあげましょう，女同士で助けあいましょう」と言って駆けつけてくれるわけです。それで「しめしめ，これで戦略がうまく行った，大人の女性に助けてもらって，兄貴や弟をやっつけてやる，ざまあ見やがれ」と思っていると，そのおばちゃんがピタっと止まって，ああなんだーという顔をして，ゆっくり帰っていくのです。それもそのはず，すぐ横で母親が編み物をしているのです。「あー，素晴らしい，子どもの喧嘩の声，これを私は聞きたかったのよね。早くこういうことを本当に喜べる時代が来てほしかったのよね」そう言いながら，母は嬉しそうにお古のセーターをほどいてはいろんな模様を編んでいるのです。それが心の接触でした。今どこにそれがあるでしょうか。

　一流の大学を出たお父さんお母さんが「兄弟喧嘩はどうやっておさめたらいいんでしょうか」と言うので，「兄弟喧嘩こそ，心の一番根底にある，喜怒哀楽の感情を，なけなしの信頼感でぶつけ合って，鍛え合って，そしてより高度なより洗練されたもう少し文化的な心に発展させていく，何よりもよい体験ではありませんか。血を分けた兄弟であれば，噛みつき合ったって，それは信頼できるから，決して怖くないし，そうやって限度を学んでいって，そして加減することを学び，子どもの心の奥の原始的な幼稚な部分が段々と洗練されていくのです。爆発を繰り返し，体験しながら，子どもは自分の心をより文化的な感性に発達させていくのです」と話をします。ところが「それで口を出してはいけないんですか？」と言うから，私は「こうやってお話ししても，なぜわかっていただけないんでしょう，ああ辞めた，もう辞表を突きつけてこんなの辞めてしまおう，アジアに行こう」と思うくらいです。

　なぜ理屈でこうやって苦しむかというと，心が死んでいるからです。心がエ

ンストしているからです。日本は，戦後の高度経済成長のなかで，大人たちが一生懸命に目に見える繁栄，目に見える成績，目に見えるテクノロジー，そういった物質的なことを大切にして，心をないがしろにしたために心にエンジンがかからなくなっています。その人自身の心がどれくらい生き生きと生きてきたかが問題です。たとえば医学部の学生は皆，超エリートで，頭でっかちかというとそうでもありません。腕白で，受験塾にも行かず，医学部にもぐりこんで面白がって，医学を勉強してきた人たちもいます。だから腕白小僧はどんな時代でも健全です。私の相談場面に研修で参加しながら，「あの親はもう駄目ですよ。あの人といると僕だって，なんか怖いですよ。あんな女性と僕なんかデートするの嫌ですよ」などと率直に言ってくれるのです。それくらい心の世界は顔に出て見る人によっては見ぬけるものです。

V 社会問題と心の抑圧

　乳幼児期の問題を，もう少し系統的にお話ししましょう。
　私は，社会のいろいろな問題の根底に，心の精神風土の抑圧があると思っています。図1は家庭内暴力です。1960年に報告され始め，1980年に急激に増え，日本の高度経済成長，GNPが上がったグラフと一致しています。ですから，物質社会が繁栄すると，心の問題も増えるということをよくあらわしているといえます。
　次が増え続ける不登校です（図2）。不登校は私から見れば，お見合いで，「この人私にぴったりの人じゃない」と言い続けているのと同じで，「この学校は私に合っていない，この学校と結婚したら私は幸せな人間として成長できない」と，子どもが言っているに過ぎません。私は子どもの判断，行かないという意見を尊重します。民主主義の日本ではこの人と結婚したくないと言ったら，ああそうと言って，次のお見合いをすればいい。それと同じで，子どもは，選択の

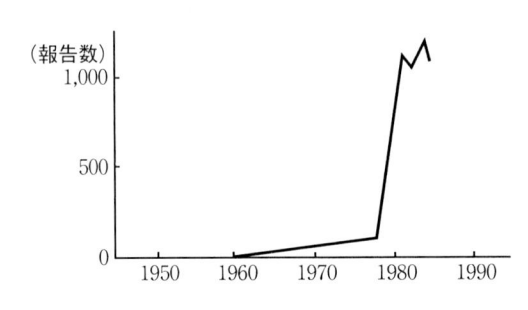

図1　家庭内暴力

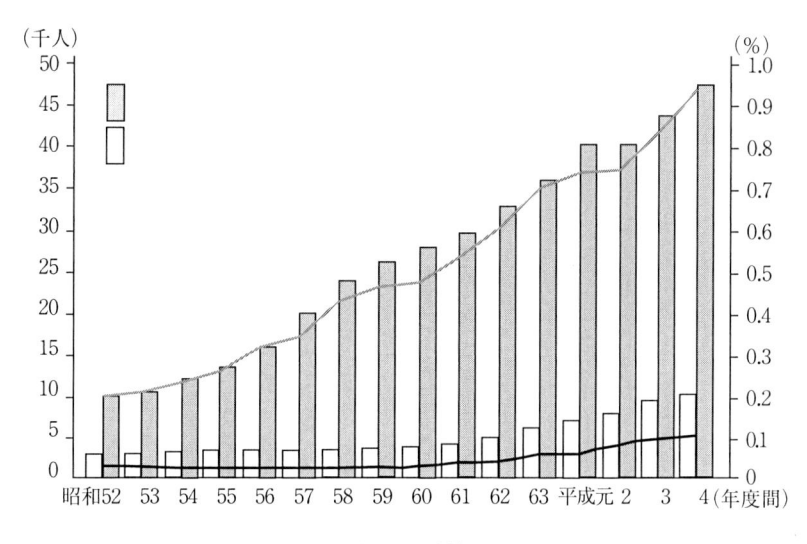

図2　不登校

　自由があると私は思います。ちなみに私の娘は，イギリスの学校に入ったときに，びっくりしました。「お母さん，先学期入ってきた子，もう転校しちゃったよ，合わなかったみたい」それで終わりです。子どもは学校生活が楽しくなかったら，親が用意した学校だと思うから親を恨みます。親の責任になるわけです。それでは日本の公立の学校や私立の学校に子どもが合わなかったら，日本の親たちはどうすればいいのでしょう。日本の親たちは，80歳ぐらいまで生きるバイタリティに溢れる女性たちです。体力も気力もあるから，国会議員になって，日本の学校の制度を変えればいいのではないでしょうか。そうやって自由に公立でもどこでも自分の合ったところに行けばいいように，学校のシステムを変えればいいのです。その間，私たち臨床家は，来る子どもたちに対して，「ああよく登校拒否したね，小学校の時に登校拒否するというのは表彰ものだよ，まるまる全部欠席したって何も後に残らないし，それから小学校の時にちゃんと自分に合ったものを見つけられる子だったら中学高校に行っても伸びるから，今日は帰ったらお赤飯炊いてもらってね」と言って送り返せばいいのです。

　これは，話題に乏しい日本のマスメディアが飛びついて，「不登校が増えている」と大騒ぎして，暇を持て余したお母さんたちが，井戸端会議のネタにし

て燃え上がったり，雑誌がいっぱい売れたり，不登校やいじめなどをいい酒の肴にしているわけです。そういう非常にえげつない，大人が子どもじみた動きをする社会に私たちがいるということです。

　思春期の拒食症になる子どもたちは例外なくとっても優しい子です。お父さんお母さん思いの子どもたちです。お母さんの緊張，悲しみをよく知っているから，赤ちゃんの時から我慢しています。そのために，ウワーッと泣けばいいのに泣かない，抱きつけばいいのに抱きつかない，ふっと身をひそめて静かにお利口さんになって，手のかからない都合のいい子になっています。先程申し上げた30代の拒食症の女性が，16歳の時に私と語ったことは，「2～3歳の時にお母さんに飛びついたらお母さんがパッとはねのけた，お母さんは私を嫌っている，私が悪い子だからお母さんは暗い」と，その時からずっと思い続けてきたという話です。だから子どもは可哀想に，全部自分に引きつけて自分が悪いと思ってしまいます。

　慶応で拒食症の治療を始めて2年半もすると，あちこちの小児科の先生たちが電話を下さって，テレホン相談もしています。寒い冬にわざわざ慶応までデータを持ってきて，この子はここまで一生懸命に真心をこめて食べさせて，毎日身体をさすってあげてスキンシップしたら，やっとおかゆまで食べられるようになったけど，これでいいだろうかと言われるのです。そうやって拒食症を治療する小児科医の中にはロシアのチェルノブイリの核汚染の地域に行って診療もしている30代後半の女医さんもいます。日本にはまだまだ健全な母性を持つ素晴らしい人間がいっぱいいると思って私はほっとしています。

VI　心をおりなす地層

　ある時,テレビで深い海の底でマリンスノーが積もっている情景を見ました。それを見ていますと，刻々と，雪が降りつもるように海のプランクトンの白い死骸が，溜まっていくのです。それがある一定の層になり，重みを増し圧迫されて石灰石油になって，地層ができていくというのが地球の歴史です。それと同じように私たちの心には深い層があります。私たちは，胎内から，生きた瞬間瞬間の感覚的な体験をマリンスノーのように積もらせているわけです。

　実際の胎児は，生後16週目ぐらいに，全感覚が確立します。音も聞こえるし，光に反応するし，匂いはもちろん，手足の感覚は，手足が浮いているとか

いうものを感じるわけです。だから妊娠の後期の胎内は，温かい母親の身体のぬくもり，その体温の羊水のなかにプカプカ浮いていて，母親が動けば動くし，自分から気に入って羊水遊泳をして回転しています。だから赤ちゃんは胎内にいた時から生きるぬくもり，生きる喜びをすでに知っています。自分から暖かいもの，いいものに向かって活動していくという能動性を持っているのです。その瞬間瞬間生きた心地よい体験が，記憶の中にどんどん溜まっているわけです。そしてそれは，その人の心の一番深い土台を成していきます。非常に幸せな暖かいのんびりとした胎内生活を送った人々は，そして単に胎内にとどまらず，生まれ落ちてから抱っこされたりおんぶされたり，そして子犬や子猫みたいに転げ回って，飛んだり跳ねたりして，身体として心地よくハッピーだったという心は，心の層の深いところが，生き生きとした感覚体験に満ちています。ちょうど井戸にたとえれば，底に金や銀の宝石，ダイヤモンドなどがいっぱいキラキラしている井戸に似ていると思います。ですから，たとえば直下型地震のように思春期の揺さぶられる時期，ふられるとか，あるいは身体を壊すとか，親しいものを失うとか，大きな人生の出来事の時に土台を揺さぶられた時に，悲しみをきちっと悲しみとして嘆き，怒りをちゃんと怒りとして怒り抜き，自分を振り返り，いとおしみ，包み，そして人生は辛いけれども生きていこうという気持ちになっていける，そういう心ではないかと思います。心の奥の揺さぶりが起きると，心の底に沈んでいた金や銀の愛された体験がもう一度湧きあがり自分を励ましてくれるという，営みがあるのではないかと思います。

　そのことを，人々は世代から世代へと人類の歴史の中で伝えてきたわけです。たとえば産湯ですが，赤ちゃんが羊水の中から冷たい外気に来たときに，やはり流体に触れた方がはるかにほっとするのではないか，お腹の中の安心する世界を思い出して，「ああ，お腹の外にも安心できる世界があるから，大丈夫，生きていこう」というふうに，はやくなれるために産湯を用意したのかもしれません。

　産着というのがあります。長男を妊娠中に母に「どうやって作るの？」と言ったら，母は「さらしの反物を縫い目を少なく，端っこだけちょっと縫えばいいのよ」と言ったのです。「あら，前みごろ後ろみごろは？」と言ったら，「そんなことして継ぎ目があったら赤ちゃん可哀想じゃないの，赤ちゃんの肌はデリケートだから」と母は教えてくれました。ふうんと言いながら私は作っていましたが，今乳幼児の精神医学を勉強していますと，「なるほど，お腹の中の

羊水の中にいるときには，継ぎ目のない服を着ている，羊水という継ぎ目のない流動物を着ているし，絶え間なくスキンシップをされているから，なるほど産着も継ぎ目がない方がいいんだな」と自分なりに納得したのを覚えています。

ですから，心のあけぼのの時期は，心の奥が金や銀やダイヤモンドのような楽しい温かい安心できる感覚体験で満たされる必要があります。満たす人はお母さんですからお母さんがハッピーであることが大事です。そのハッピーなお母さんを作るのは誰かというと，それはお父さんです。そして近所の人です。そしてもうちょっと難しくなりますと，そのお母さんの身体の奥に，幸せな人間として生きてきた今までのいきさつがあるかどうかです。ですから赤ちゃんを私たちが暖かく育てると，その赤ちゃんの心の奥に暖かい人間的な世界を，蓄えてあげることができ，その人が20年後，30年後に母親になったときに，育児はいとも簡単にできるのです。

たとえば赤ちゃんはぎゃあぎゃあ泣きます。そのときに，私たちの心は，根底から理屈抜きでゆさぶられます。赤ちゃんの泣き声で「ああ泣いている」と思う人と，「うるせえ」という顔をする人といます。その人の現在の精神状態にもよりますけれども，どんな赤ちゃんの泣き声でも「わあ可愛いなあ」と思える人もいます。その人のなかでは，自分自身の乳幼児期の体験が非常にいいものだったかもしれません。ゆったりおっとり暖かくその子のペースで育てられた赤ちゃんは，大人になったときに，赤ちゃんの泣き声を聞くと，「ああ私もこんなふうに泣いた，そして私はあったかく接してもらった」と思って，赤ちゃんがいくら手がかかっても，それは自分自身が手をかけて育ててもらったことの確認で，いくらでもやってあげることが喜びにつながっていくのです。この逆が問題で，仮に赤ちゃんが乳児院で生まれて，仮にお母さんがその時うつ状態，あるいは非常に夫との関係でキリキリしていて暗い時に，お母さんが赤ちゃんに暖かい感覚的な体験を与えようと思っても与えられないと思うのです。

私のところに来ているあるお母さんが「この子は，お腹の中にいる時から可哀想だったんですよ」と言いました。「なぜかと言うと，私は夫と離婚する覚悟をしていました。非常にわがままで自己中心的な夫と，このまま生活していたらわが子も自分も駄目になる，殺されるかもしれないと思い，離婚を決意しました。ですからこの子は，夫婦の喧嘩をお腹の中で聞いていたと思います。

そして生まれた時の泣き声が非常に悲しそうでした」と言うのです。この辺は，非常に複雑です。お母さんが玉のような赤ちゃんを産んだ時に，この子は父親を知らない赤ちゃんになると思った時に，母親として，わが子に対して申し訳ない気持ちになったり，母親としても女性としてもそれを祝福してくれる夫がいないことが，どんなに悲しかったか。その悲しみの色眼鏡で，子どもの泣き声を聞いて，悲しく思ったのかもしれないし，事実この赤ちゃんは非常に敏感な蘭の花のような赤ちゃんなので，本当に悲しそうに泣いていたかもしれません。その8年後には，強迫神経症になって，私のところに来るわけです。

　心の層はその人の根底をいろいろと左右します。しかし人間は絶え間なく生きるので，仮に奥の層が悪くても次の段階でハッピーになることで，人間として明るくなれるのです。次の段階でハッピーであれば，そこで自分の赤ちゃんの時に甘え損なった，甘え直しができます。たとえば0歳から4歳までハッピーでなくても，5歳6歳になった時にハッピーになったり，あるいは10歳でも，15歳でもいいから，そこでもう一度幼い部分をやり直すと，結構やり直せるのです。

Ⅶ　幸せの原点

　私は，27年ぐらい前に，老人リハビリテーション病院の医者でした。当時，子どもの精神科医になるのは大変で医者のはしくれとして認めてもらえないし，精神科でも認めてもらえないし，小児科にもつまはじきされ，いつも醜いアヒルの子で，流浪の民でした。仕事の場もなかったわけです。その時に暖かい上司が，老人リハビリテーションの場所を見つけてくれたのです。子どもの精神科医を目指す私には老人病院は場ちがいのように思いがっかりしてトイレに駆け込んで泣きたくなりました。すると彼がいいことを言ってくれました。「先生，子どもの最後の姿をこの機会にじっと見ておくときっと臨床に役に立つと思うよ」と。これは名言でした。お陰様で私は老人リハビリテーション病院で，人生の終わりにきれいにその人の心の奥の層が出てくることを学びました。

　痴呆症などになっても，暖かく生き物として自分のペースで生きてきた人は，暖かいおじいちゃんになります。仮に脳卒中によって，おはようと言ってもわからない，全感覚失語となって寝たきりになっても，なおかつそのおじいちゃ

んは起き上がろうとします。これは，実際に私が目撃したことです。それだけではありません。そのようなあたたかさを持っているおじいちゃんの伴侶は暖かいのです。あるおばあちゃんがベッドサイドに面会に来た時に，50代の看護婦でしたが，「渡辺先生，見ておきなさい。あんたはまだ若いからわからないけど，これはね，夫婦の機微というものよ」とその看護婦が私を引っ張って夫婦のそばにつれていきました。そこで目撃したのは，まるで「人生はあなたと語らうことが私の生き甲斐なのよ」というように，絶対に理解できるはずのない夫に向かってそのおばあちゃんが，「今日あれがあってね，昨日こういうことがあったの」と，一生懸命に話しているところです。そうすると，おじいちゃんはそれだけでうれしくて，ニコニコして，うん，うん，うん，とうなずいて，そのうなずき方が，きちっと内容に合っているのです。それで看護婦が，「渡辺先生，見ておきなさい，これが，本当の夫婦の情だ」と言ったのです。27年たった現在私は，そういうことが実際に科学的に実証されていて，それが心の響き合い，情動調律という，正式な専門的な名前を持っているということを知りました。

　人間の赤ちゃんは非常に敏感で，身体ごと，大人が発しているメッセージを受け止め，それに波長を合わせて体験していくのです。ですから，自分自身が生き生きとしたいときに，生き生きとした大人がいると，子どもはその人から，いろんな表情や声を吸収して，自分の言葉やコミュニケーションのもとにしていきます。けれども，落ち込んだ暗いフラットな声の母親といいますと，それと情動調律してしまって，自分の心のなかに，平板で死んだ心を作ってしまって，それがその子のふるさとになってしまうわけです。

　こういったことが日々何げなく起きています。そこで赤ちゃんがお母さんの目を見るときに，赤ちゃんはすごく深い宇宙を見ています。そして自己という世界をも見ています。1人の赤ちゃんと添い寝をしていると想像してください。そうすると，目の前にすぐお母さんの目があり，赤ちゃんはじいっとお母さんの目を見ていると，昔のお嫁さんなら，「この時が唯一一日で一番楽しい。まあ，わが子におっぱいをあげる時だけ横になれて，やれやれ，一息ついてよかった」ということで，最高に幸せな顔をしています。この時赤ちゃんはお母さんの瞳の中に何を見るのでしょうか。お母さんの幸せな瞳と，それから自分によって幸せになっているお母さんを見るでしょう。すると赤ちゃんは，理屈抜きにそこに愛されている自分と，その自分によって理屈抜きに幸せなお母さん

をほわっとした視線で見ているのです。

　赤ちゃんを見ているお母さんも，わが子の，何ともいえないかわいさのなかに，自分は子どもを産むことができた，そしてこの自分の命がやがてはこの子どもにつながっていくことを感じて，仮に現在がつらくても希望を抱き，そして何よりも赤ちゃんが安心している姿を見て，自分はいい母親，いい人間なんだ，自分がしあわせな赤ん坊を産み，赤ん坊をしあわせにできている自己なんだ，という確認ができるわけです。

　日本の育児の原点は親子が川の字で寝ることにあるのです。お母さんは育児書などは読まなくていい。5センチぐらい厚さの育児書があったら，ぜひそれを枕にして子どもさんとのんびり昼寝をしてほしいです。育児とはそういうものです。育児をする時の5本の指の原理では，1日に5回子どもを叱ったらそれは自分がノイローゼのしるし，1日に5回夫を恨んだらもうあなた自身，自分の心の掃除ができていないこと，5冊以上育児書を持っていたら育児ノイローゼ，5カ所以上子どもをお稽古事に通わせていたら，もう教育ママ。それで，自分自身が不幸だから自分の自己実現にあせって，わが子をダシに使っているのではないかと反省すればいいです。私自身はたとえば松田道雄さんの育児書などを見てみましたけれど，非常にいいですね。あれは4センチ半ぐらいでしょうか。あの本を読んでいるとすごく安心して，本当に安心して昼寝ができるのです。

　今のお母さんたちは，育児書を読んでもなおかつ緊張し，そして寝つけなくなってしまうのです。真面目すぎます。必死になると必死という漢字の通り，必ず心が死んでしまいます。だから必死にならないで，川の字で寝ている素朴な日々の触れ合いのなかに，まなざしの交わし合いのなかに，心の大事な伝達の原理があるということです。それからにっこりとして子どもを抱きしめてあげれば，そこから心は癒されます。それをできない時に，心がどこかほわっと抱きしめられていないことだというふうに考えればいいと思います。

Ⅷ　心の井戸

　私たちの心の層はもう少し複雑です。図3は心の井戸といいまして，心という図式化できないものをあえて図式化しこの図を描いたものです。たとえば，私が現在35歳だとすると，心の井戸は35年間の層があります。日々，お互い

に大人同士として仕事をしている時には、心の井戸の表面が動いています。ちょうど石を井戸に投げると、波紋がおきるように、私たちは、お互いの井戸の表面の波紋を見合っています。これが浅いところの社会的な交流だと思うのです。

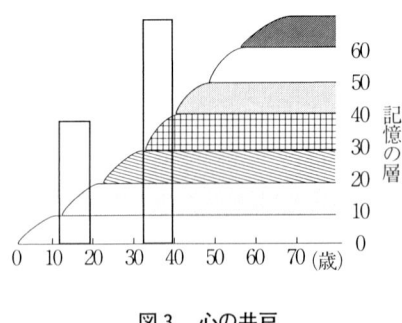

図3　心の井戸

　ところがわが子と共に生きたり、夫と共に暮らしたり、家族と共に暮らす営みは、深い情緒がどうしても揺さぶられるわけです。すると、赤ちゃんを抱いているお母さんの心は、井戸の奥が絶えず揺さぶられています。赤ちゃんが0歳であれば、0歳の自分自身が、子どもが10歳であれば10歳の自分自身が揺さぶられています。すると自分自身の心の奥には、うまく生きた瞬間とうまく生きなかった瞬間とが、混ざっています。私たちは、程よい人間、程よい心の井戸、×印と○印の心の体験が混ざっていればいいのです。普通のお母さんであれば、赤ちゃんの泣き声がすれば、自然に×印の気持ちが湧いてくるから、イライラしたりもするわけです。そして子どもがにっこりすれば、○印の気持ちが湧くわけです。ところが、今の世の中は自然の井戸ではなくなってきて、どんどん社会の脅しが石のように投げ込まれて、おとなりの誰ちゃんは何を習っているとか、いつまでにこれをしなかったら母親は駄目だとか、いつも×印の鉛みたいなものが投げ込まれて、自分の中の不安と合体して心の奥が非常に不安定になりやすくなっています。そういうときに、もともと楽観的で、タンポポのような心のお母さんであれば、「何よ」と言ってはねのけ、あるいは蓋をして自分の生活の中に入れません。それが非常にできにくくなっています。

　たとえば思春期のお子さんを持っていると、私たちの中の思春期的な気持ちが揺さぶられます。だから中学生の先生たちが、カーッとなってガキっぽく殴ってしまうのは、その先生自身中学時代におそらくいい子ぶりっこしてしまって、何かまだ燃焼しきっていない心や解決できていない葛藤が残っているのではないかといった問題があります。つまり、心のあけぼのである乳幼児期に赤ちゃんが出会う親は、成熟した大人であると同時に、まだ未解決の心の葛藤が、

自分によって揺さぶられている存在でもあるので，心と心の向かい合いがうまくいかないことが多いわけです。

　理想的な１つの心の支え合いとして，たとえばお母さん自身がすごくハッピーで赤ちゃんを抱いていると，お父さんもすごくハッピーで自分の妻や娘や息子を抱けていて，そして近所がみんな応援しているという社会的構造があるといいのですが，これが今の時代になくなっています。私たちの時代にはこれがあったわけです。どこのうちでも，命があればそれは社会の財産だったわけです。洟垂れ小僧というのは本当に楽しみだったわけです。

　そして，その結果今の核家族には，赤ちゃんがお母さんの顔を見たときに，にっこりした顔に出会える機会が減っています。昔は，家族がオーケストラでした。たくさんの音色を奏でていました。おじさんおばさん，おにいちゃんおねえちゃん，それから犬や猫まで加わっていました。おそらく赤ちゃんが胎内で聞いていた音というのは，コケコッコーとかワンワンとかニャンニャンなどという音だったと思います。今は，ポケベルのピコピコや，テレビの機械音とかです。機械音に晒されている私たち大人も，生身の人間です。ちょうど野生動物がコンクリートの檻に入れられているくらい，不自然な身体になっているわけです。

　現代のお母さんはスリムでダイエットもしていて，ファッションモデルみたいに素敵で，気が利いたお洋服を着ていますが，赤ちゃんを抱きながらどこか目が死んでいると，赤ちゃんはそれを全身で感じます。たとえば声で感じています。イライラしながら妻や夫の名前を呼んだ時の声は非常にフラットです。自分の妻が，子どもが生きててくれてありがとうと心から思う時の人の声はよいメロディーの音楽的な声になります。本音を身体が知っているわけです。大人は知らず知らず絶え間なく露骨に出しているから，子どもも感じてしまうわけです。赤ちゃんは刻々と心の奥に入れてきます。

　こういうものを見た時に，私たち大人は，赤ちゃんがまだ幼くて可哀想じゃないかと，まずお母さんを責めがちです。あるいは今日のような話を聞いた人々は，家に帰って，お父さんがいけないんだ，と今度はお父さんを責めます。そういう論理は，私は違うと思うのです。私の目の前でもし，こういう母子がいたら最初に考えるべきなのは，私の存在が母親を緊張させているのではないかということだと思います。これを私は１歳半健診の保健婦さんたちに言いたいのです。「もう自分は，子育てをしている，共働きもして，そして子どもた

ちが巣立って，今の若いお母さんたちはやわだ！　甘い！」と思っている保健婦さんの前で健診を受けるお母さんは，もうびびって，敏感なお母さんは無表情な顔になります。すると途端に子どもが無表情になる。すると途端に子どもがすごく元気がないように思えて，抱き方もまずいように思えて，このお母さんは抱き方が下手だと言って叱ることになります。これこそが専門家による，もっともらしいいじめです。

　そういうことが巷にいたるところに起きています。地域社会では，育児を終えたお母さんたちが知らぬまにやっています。育児を終えて，「息子が，自分よりも素敵な女性のもとへ突然行ってしまった，いまいましい！　悔しい！」と心のどこかで子離れの葛藤が解決されていない場合には，近所の若いお母さんたちに当たり散らすということになりかねないわけです。誰しもわが子を一生懸命に育てれば，それくらいの感情は湧いてくる危険はつきものということを，自覚する必要があるわけです。こういうのを見たら，「私がいけないんだ，私の力で何とかお母さんをニッコリさせられないかしら」と，胸をときめかせていただきたいのです。

おわりに

　ある日，小児科の先生が，虐待しているお母さんがいますと言って，私のところに寄越しました。このお母さんは，実は生後４カ月の赤ちゃんを，自分から「かわいくない，異常だ，脳障害に違いない」と拒絶しています。見ただけでも，もう極悪の母みたいな顔をしています。小児科の先生もこれは大変だと，みんなびっくりしています。このお母さんは，診察室で，「私はこういうふうにして赤ん坊をベッドに叩きつけるんです」と，やって見せようとするので，「やめてください」と小児科医が止めて，慌てて私を呼んだのです。そこですぐに会いました。このお母さんは途方に暮れています。過去２カ月間，赤ちゃんがギャンギャン泣き続ける。すると上の１歳半の子どもはもうノイローゼ，自分もノイローゼです。昼間は夫がいません。２児の母ですから育児は初めてではないのですが，２人目の子どもは未熟児で，２カ月間保育器に入り，少し遠い病院だったから，お母さんは毎日毎日母乳を絞っては通ったわけです。やっと大きくなって，おうちに帰ってきたその日から夜泣きで，昼間も泣いています。「どうしていいかわからない。ありとあらゆることをやったけど駄目だ」

ということで来たのです。私だったら2カ月ももちません，1週間でくたくたになります。2カ月我慢したら，超我慢強いお母さんです。どうやって私が援助ができるでしょうか。診察に入ってきたとき，お母さんはすごく落ち込んでいます。

　私が替わりにだっこして，お母さんの話を聞きました。何をやっても駄目です，ミルクも飲みません，体重も増えていません，私と目と目を合わせてくれないのです。照らし合う響き合う関係がないのです。ありとあらゆることをやっても，子どもがいいよと言ってくれる感じがしないので報われないのです。お母さんは，目を合わせてくれないのでこれは障害児だと思っています。それで，私が替わりにだっこしてみるけど，確かに泣き止みません。聞いたらみんなもうびっくりしてしまうような，ニワトリが喉を締めつけられるような声です。私がだっこして，お母さんの方になるべく戻そうとすると，お母さんはふっと身を引くんです。「渡辺先生，何とかして下さい，あなた専門家でしょ，ちゃんと泣き止まされるんでしょ」と言わんばかりにです。私は正直に，「これは大変だ，これは大変な赤ちゃんだ，あなたよく耐え抜いてきたね，何度母子心中を考えたの？　あなたの実家のお母さんは？」とききました。「実家の母はもう亡くなりました」「何歳の時？」「18歳の時」「じゃあ，あなたどうやって育児出産したの？」「姉がいます」「そう，そうしたらそのお姉さんは？」「今日もね，上の子を預かっててくれます」「それは良かったね，それでお父さんは？」「父は，私が6歳の時に亡くなりました」「ええー！」

　お父さんが亡くなれば母子家庭になる。そしたら母子家庭の母は，もう父親の分も稼ぎ，緊張して，世間に後ろ指を指されないように頑張っているでしょう。やわらかい母性の世界どころではありません。このお母さんはだから我慢強いのです。「わかった，あなたの我慢強さはあなたのお母さんから貰ったのね，でもあなたね，赤ちゃんが泣いているのを見ると，あなた自身が6歳の時にね，お父さんが亡くなって，泣いているお母さんの声を思い出すでしょう。あるいはあなた自身が18歳の時に自分の母親をなくした時の，自分の泣き声や悲しみが蘇ってくるでしょう，あなたよく2カ月間頑張ったわね」と言って，私は，この赤ちゃんだけじゃない，このお母さんを抱きしめたくなったのです。そして「一緒に見ていこう，どうしたらいいか私も一緒に考えるから」と言って，いろんな方法を考えました。そうしながら赤ちゃんを，いろいろと一緒に見ていたら，この赤ちゃんは少しラフに，思い切ってふっと気を逸らすといい

のです。私がそうやって四苦八苦して汗をかきながら，「もう専門家なんていうのは全然頼りにならない，四苦八苦して目の前の赤ちゃんと取り組むしかない」ということを正直にやってみせたら，お母さんはそこからヒントを得たのでしょう，「ああ先生，私やってみます」と言ってふうっと自分で赤ちゃんを引き受け，私と同じように揺さぶり始めたのです。

パッパッとお馬さんのようにゆすったら，「あら，気持ち良さそうだわ，やだわ，トロリとしちゃった」と言って，先ほどのきついお母さんが，女神様に変わったのです。この方は健康です。わが子が幸せな姿，自分によって幸せになっていく姿を見た途端，このお母さんは途端に自信がついて，1週間後に来た時には，まったく問題がありませんでした*。

仮に今困っていても，現在まだその人の心の中にしまわれていて発掘されていない明るい希望を素朴に応援してあげると，すぐに変わります。心の治療というのは心でやるしかない，真心でやるしかないのです。たとえば拒食症は，心が飢えており，それを我慢したら身体に響いてしまって食べられなくなったということです。そして身体に響いて飢えてしまったら，生体防御反応として，脳にエンドルフィンという麻薬物質が出てきたり，心臓がゆっくりとしか打てなくなり，心臓が弱ってきたりします。そうすると怒りとか悲しみを感じなくなるわけです。じっくりゆっくり感覚が鈍麻してきます。そうやって生きる苦しみを歪んだ形で減らしているのです。ですから，この人たちの心を応援するには真心しかありません。私どもは拒食症のお子さんたちを，心の未熟児だと思っています。お母さんからお預かりするのは，お母さんが悪いからではなくて，心の未熟児ですから保育器に入れましょうということです。ベッドが心の保育器です。カーテンをして，その中で静かにねかせます。ただし，隔離すると孤独になりますから，赤ちゃんの声も，子どもの声も全部聞こえます。最初は，真心を込めて，その子と取り組もうとする医者と看護婦だけがカーテンの中に入り，毎日3回，スプーンフィーディングをしたり，体重を計る時には，男の先生が抱っこして，計ります。そしてゆっくりゆっくりその子のペースで体重も回復していって，少しずつ少しずつ食べていくことの心地よさを体験し直させます。

すると，今100人ぐらい取り組みましたが，ゆっくりゆっくり体重が回復し

---

* この症例は［3．児童虐待と心的外傷］で前出のものだが，観点が異なるためここでも掲載した。

ていきます。たとえば，マイナス50パーセントぐらいの，もう命を落としてもおかしくなかった子には，毎食毎食1時間，若い医者の先生は真心を込めてその子のことを本当に考え，大事な身体だよ，身体にあげようねと言って，本当に優しくやるのです。では20代そこそこのわが子を産んだこともない女性や男性が何ができるかと思うのですが，そうではなく，わが子を産んだことのない女性でも，自分自身が母親に愛された幸せな体験を持ってきた人間はできるわけです。そして，ゆっくりゆっくりデートもせずに，自分自身の昼御飯も食べずにやっているのです。そういうことをやらせている私は若い医師にとっては実に残酷な指導医だと思います。きっと，いつかつるしあげられて，クビになるんじゃないかと思って，その日を楽しみにしています。これが日本の心の砂漠で行っている心の国境なき医師団の活動です。

　心というものは生き物である，という厳然たる事実を肝に銘じたいと思います。私たちの心が暖かくなければ相手の心を暖かくすることはできない，私たち自身が生身の人間で憎しみ，怒り，嫉妬，恨みを持つ生身の人間であるから，自分自身の心をふり返って，自分自身の成長を考えることなくして，わが子の成長，あるいは専門家であれば患者さんの成長を考えることはできないということです。

　心のあけぼのの問題は，あらゆる世代に問いかけていることです。私は，何とかして私たちの子どもの世代ではなくて，私たちの世代のうちに，日本の焼け野原，心の焼け野原を，もう一度緑豊かな，私たちの両親たちが残してくれた心の豊かな自然の溢れる世界に戻したいと思っています。

12. 子どもを育てる心のネットワーク
―― 新しい時代の心のふるさと作り ――

I 子どもの精神科医

　私は現在東京の慶応大学病院の小児科の中で，子どものメンタルヘルスというか，子どもの心の健康づくりをやっている小児科出身の精神科医です。一応，子どもの精神科医です。
　皆さまの大会にお招きいただきまして本当に光栄に思います。このような秋晴れの日に，すばらしい広島の町に来て，皆さまとお目にかかれることは，普段病院の中を走り回っている生活から思いますと夢のようです。私のつたない話ですけれども，皆さま方が日々生きていらっしゃる営みの中に，何かヒントを差し上げることができればと思っております。
　この広島の地は，世界中の人たちが知っている原爆の地です。広島からもし皆さんが外国に行かれて「私は広島から来ました」と言ったら，世界中のどの人もみんな，胸を開いて，「よくいらっしゃいました」と言って迎えると思います。それくらい最も痛ましいトラウマを受けた町です。その町がこのようにすばらしく生き延びて，そして新しい時代の心の健康づくりを考えていることはとても意義深いと思います。
　私は29年間，医者として仕事をしてまいりました。
　子どもの精神科医の職がなかったものですから，やむを得ずいろいろなところを転々としましたが，その結果，多くの名もない人々の生きざまに触れて，教えていただくことが何よりも一番の勉強になりました。日本の宝は，人々のつまり皆さんの日々の生活の中の真心にあると私は信じて疑いません。20年間かかって，やっと一人前の子どもの精神科医になった頃，「小児科に戻ってこい」と小児科に呼ばれました。私は最初，小児科から始めた医者ですが，その後精神科，神経内科，障害児療育センター，それからイギリスの精神分析な

ど，あちこち武者修行をさせていただきました。それで，20年経った時に「小児科に戻ってこい」と言われました。「えっ，私は子どもの精神科医にやっとなったばかりですけれども，身体中心の診療をしている小児科に戻るのですか？　先生，よしてください。それは水と油です。精神科と小児科は，歴史的に世界中で仲が良かったためしはありません」などと言いながら，小児科に戻ることを私は辞退しました。その時に「ぜひ精神科医として小児科のど真ん中に戻ってきてください。それくらい今，子どもたちが幸せではない。子どもたちが『頭が痛い』『お腹が痛い』『吐き気がする』，あるいは『ご飯が食べられない』と言って，小児科に来て，小児科医があちこち検査しても，結局よくわからない。よくわからないで，いろいろ考えてみると，この子は緊張している感じがする，お利口さんすぎる，おとなしすぎる，あるいは何か思い詰めている感じだ。ああ，これは心の問題なんじゃないかというふうにみんな思い当たるけれども，どこからどのようにして，取り組んでよいかわからないから，先生，来てください」と言われました。

　私はちょっと驚いてモゴモゴしていますと，その小児科の教授が最敬礼しまして本当に深々と頭を下げて，「子どもたちのために献身してください」と言われました。そういうことを言う日本の男性がいるとは思わなかったので，つまり小柄などこの馬の骨ともわからない女性に向かって深々と頭を下げて，「子どものために献身してください」と言う男性がいるので，私はびっくりしてしまって，その心意気にひかれて，ともかく小児科に入りました。

　小児科の病棟に戻って約9年経ちますけれども，この9年の間に私の生活は，月曜日と金曜日が外来，あとは小児科の病棟です。小児科の病棟は，身体の症状で入院してきたけれど，実は心の問題を抱えている子どもたちだらけです。それを若い小児科の先生たちと一緒になって，小児科の先生が小児科医としての真心で，その子たちをもう1度元気にしていく，幸せにしていく，やんちゃ坊主にしていく，お転婆娘にしていく。そういうことをずっと9年間続けてきました。そのおかげで，私が行った時の小児科は立派な先生と看護師さんが仕切っていましたけれども，今や子どもたちが大声を張り上げて廊下を走り回っています。

　昨日など夜，私が10時半くらいに病棟に寄りますと，17歳の女の子がワンワンワンワン，赤ちゃんのように泣いています。それで6人部屋で，17歳の女の子が泣いているところに私が行って，「あなた，やっと殻が取れたね。本

当に素直な気持ちで泣けるようになったのね。よかったね。どんな気持ち？」と聞いてみました。他の身体の病気の子どもたちも聞いています。そうすると，ひとしきりしゃくり上げて泣いた後，その女の子は，「先生，これだけ泣けていい気持ち」と言いました。そして，「生きてる感じはあった？」と聞くと「心地がよい」と言いました。

　その子は入ってくるまでは優秀な成績を取っていたすごくお行儀のよい親孝行の娘でした。その結果，食事が摂れなくなったりしました。

　どんな形で入ってくる子どもたちも，小児科病棟の真心に照らされているうちにだんだん変わってきます。私は週1回カンファレンスをしています。病棟の看護師さん，若いお医者さん，それから保育士さん，食養科の人もみんな一緒になって，1人の子どものことをあれこれ考えています。

　そこでは難しい専門用語を使わないで，「この子の心は入院してきた時は冷凍卵みたいだったけれども，どれくらい温まってきた？」という感じの話し方をしています。そうすると，担当の若い1年目の小児科の先生が，「うーん，先生。もうゆで卵くらいに温まってきたと思う」。「どこでそれがわかるの？」と言うと，「もう僕が診察するとホットな感じで，『先生，うるせえな』とか文句が言えるようになった」と言います。「文句が言えるようになったと言うんだったら，もうそろそろ殻も破れる頃かしら？」と言うと，「それがねえ，温まってきたけれども，まだ芯のところは冷たそうで，芯のところが結構臆病だから，渡辺先生が行っても，ただニッコリしてるでしょう。渡辺先生をまだおっかないと思っているから，『クソババア』と言えないのですよ」という話をします。すごくおもしろいです。「じゃあ，もう一息，来週再来週くらいには，彼が自分から私に何か言えるかなあ」という感じでやっています。

II　心のふるさと作り

　心の問題には専門用語は必要ないのです。真心の理解が必要です。真心でもって，身体を使って，心を使って，感覚を使って，みんなでやることがすごく大事だと思います。なぜみんなでやることが大事かというと，私たち人間，は力を合わせて人類が長い長い歴史の中で進化したり，それから生き延びて，氷河期を乗り越えてきた。その背景には，「人」という字と同じように，人間が支え合ってきたひとつの生きざまがあるわけです。支え合わないと人間は生き

延びられない。

　今，日本で勘違いしているのは，育児というものを母親が子どもを支えることで終わりだと思っている人が多いことです。でも実はそうではない。今日，私がお話ししたいのは，母親が子どもを抱っこしている時に，その母親は，動物が襲って来ても赤ちゃんを抱いていて重いから逃げられない。母親が赤ちゃんを抱っこしている時は，両手がふさがっているから闘えない。だから，赤ちゃんを抱いている母親はそれ以外の人が守らないといけない。そういう人間の仕組みです。

　1人の弱い人を誰かがケアしていたら，その人は自分を捨ててケアするしかない。その自分を捨ててケアしている人とケアされている人を誰が守るか。そのシステムとして人間は，家や村や地域社会を作ったり，国を作ってきたわけです。

　今日のテーマである心のふるさと作りというのは，そういったネットワーク作りがこれからはますます必要になってくるし，そのネットワーク作りができるには，私どもがかなり大人にならなければいけない。それも柔軟性のある優しい大人にならなければダメだということになると思います。私のところに来る子どもたち，身体疾患の形を取りながら実は蓋を開けてみたら，心の病気だった方たちを見ると，自分が好きなように生きることを自分に許すこと，それだけののんびりしたやんちゃさやお転婆さを発揮できなかった子どもたちばかりです。

　「なぜ自分が好きなように生きなかったの？」というふうに聞いたことはないのですが，聞いたら，おそらく「お母さんが暗かったから。おばあちゃんに叱られていたから。お兄ちゃんが行儀が悪くてお母さんは肩身が狭い思いをしたから，私がお行儀良くないといけない」とか，「お父さんが病気だったから，お母さんが夜なべしていたから，ちょっとでも良い成績を取ってあげないと，お母さんも病気になって，お父さんが早死にしたら，私は生きていけないから」と言うと思います。

　それくらい人間の赤ちゃん，子どもには，自分が生き延びるためには身近な父親，母親がとても大事です。大好きです。ものすごく大事だから，その母親や父親が少しでもキリキリしていたり辛そうだったら，子どもたちは本当のことが言えなくなってしまう。本当のことが言えなくなった子どもたちがいろいろな身体の症状を出してきた時に，一体誰が悪いと言えるのでしょう。誰も悪

くない。誰も悪くないというところからスタートしないと心の問題は絶対に解決できません。心の問題の中には，犯人探しの余地はないのです。

　それは，スタート地点で，人間は1人で生きられないすごく弱い動物だった。人間は力を合わせるしかなかった。そして，その力を合わせる過程の中で，たまたま運悪く自分が命を落とさないと自分の妻子を守れなかったり，自分が命を落とさないと自分の親を守れなかったりという歴史だらけです。お侍さんの息子は自分の父親が殺されたら仇討ちに行きます。そして，命を落とします。もう殺戮は止めてくれと思っても，自分の愛する人を殺されたらその人に代わって怒りを表現することが，人間の別の面の掟でもあったわけです。だから，根っ子のところは，生き延びる者同士が支え合って，そしてみんな苦しく耐え忍んでいるのですが，どこからどうなったかわからないけれど敵味方ができてしまった，犯人ができてしまったという世の中です。犯人探しや敵対ということが，どんなに効率が悪くて，人生の命のムダ使いであるかということを考えれば，私たちは自分たちの怒りとかをもうちょっと上手にコントロールできるのではないかと思います。

Ⅲ　障害児とともに生きる

　胎内の赤ちゃんを妊娠の期間中から胎児エコーで見られる時代になりました。白黒ですけれども，赤ちゃんの横顔とか手足がわかります。これはすばらしいことです。人間は洞窟で篝火を炊いて，獣から自分たちを守っていた。あの時代からずっと生き延びて，今日ではテクノロジーを発達させ，お腹の中の赤ちゃんの姿まで見ることができるわけです。魔法のような驚くべきことができていて，病院の中ではそれが日常茶飯事です。

　ところが，こういうテクノロジーは赤ちゃんの中の障害も見ることができます。だから，胎児エコーには胎児の脳が穴だらけ，胎児の脳が発達していないで水頭症であることまで写ります。胎児性の水頭症はエコーで見れば，脳の形成不全が起きています。それを情報として知った専門家はどうしたらよいでしょうか。今の時代は真実告知です。産科の先生は父親，母親を呼んで，「あなたのお腹の中の赤ちゃんはもうすでに胎内で障害児です」ということを言わざるを得ません。

　専門家は，父親，母親を救いたい，幸せにしたいと思いながらも，自然の摂

理，現実は，やはりテクノロジーの時代になっても厳しいです。つまり，人間というのは，どんなに逆立ちしても頑張っても，現実の命は，限られた資源と限られた可能性の中でしか生きることができない生きものの1人にすぎない。そういったことが病院では毎日あるわけです。

　子どもの診断を見られるようになったのはよいのですが，見たくもない父親，母親に「ちょっと見てみましょう」と言って撮ったエコーで，胎児に障害があった時にどのように告げるのでしょう。これはどんなに気を配っても，すごいトラウマです。私は小児科医として小児精神保健医として，そういう瞬間に立ち合うことが時々あります。

　ある若い父親と母親が産科医に呼ばれました。私は今お話しした脳障害の赤ちゃんの告知をする場所に立ち合いました。すでに2歳くらいのお姉ちゃんがいます。初めてのお子さんではありません。産科医は，「ちょっとごらんください。普通のエコーとは違います。実はお子さんは男の子ですけれども，脳が穴だらけです」と，すごく辛そうに言いました。

　その時私はじっと父親と母親の顔を見ていましたけれども，父親がはっと背筋を伸ばし，戦闘体勢になりました。目は大きく見開きまして，まず何をしたかというと，その父親は母親が大丈夫かどうかを食い入るようにパッと見ました。食い入るように母親の顔を見て，「おまえ，大丈夫か」というような大変思いやりに満ちた表情をしました。

　産科医は，「お子さんはこのような状態です」と言いました。父親はウーンと息を詰めて母親を見て言いました。何と言ったと思いますか。「おまえ，この子は俺たちの子だよな」と。すごいことです。私はこれが命を守ろうとする父性だと思いました。母親には自分の胎内に宿った，そしてだんだん大きくなって動き始めている赤ちゃんがいますから母性がわいています。父親のその一言で大きくうなずきました。

　そこから夫婦の闘いが始まりました。私が近寄っても，「来ないでください。医者は，医療は，何もできないでしょう」と言いました。私は見事だと思いました。本当にそうだと，それが事実だと思いました。それくらい医療は何もできない。それを言い切れる親もあっぱれだと思いました。そして，おそらく誰かに泣きついたら，ゴチャゴチャになってしまうと思ったのでしょう。ともかく父親と母親は力を合わせて，産み月まで頑張って陣痛が来ました。陣痛が来た時に，父親は苦しみながら産む母親の横に立ち合いながら，かたずを飲んで

見守っています。そして，男の赤ちゃんが生まれて出てきた時に，父親が開口一番，「おい，やっぱり男の子だぞ。おまえそっくりの目元がかわいい男の子だ」と言いました**。もう，これで十分，母親は子どもを育てていけるという意欲をもらいました。父親の父性が母親の母性を守ったのです。この2つさえあれば，子どもの心は健やかに育っていきます。

Ⅳ　子宮と羊水が脳と心を育てる

　その原型はどこにあるかというと子宮の中にあります。人間の赤ちゃんは胎内で受精卵として生まれ始めると，胎生期16週目くらいから，見る力，聞く力，皮膚の感覚とか，そういう感覚の根っ子（感覚の原基）がちゃんと動き始めて，感覚体験をしています。そうすると胎内の赤ちゃんはどういうふうに生きているかというと，24時間，母親の体温の温もりの羊水に抱っこされているのです。そして，羊水は子どもが大きくなって，その容積分だけ羊水を排除し，その分だけ浮力を与えてきます。大きくなればなるほど，「わー，素敵だね」と羊水は言葉では言わないけれども，どんどん浮力がついてくるので，胎児は軽やかになってきます。

　そして，胎生期5カ月目くらいになると，本格的に胎児は蹴飛ばします。この蹴飛ばすことも大事な練習です。何の練習かというと，やがて，もう外に出なさいと合図がきた時に，子宮壁がギューッと赤ちゃんを押し出し，赤ちゃんの足の底に子宮壁が触れた時に蹴飛ばすという練習をします。上手に蹴飛ばして，ちょっとひねった子どもは回旋して自分から生まれ出てくることができる。だから，胎児は胎内で蹴飛ばしていて，その蹴飛ばされた時に，羊水は蹴飛ばされた分だけ波動を起こし，子宮壁に波動がぶつかってくると，羊水は波動ごと胎児を包みます。この羊水のやっていることが母性だと思います。24時間，絶対に裏切らない。

　私の息子は12歳の時に，私よりも背が大きくなって，私の嫌なことをいっぱいやりました。私によく似てやんちゃですから。ある意味で大人の胎児だったと思います。思春期は一種の大人の胎児だと思うのですが，その彼の胎動に対して，私はキーッとにらんだりずいぶん喧嘩しました。あとで，この羊水と

＊＊　この症例は［10. 転移・逆転移と世代間伝達］で前出のものだが，観点が異なるためここでも掲載した。

子宮の図を見ながら，自分はつくづく幼稚だなと思いました。育ちゆく心は一種の心の胎内にいる胎児です。母親は羊水になればよい。父親が子宮壁になれば良い。子宮壁はどんなにわがままを言っても，一定の期間は守りぬく。人間の赤ちゃんは10カ月ですけれども，父親は子どもが成人になるまで守りぬく。カーッとなってバカッと子宮が割れてしまって，「出ていけ！」ということは絶対にないわけでしょう。だから，忍耐強い子宮，それから忍耐強い羊水，その中で胎児は羊水遊泳をしています。まるでディズニーランドにいるみたいに満ち足りた生活をしています。

だから，私たち人間は胎内体験のところにすばらしい感覚体験があります。それは仮に生まれた赤ちゃんが脳死や仮死で生まれても，全部の脳細胞が死ぬわけではないから，胎内の感覚体験の記憶が残っていれば，その子どもをかわいがってハッピーに育ててあげれば，その子なりにゆっくりですけれども，伸び続けていきます。障害をもっている子どもたちは長い幼児期を過ごします。普通の子どもたちが，たとえば大体10年間で思春期の入口に入って，一丁前の理屈を言って社会の中で大人に似た行動が取れるとしたら，障害をもっている子どもは，10年ではそこまで行かないかもしれない。15年かかるかもしれない。20年あるいは25年かかるかもしれない。でも，伸び続けていきます。

私は慶応大学に戻って9年になりますけれども，私の前にいたおばあちゃん先生が定年退職され，その時に診ておられたダウン症の31歳の方をずっと引き受けて，その方が今40歳になります。40歳ですけれども，1人の人間としてその方に働きかけていきますと，今は1カ月に1回会っています。言葉は幼いですが会う度にどんどん胸を張ってきています。その彼が，小児科に来ている見学生やお医者さんの卵たちに指導してくれます。私はお医者さんの卵に言います。「この40年間，彼しかわからない，彼しか見えない視点から，私たち人間を見ている，私たち健常者を見ている。この人から今日1日だけでもよいから学んで欲しい」と言います。

そうすると，私が恐いのかそれともびっくりするのかわかりませんけれども，若者たちは襟を正して，「僕は医学部6年生の××です。どうぞよろしくお願いします」ときちんとあいさつしてくれます。そうすると，そのようにあいさつされると9年前に私にバトンタッチした時には一言も口をきかなかったその彼が，ニッコリ笑って，「やあ，若者はいいねえ」などと言ってくれます。「この間，長崎の医学部から見学に来たお姉ちゃんは元気だったな」などと，なか

なか素敵なことを言ってくれたりします。胎内の羊水と子宮が私たちに教えてくれるということは，こういうことです。人間の脳みそは動物よりも長い時間かかって大きくなっていく。だから，人間は他の動物よりも大きな前頭葉とか高次機能，つまり，情報を処理したり，文化をつくっていったりする高い次元の脳を発達させたわけです。ということは，仕組みが大きい。だから，容積も大きい。この容積が一番大きくなるのは，生まれてから3年間とそれから思春期の10歳から18歳くらいです。ということは，この時期の体験は大きな意味をもちます。よい体験をすればよい回路ができていくし，それから嫌な体験をすれば嫌な回路ができていくと思います。

そういう意味で「3歳児神話」という言葉があります。私は3歳児神話は信じませんけれども，3歳児現実は信じます。どういう現実かというと，人間の赤ちゃんは胎内で24時間ハッピーに満ち足りて，満ち満ちて過ごしている。その人間の赤ちゃんが生まれ落ちてからも，とくに3歳まで幸せに生きていられたら，そのことはかなりよいスタートだと思います。人間の赤ちゃんの脳が，動物の子どもたち並みに成長するのが3歳です。3歳になった時に初めて保育園や幼稚園の集団の中で1人で行動できます。それまでの間，子ども同士のやり取りもありますけれども，その期間はいわば大家族のような形でお母さん代わりの保育士さんがいて支えているわけですが，3歳までが大事だということが言われています。

V　母子のコミュニケーション

人間はどうしてこんなに能率が悪いのでしょう。人間の赤ちゃんがもし3歳までの脳みそをお腹の中で全部仕上げて生まれたら，育児休暇などいらないかもしれない。すぐに自分でおっぱいを飲んで歩いて，動物の赤ちゃんみたいに生きてくれるかもしれない。そうしたら女性は楽ですよ。女性はただ産むだけでよいから。ところが，人間の赤ちゃんは何と生後3年間ものすごく手がかかります。母親だって手がかかる。保育園だって手がかかる。病院で預かったって手がかかる。どこに行ったって手がかかる。それはその時期に，人との交流の中で深い細やかなやり取りをしながら，赤ちゃんが刻々と人間界の楽しさ，人間として生きるやり取りの楽しさをどんどん吸収しているからです。

人間の赤ちゃんがもしお腹の中で立派になったとしたら，今の妊婦さんはあ

の大きさではとても無理です。子宮が3倍くらい大きくならないとダメです。人間の赤ちゃんは自分の脳が骨盤を通らないなと思った頃に自然に陣痛を起こすようにできている。そして、陣痛を起こす時は、「今のうちに産道を通って出ちゃいなさい。出ちゃわないと引っかかっちゃうよ」ということです。つまり、まだ途中なのに入口がふさがってしまうから早く逃げなさいということです。ということは、パンにたとえれば、人間の赤ちゃんは、人間の脳はオーブンの中で膨らみかけた時に外に出されてしまうわけです。外に出された世界が羊水の温もりや子宮が守っているような責任感をもって赤ちゃんを守らない限り、赤ちゃんの心の発達は難しい。

そして、昔の日本の育児は、誰も言わないのに赤ちゃんに産湯を使わせた。そして、産着は縫い目のない反物のさらしをサラサラと上手に使った簡単な産着を着せた。それから東北や北国の寒い冬では「ホッポにおんぶ」と言って、赤ちゃんは母親の素肌で安らいだ。ちょうど子宮の中に入れるみたいに、母親のねんねこばんてんの中に入ってしまった。母親の肌の中に入ってしまった。

今、未熟で生まれたり、障害のある赤ちゃんたちの最先端の医療で何をしているかというと、その医療ではカンガルーケアをやっています。カンガルーのように、母親の素肌の上に小さな赤ちゃんを乗っけますと、その赤ちゃんはみるみるうちに目つきがデレーッとして仏様のようにとろけていきます。つまり、人間の赤ちゃんはそれくらい母親のにおいをよく知っているし、母親の呼吸の仕方や声や身体の動きが大好きです。人間の赤ちゃんは受け身的に生きているのではなくて、自ら本当によいものを知っていて胎内で知っているその記憶を基にして、安心できる世界に触れると安らいでいきます。だから、私どもは生まれながらにして心のふるさとをもっています。それは胎内の記憶によく似ています。羊水のような軟らかさ、そしてちょうど空気のように自己主張しないさりげない温かさと同時に、しっかりと守ってくれる枠組みをもっています。

私は北朝鮮の拉致事件のケースを見てつくづく思います。拉致された子どもたちのご両親はすごく闘いました。だけど、羊水のような親の愛はあったけれども国が死に物狂いで子宮壁の形を取らなかったのだと思います。国が、マスコミが、そして国民が、私たちが、「本当かいな。嘘だろ。そんなバカなことはあるもんか」と言って信じようとしなかった。だから、すぐ身近な羊水のような父親や母親の涙のようなプールがあったにもかかわらず、それをまとめていくだけの力を国が、私どもが発揮できなかったために、24年間、ふるさと

を奪われた人たちがいるわけです。ふるさとを奪われるということは、私たち誰にでも起きうることだと思います。

先ほどの脳障害の赤ちゃんの父親の話に戻りましょう。あの父親はどうしてそういうことが言えたのだろう。おそらく、父親はきっと赤ちゃんの頃かわいがられたにちがいありません。こんなふうに日本の赤ちゃんはお布団の中に入って添い寝をする。カンガルーケアでは肌の上だけれども、日本ではそれによく似た感じで、お布団という子宮壁があって、そして母親と一緒に双子みたいにお布団の中で一緒に寝るという添い寝があります。これはとても経済的によい。つまり、日本はセントラルヒーティングもないし、石油、あるいは石炭でも、薪でも、そんなにボンボン燃やせるようなお金持ちの国ではなかったのです。少なくとも私が知っている幼児期はそうでした。となると、赤ちゃんのぬくもりがお母さんを温めます。

私はこれに限ると思いまして、共働きで2人の子どもがいましたが、冬は布団に入れまして、必ず子どもを湯たんぽ代わりにしていました。そして娘などはきっと敏感だったのでしょう。昼間は保育園に行って、お母さんのにおいは夜中しかわかりません。私の胸にちょこんと乗って下りませんでした。私はそういう意味では知らないうちにカンガルーケアをやっていたのかもしれません。その子は添い寝をして下ろすと起きてしまいました。1歳になっても2歳になっても下りません。3歳になってやっとある日、「狭い」と言って下りました。私は小柄だから、「お母さんは狭い」と言って下りました。そして、コトンと仰向けになって大の字になって寝て、それからは横に寝ています。

20歳過ぎても今だに自分で覚えていて、自分の友達などにアッハッハと言って、「私は3歳までお母さんの胸に乗ってたんだよね。私は結構デブだったから、お母さん、窒息しそうだったんだよね。アッハッハ」と平気で言っていました。

その体験があるから、おそらく娘は自分の赤ん坊ができて、その赤ん坊が望んでいたら、あるいは虚弱だったら、人に言われなくてもカンガルーケアをやるにちがいないと思います。人間というのは、そうやって触れ合って生き延びてきたのだと思います。

私は以前スウェーデンのイングマール・ベルイマンの『叫びとささやき』(1973) という映画を観ました。欧米の家は個室があって、みんな一人ひとり家族はバラバラです。私どもはそれに憧れて、個室のある一戸建てを無理して

ローンを組んで買ったりするわけでしょう。だけど，個室の一戸建てが手に入ったとたんに子どもたちが不登校になったり，心身症になったりするという経験をしているので，私は子育ての最中，できるだけ１ＤＫのアパートで，同じ布団でという日本式でやりました。ベルイマンの映画は，癌で死んでいく若いお姉さんがいて，家族が見舞いに来るのですが，最終的には学歴のない女中さんが断末魔の最期の苦しみの時に，自らベッドに上がって胸をはだけて，自分が育ててきたお嬢様にお乳を含ませながら，安心させて死の恐怖から守りながら最期を看取っていくという粗筋でした。

　ヨーロッパは個人主義になって，すごい疎外があります。ムンクの「叫び」などは，そうですけど。だけど，最終的に行き着くところはこの母性です。そして，この触れ合いというものが人間を守る。つまり，見捨てられていないというメッセージをその女中さんは赤の他人のお嬢様に血のつながっていない形で伝えたのだと思います。

Ⅵ　日本的な家族の絆

　日本の家族はまだまだ家族的な絆が強いです。私は欧米に留学したこともありますし，それから幼児期に転勤で行ったこともありますが，日本の家族制度というものは個人をかなりよく守っています。これをITの時代の核家族や，それからいろいろなマンションのような家族構造で分断したくない。そういうことも今日は皆さんと一緒に考えたいと思います。

　赤ちゃんは母親の瞳をじっと見ながら，すでに母親の瞳の中に優しい人間の原型を見ています。そして母親もたとえ貧しい中であっても，赤ちゃんに授乳する時だけ，堂々と横になって休むことができたから，歴史的にはこの時だけ本当に心安らいで，そして赤ちゃんにおっぱいをふくませながら，「かわいいな。何てきれいな目をしているのだろう」と言って，ほれぼれと赤ちゃんに見とれたと思います。そういうやりとりが今の現代の家族にはなくなってしまいました。今ほど育児が難しくて孤独な時代はありません。私は今の若い母親たちは，最も悲惨な育児状況にあると思います。孤独です。そして，母親同士がくだらない育児グッズを買う，買わない，といった情報によって分断されすぎています。

　それから乳児死亡率が低いということも，これは私どもが考える以上に母親

たちを脅かします。つまり，赤ちゃんが生まれる前に死んだり生まれて死んだりした時に，周りに仲間がいない。私の母たちの世代ではどこの家でも赤ちゃんは死にました。私自身姉を乳児死亡で失っています。そういうことがあると母親たちはみんな謙虚です。いつ神様に運命にわが子を奪われるかわからないから，「私はちゃんと育てましたよ」とふんぞり返って，どこどこの大学に入れたというくだらないことを言う幼稚な母親は1人もいなかったわけです。みんな鳴りを潜めて祈っていた。「お願いですから，3歳まで，5歳まで生かしてください」「7歳まで生かしてください」。とくに冬場に向かって，生き延びられるかどうか。

　そこで秋が深まった11月のこの時期に七五三のお祭りがあるわけでしょう。七五三のお祭りの裏には，どうかお願いだから3歳を越えたい，5歳を越えて7歳を越えて，7歳を越えれば人間としてのたくましさ，免疫が大体つくだろうからという女性同士の謙虚な支え合いと，そして謙虚な祈りが込められています。父親もそれに加わったと思います。そして，女性同士がお互いに自分の子どもだけではなくて，相手の子どもの様子を見た。「あっ，今日は顔色が悪い。大丈夫かな」と言って，ゴッチンコンとおばちゃんと近所の子どもがおでこをくっつけたら，「熱い。これからお熱が出るよ。うちの子もそんなふうにしてお熱が出たんだよ」というふうにして，みんな支え合ったと思います。そうでなかったら，自分1人でわが子を守れないし，相手の子どもも守れないことをみんなが知っていたわけです。

　それから寝るときの川の字です。子はかすがい。様式のない感覚（無様式感覚）という専門用語があります。赤ちゃんは，自分の耳や目や，あるいは皮膚や振動覚や，こういうところに伝わってきた感覚が，羊水の中にいる時みたいに心地が良いと心を広げ，きつかったりして心地が悪いと心を閉ざしてしまうという原始的な反射をもっています。ですから，赤ちゃんは，父親と母親がこうやって赤ちゃんを間にはさみながら，「今日はどうだった，あなた。今日も帰りは遅かったけれども，無理しないでね。出世なんか良いから。お父さん，たまにはのんびり仮病でも使って1日ゴロゴロしてたら」と言う奥さんがいると，「おまえ，そうもいかないんだよ。もうそろそろ俺もなあ，リストラされかかってるんだよ」。そうすると「リストラなんかいいわよ。リストラされたら，もうあなたが家にいてくれればいいじゃない。そしたら2人で何か通信販売でもやって生き延びましょうよ」というふうに言ってくれると，父親も，

「そうかリストラなんか恐くないぞ」という感じでグッスリ深い眠りに入ることができ，母親もスヤスヤと眠りに入れて2人の寝息が「ゴー，スー」という音楽を奏でて，赤ちゃんは夜中に起きても何か素敵な潮騒のような海のような感じのうねりの中で深い深い体験をしているかもしれない。

　ところが，えてしてエリートの家では，父親たちが外でお客さんたちにヘーコラしていると家に帰って奥さんに当たる。「おい，明日は俺は5時半に出ていくから，おまえは5時に起きろ！」「おまえは子どもが生まれてから全然起きなくなった」なんて。皆さん覚えがあるでしょう。怒鳴った人も言われた人も。そうすると母親の方は，「何言ってんのよ，あんた。3時に授乳なんだから，1時間かかるのよ。4時になったら私は寝ないと。一寝入りしないと6時の授乳ができないじゃないの」というふうに答えたとします。そうすると父親がガーッとすごく怒ったいびきをかく。母親は，「もう」と目がらんらんとして授乳どころではない。もう目がらんらんとして，「こいつ！」という感じになるわけです。「私が三食昼寝つきだと思って。赤ん坊が生まれてから，私はトイレにも行けない」という感じになりますと，とくに敏感な赤ちゃんは不協和音を聞いているわけです。すごい雑音を赤ちゃんとして聞いているわけです。羊水のバッファーがあれば，その雑音でも少し和らかい音に聞こえるでしょうけれども，産み落とされてしまって，右耳はお父さんの方，左耳はお母さんの方というように，両方の耳に開いてしまっているから全部聞こえてしまいます。そして，睡眠学習ではないけれども，父親の怒りと母親のいらだちを聞いて育ってしまうかもしれない。

　赤ちゃんというのは，意外と情報を発信します。ゲーゲー吐いてみたり，あるいはケガをしてみたり，それで小児科の先生がおかしいなと気がついて，看病の時の母親の顔が仏頂面でもう育児なんかおもしろくないという顔をしているので，「お母さん，疲れているんじゃないの？　お父さんは？」というふうな話になります。そうすると父親は単身赴任だったり，土日はゴルフをしていたりということで，「ああ，お母さん，大変だ。じゃあ，今度お父さんを呼んでいらっしゃい。僕が言ってあげる」と言って，小児科医がおじいちゃん，おばあちゃんの役目をして，母親を勇気づけないといけないという形になります。

Ⅶ　現代の子育て支援

　そんな具合で，昔はごく自然に子はかすがいで，子どもを育てれば家族はそれで地域社会で立派な仕事をしていたのに，今や子育ては付け足しみたいになってしまっているので，子どもも大変，母親も大変です。そして，父親は本当は子どもで手いっぱいの母親を守らなければいけない。誰よりも手を分けて，妻子のために闘って家にいなければいけないのに仕事で遠くにやられています。そこで，私は皆さんを代表して厚生労働省などに，「産科に，とくに公立の産科病棟に家族病室を作ってください。夜，仕事をした父親がそのまま帰ってきて寝られるベッドを1つ置いてください。それだけでどんなに母親は安らぐでしょう。どんなに2人で育てている気持ちになるでしょう。父親の育児休暇も良いですけれども，それよりも父親が一緒に寝られるようにしてください」と訴えています。

　そんなバカな病院があるでしょうか。フィンランドにあるのです。フィンランドの公立病院は，産科の先生が「このお産は大丈夫です」と言うと，ちょっと大きめの個室に入りたいと希望する人は入れます。そして，助産師さんは呼ばなくてもよいです。沐浴をしたり，できるだけ好きなようにやってよいのです。本当に困った時だけ，ホテルみたいにブザーを鳴らすと，助産師さんがかけつけます。そして，父親と母親の分のご飯も，父親がいない場合，母子家庭であったり単身赴任の場合は，友達を入れてもよい。友達が行っても兄弟ももちろん泊まってもよいのです。1食300円か400円くらいで，いくらでも食事は出てきます。

　こういうものができて，市民がこれこそは私たちが求めていた病院なんだということで，今フィンランドには広がっています。日本もそういう形で病院の中にふるさとを作っていく，村を作っていくというふうにやっていかないと，冷たいコンクリートの中の孤独な部屋から命の誕生や母子関係が始まったりすることになります。

　先ほどのケースですけれども，おそらくその父親は川の字の間にはさまれて寝たのでしょう。父親にもかわいがられたのでしょう。だから，赤ちゃんの気持ちになって母親を見て，母親も支えている父親を見たのでしょう。その父親の生い立ちは誰も聞かなくてもとても健やかに育っていると思います。そして，

昔はこういう感じがあたりまえでした。これは私の地域のすぐ傍にある魚屋さんです。先週の日曜日，魚屋さんのところに行ったら，大手のスーパーとか生協などが乗っ取っていき，魚屋さんは今にもつぶれそうでした。私はそういう小さなお店を何とか文化財保護みたいに保護したいのです。
　私が買いに行った時に，その魚屋さんのおばあちゃんは，孫をおんぶしていました。この姿を見たとたんに，「おばあちゃん，これって珍しくなったから，今カメラもってくるから撮らせてくれる？」と言ったら，「えっ，撮るんですか」と言って，照れながら応じてくれました。おばあちゃんは照れて向こうを向いています。赤ちゃんの方は，カメラのレンズを向けると「何だろう，この人は？」というふうに，「ふーん，うん」と言って，背中に乗っています。おばあちゃんの背中は，この坊やにとっては白い馬の背中みたいな，白馬の騎士みたいな感じで，宇宙の中心にこの赤ちゃんは自分がいると思っているわけです。そうすると私も，それから他の近所のおばさんたちもみんな，「うわっ，かわいい」「ちょっと触らせて」と言って，チュッチュッとくすぐったり，ムチムチムチムチなんてやったりしますから，この赤ちゃんは「うーん」などと言い「何だこいつらは」という顔をしながら，社会的なトレーニングを受けているわけです。社会の輪の中で，「何となく僕をいじくったり，つねったりするこんな変な手がある。羊水の中ではもっとなめらかだったぞ」と思いながら，社会的に守られているわけです。だから，昔の赤ちゃんは社会の子どもだった。みんなでかわいがった。テレビの中の赤ちゃんというのは，あれは人工的なお人形さんです。お人形さんみたいな子どもたちが大学の小児科にはいっぱい来ます。かわいすぎます。かわいすぎて凛々しすぎたら，悪いですけれども私から言わせればそれではいけないのです。

Ⅷ　ダイナミックな乳幼児の心の世界

　人間の赤ちゃんというのは，野生動物です。しかも，どろんこ遊びをしているから，手なんて労働者みたいにすごい。ひび，あかぎれ，それから鼻たらし，そして涙をふいて，汗もかいているから，すごいにおいがする。泥まみれです。そして，回転性の丸椅子に座ったら診察している最中もお尻振りダンスをして，フラフープをして，「この回転椅子はおもしろいな」と言って，羊水の中と同じでしょう。羊水の中でじっとしている胎児などいないではないですか。絶え

ず動いている。何をしているかというと脳を発達させているのです。脳を発達させるために，絶えず動いているというのが人間の赤ちゃんでしょう。

そんな常識はみんな知っているのに，どうして小学校1年生を椅子に座らせて，机に座らせているのでしょう。そんな教育をしている先進国は日本くらいしかないのではないですか。日本はやけに子どもに厳しい。そして，大人が仕切っている。これは脳の発達に逆らうことです。人間の脳の発達はハッピーな時のみ良い形で育つと言われています。その原型が羊水です。子宮の中です。

だから，どの赤ちゃんも上手に探してあげれば，その赤ちゃんが一番喜ぶやり方があります。それは天才児にも脳障害の赤ちゃんにも通用します。大脳の可能性はたくさんあります。感覚器官は身体中が開いていますから，どんな赤ちゃんでも，その赤ちゃんが本当に喜ぶことをやってあげますと，ケッケッケッケと笑ってフヤーンとした顔になって，目がトローンと垂れ下ります。これが私たちのハッピーの原型です。これは生まれ落ちてから死ぬまで，私たちが痴呆症の老人になっても同じです。つまり，心の中が温かく安心していると，心の芯が，ご飯の芯が温かく炊き上がっている時のように人間はそういう顔をしています。ですから，私どもの触れ合いの原点，あるいは医療や保育や教育の原点は，その子ども，老人，障害者，その病人の芯が温かいかどうかを全責任をもって，真心をもってケアしていくことです。

私が小児科で若い先生に言っていることは，そういうことです。「あなたが来ることを喜びとするような赤ちゃんになっていくこと，あなたが来ることを喜びとするような子どもたちになっていくこと，それができていたら，もう花丸だ。私が教えることはないよ。小児科にわざわざ入ってきたのは，先生たちはそれをやりたくて来たんでしょう。先生たちが，歌手になったり金儲けする人間にならないで，小児科に入って来たのは，それが喜びで入ってきたんでしょう」と言います。そして「寝食を忘れてやれ」と，寝なくてよいから，食べなくてよいから，その喜びで食べていけみたいにしてハッパをかけています。

たとえば鹿の赤ちゃんは，生まれ落ちて羊水の袋から抜け出て，スクッとはいかないけれども，ヨロヨロと立ち上がってグラグラしていると，しばらくすると歩き始めます。人間の赤ちゃんは，1年半くらいかかってやっと立ち上がるわけでしょう。脳というのは，すごいです。その1年半くらいの時点で何が起きているかというと，自分のすぐ周りの羊水のような触れ合いの世界が幸せに満ちていたのか，それとも死んだ感じで沈滞していたのかを識別しています。

赤ちゃんは，母親の声の音色，抱き方，その中に温かいものあるいはきついもの，幸せな声，暗い声を識別するのです。だから，人間の赤ちゃんはすごいスパイです。24時間，もう絶え間なく刻々とこちらをスパイしています。

　これがわかるとやり方は簡単です。先生たちは，寝食忘れて子どもに向き合ってほしいけれどもハッピーでなければダメです。苛立っている時には，子どもの傍に行かなくてよい。「苛立っている時には私のところに来て。今，その子どもと向き合っても僕はキレちゃう，私はキレちゃうというのであれば，仕事をしなくてよいから」と言ってあります。そして，「すごくわがままな子どもを相手にしている時には，自分もイライラする」と言います。そうすると，「それこそが，子どもがあなたの中に起こしている波紋だよ。あなたという羊水の中に起こしている波紋だから，そのイライラを見ながら，これがその子の心の中のイライラなんだなというふうに読んでいって，『わかった。このイライラなんだな』とやっていってね」というふうに言います。

　そうすると，それがおもしろくて，自分はイライラしながらも，そのイライラにより相手を理解するコミュニケーションにつなげようと思ってやっていく若者もいるわけです。でも，現実に人間の赤ちゃんは1歳半くらいから本当の人間になっていきます。喜怒哀楽の感情がグッと芽生えていって，暴れ馬になっていきます。「1歳半前後の赤ちゃんを育てているお母さんたち，ご苦労さま。皆さんはノーベル賞ものです。威張っていてください。電車の席も座らせてもらってください。1歳半の子どもを育てる1日は大変です。とくに優秀な子どもをもったお母さんは大変です。エネルギッシュだから」

　私も覚えています。私の娘がどうだったか。「お母さん」と言えないのです。うちの娘は3歳まで言葉がしゃべれなかった。言葉なんかしゃべれなくても存在はあるわけでしょう。自分は歩けるでしょう。だから，「うーん」などと言って，「お母さん，来い」と言うわけです。「ちょっと待って」と言ったが最後，地団駄を踏んでブワーッと許してくれません。もう大爆発です。それがわかるから，パーッと傍に行くと，「お母さん，見てごらん」と言うわけです。何を見てごらんかというと，椿の花びらが落ちているから見ろというわけです。子どもは美的感覚があります。「ああ，椿の花びらが落ちてる。うーん」と言うと「ダメ，立っていたら。座れ」と言います。「ハイ」と座ります。座ると，何となく居心地が悪いので，今度は「立て」と言います。鼻でこうやってやります。立つと今度は「座れ」と言います。子どもの方もどちらかわからないの

です。立っててほしいのか，座っててほしいのかわからないという時期で，どれかを選べない。私が「もういい加減にしてよ。立ってればいいんでしょう。どうせ座ったら，立てって言うんでしょう」みたいにやったら，とたんにガーッと一生恨んでやるみたいな顔をして心をずらすわけです。「ゴメン。ゴメン」と言ってもダメです。1時間でも，2時間でも，3時間でも，天の岩屋ではないのですが，隣の部屋か何かに行って帰ってきません。それくらいの存在感がある。

IX　思春期は大人の胎児期

　これは思春期の赤ちゃん版です。依存と自立，人間の永遠の課題である，頼ろうか，自分1人でやろうか，頼りたい，でも1人でやりたいという依存と自立の葛藤が1歳半から2歳半にかけてわいてくる。昔はその時期に，本当にケガをするのではないか，生き延びられるか，肺炎になるのではないかと思って心配しましたから，どんなわがまま坊主だって平気だったし，第一母親たちはたくさん子どもを産んで育てていたから恐くなかった。こんな子どもの「ウン。ウン」というものも，おもしろくてかわいくて，それが母親の喜びでした。

　でも，今は母親は24時間，マンションの何階かに缶詰です。1970年代にイギリスでは，『マンションの高層住宅に住んでいる子どもは心身症になりやすい。母親もノイローゼになりやすい。人間の命というものは，地続きで，できる限り泥くさくて開放系で，ちょうど風通しの良い風が羊水のように吹いていて，そこからコケコッコー，ワンワン，ニャンニャンとか，人の声や動物の声や生きものの声が聞こえるようなところでないと育たない』という膨大な研究がなされていたので，イギリス政府は公営住宅は決して高くは建てない。ところが，東京などは，とくに大学卒の高収入の若い夫婦がマンションの上の方に住んでいます。これって本当に子どもによいのだろうか，母親に本当によいのだろうかと首をかしげてしまいます。つまり，日本は今，物質的にものすごく裕福になって贅沢になっている分だけ，生きものの泥くささが失われていて，赤ちゃんと子どもたちにとっては受難期だと思います。

　では，1歳半の子どもはどうしたらよいかというと，暴れ馬に対して大好きになってあげて乗ってあげる。一体になって乗ってあげる。羊水が絶対に隙間なくピタッと寄り添うようになって，一体になってあげるような感じがよいと

思います。ところがこの時期，母親自身が1歳半の時に乳児院だったり，母親を亡くしたりしていると，自分自身が寄り添ってもらえなかった体験が心の記憶系の深い井戸の中から揺さぶられてしまいます。つまり，赤ちゃんの存在は，それくらい私たちの中の赤ちゃんとしての記憶を揺さぶります。ですから，その時期に不幸な生い立ちを隠していて誰にも言えなくて押し殺していると，母親はハッと気がついた時には赤ちゃんの顔の上に枕を乗っけていて，赤ちゃんが窒息死していたということがあります。このことは保健師さんや保育士さんや，できるだけ世の中の人たちは知っていた方がよいことです。

　ある時どこかの新聞社から，「1歳半の赤ちゃんを布団蒸しにしたお母さんのケースがあった。先生，どう思いますか？」という電話インタビューを受けました。私は，「1歳半の時に，お母さんと2人きりというのは絶対に危ない。絶対に孤独すぎる。1歳半の赤ちゃんは人間として未熟だから，もうお母さんに憎しみも怒りもぶつける。それをまだ育児経験のないお母さんが見たら，お母さんはどうしてよいかわからない。ひょっとして私の育て方が悪いんじゃないかと思ったり，家庭内暴力の始まりかなんて思ったりして，クソまじめなお母さんほどいらだって目がつり上がれば，赤ちゃんは傷ついて，そしてお互いに生きるか死ぬかになってしまう。だから，そういう状況自体が無理なんだ。そして，その背景にお母さん自身が施設で育っていたり，自分のお母さんが病気だったりすることがあると，もう大変だ」という話をしました。そうすると，「先生，よくわかりますね。このお母さんは施設から出て，結婚したばかりでした」と言いました。そういうのは1つのパターンとして，みんなが覚えても良いくらいそこには1つの現実があります。

　多くの子どもたちは，とくに喜怒哀楽の感情が激しくなる1〜2歳児の時に，暴れたらおじいちゃん，おばあちゃんにメッとにらまれたりします。それから，母親が下の子のお産のために消えてしまい，そして赤ちゃんを抱いて帰ってきた時に，この1歳半，2歳の子どもは何を感じるかというと，母親に裏切られると感じます。ちょうど思春期の赤ちゃん版です。自分の親友が別の親友と腕を組んでいた。あるいは自分の彼女が，あるいは彼氏が別の男（女）と腕を組んでいた。それくらい人間の赤ちゃん（1〜2歳）は，母親が大好きでたまらないのです。そして，惚れ込んで，惚れ込みきってしまい，3歳になると，母親の存在が現実に傍になくても，心の中に母親のイメージができて，母親そのものが自分の身体の中に生きています。ですから，3歳まで，とことんベタベ

タに甘やかしてしまう。つまり，子どもの気持ちをよく汲んで，子どもの気持ちに沿って，一緒になって暴れ馬を乗りこなすみたいに乗りこなしてあげる。そして，崖っぷちの方にかけていきそうになったらそっと手綱を引いて，「違うよ，違うよ」と言って，羊水のような感じにスーッと上手にブレーキをかけてあげると，母親のブレーキだったら聞くことができます。

　ちょっと前までガーッと言っていた子どもがいるとします。1歳半で，この台の角に頭をぶつけたらこの台の角が敵です。ギャーッと泣きます。それを母親が，「痛いんだね。痛いんだね。痛いの，痛いの，飛んでいけ」と言ってあげると，それを10回やれば，母親がいない時にぶつけても1人でギャーッと泣いて，そのあと自分で「痛いの，痛いの，飛んでいけ」と言えるのです。それは，「『痛いの，痛いの，飛んでいけ』と言ってくれたお母さんがいた」という，その素敵な記憶を赤ちゃんは宝にしているからです。

　私は今，フッと思い出したのですが，うちの息子が3歳半の時，うちの娘はまだ0歳でした。娘が何かに乗っていて，そして食物を落っことしました。食物を落っことした時に，私がたまたま普段よりもとびきり上等の声で，「ああ，落っこっちゃったね。大丈夫だよ」と言ったのだと思います。それを聞いていた息子は，下の娘に，「良いなあ。わざと落としたんじゃないかい」というふうに言いました。それくらいうらやましかったのです。それくらい失敗した時の母親の優しさというものは，子どもの心の中に残っていくのです。失敗した時に，「それでいいの。子どもは失敗するものよ。失敗しながらだんだん賢くなってね」という感じを積み重ねていくと，子どもは人生の挫折に強い人になっていきます。挫折して，全財産が盗まれた，あるいは彼女に逃げられた，その時に自殺を考えません。もう泣いて泣いて，あるいはふり返って何日か経つと立ち直りが早くなります。トラウマがどんなに深くても，立ち直っていくしなやかさ，これは羊水のようなお母さんの温かさ，そして，デーンとしている父親の父性があるとうまくいきます。

　こういった乳幼児期を過ごしそこなった子どもたちが，拒食症などになって私のところへ来ます。拒食症は食べなくなることによって，脳の中に麻薬が出ます。その子にちゃんと食べさせて身体が回復しますと，1〜2歳の赤ちゃん性が出てきます。そうすると，「てめえ，バカヤロー！　ふざけんな！」という感じで，母親に突っかかっていきます。その時に母親が負けていたらダメなので，母親が，「あなた，食べる食べないでやらないで，ともかくもっと本音

を言いなさい。お母さんが昔恐かったというんだったら，それを言えばよい。だけど，食べる食べないでやったって，お母さんはびくともしないよ」という感じで，家でやっていただきます。そうすると，家中のものを壊す場合があります。だけど，羊水である母親はすぐに子宮壁である父親に携帯で電話して，「今日，家中のものが壊れちゃった」と言います。そうすると，父親は，「わかった」と言って早めに帰ってきて家の中を見ると，何と襖が破れていたりする。この時に，この父親は何を言ったかというと，「オーッ。やった，やった。やっちゃった。やっちゃった」と笑って，ビールをクックックと飲んで，「ああ，今日は1日，みんな頑張ったな」と，それで終わりです。そんな感じで治っていくのです。これがまた，思春期の父性だと思います。

　子どもの心，あるいは私どもの心でもよいのですが，健やかな心を図で整理しますと，安心して生きていること，安心して自分のふるさととの関係があること，小さい時は母親と父親に愛されているという家庭の港があったら，今度は幼稚園—そういう集団はいきなり太平洋ではなくて瀬戸内海だと思います。瀬戸内海にも懐の深い港があって，そこには優しい先生やしっかりした園長先生や，いろいろな大人がいて，そして地域社会も瀬戸内海だと思います。広島の瀬戸内海のようなところでよりスケールの大きいふるさとをもつ。そして第2段階の思春期は2回目の幼児期だと思います。思春期の10歳は，「10－10＝0」，大人の0歳，大人の赤ちゃんです。ちょうどホルモンが出てくる思春期の10歳の入口くらいが，今と同じことがそっくり出てきます。くり返されます。ということは，乳幼児期に，仮に厳しくしてしまったためにおとなしすぎたお子さんも，「思春期にもう1度本音をよく出しなさい。出していいよ。大丈夫。お父さんやお母さんたちは成長したから」という形にしますと，泣いたりわめいたりしながら，もう1度，大きな脳みそを作っていきます。

　そして，安心して甘えることと，それから次には弱音がはけることです。ごねられること，それから自己主張ができることです。「自己主張？　わがままじゃないの？」と言うのですが，ちょっとそれは違うと思うのです。皆さんが，もしテレビを見ながら画面の中で素敵なドレスを着ている人が来て，「うわっ，格好良い服だわ」と言って，次に今度はスイスのアルプスが出てきて，「ああ，スイスのアルプスに行きたいわ」とご主人に言ったとします。そのときにご主人が，「ああ，本当にきれいな服だね」「ああ，オレもスイスに行きたいな」と言ってくれれば，それで良いわけでしょう。その時に夫が，「なんだ，俺たち

はローンがあるじゃないか」と言ったら，夫婦の100年の恋も覚めてしまいます。つまり，響き合いがない，触れ合いがない。何もスイスに連れていけと誰も言っていないのに，そのときに「なんだ，おまえは」などと，チャンスとばかりにキレてくる夫だったら，「ようし，あと5年間の計画で，そして経済的に自立して離婚してやろう」という感じになります。

　そういう母親たちだらけです。最近の熟年離婚にはわけがあるのです。人間として扱ってくれない，「誰に養ってもらうんだ」と言われると，「『じゃあ，誰に飯を作ってもらって，あなたの細胞は誰が作ったご飯でできているの？』と言いたいわ」みたいな感じの女性の言い分があるわけでしょう。

　家庭の中で，いろいろな響き合いが起きているのですが，不協和音があると子どもたちは，父親と母親の仲が悪いのが一番辛いのです。父親と母親の仲が悪いと，子どもは一生懸命に百点を取ります。だから，よい点を取ったらひょっとして私たちが夫婦喧嘩をしているから，子どもがエンターテイナーやよい所をもってニコニコさせようとしているのではないかなとくらい勘ぐってください。それくらい子どもは気を遣います。

　子どもは10人いないわけです。3人もいないわけです。子どもが3人いると，子ども集団ができるけれども，2人ですと，男の子の1人っ子，女の子の1人っ子になったり，あるいは男同士，女同士2人になったりします。そして2人同性ですと，世間や母親が比べる。だから，子どもはもう地獄です。昔みたいに本当は子どもがたくさんいた方がよいのです。でも，産むことができません。日本の家屋は小さいし，旦那の稼ぎが……という感じで。ではどうすればよいかというと，1人っ子のお家は，家を開放すれば良いのです。

　私の家は，男1人，女1人です。1人っ子がダブルでしょう。わが家を開放しました。借家でしたけれども，昼間私がいない時に，「ここで子ども文庫していいわよ」と言って，横浜の野毛山動物園から300冊，ご近所のお母さんと一緒に絵本を借りて来まして子ども文庫をやりました。そこから，母親同士が仲良くなりました。専業主婦の母親たちの応援があったおかげで，うちの子たちもたった2人っ子なのですが，路地の子どもたちと親戚のように，血のつながらない地面のつながった親戚のように育ちました。

　人間の子どもには，このような地続きの関係はすごく大事です。「チチ」と書くのがあるでしょう。お乳というのはおっぱいのことで，母性のことです。だけど，「チチ」は父親の父性のことでしょう。それから血のつながりという

ことでしょう。地面のつながりでしょう。人間というのは，仮に血のつながりがなくても，地面のつながりがあればやっていける。それから，母性がもし弱くても父親の父性が温かいことで補われるといったように，何重にも守りがあります。その守りがある時に，人間の赤ちゃんは安心して本音を出していって，楽しければ喜び，嫌な時には嫌な顔をして，悲しければ泣くということをしていてくれれば，しゃべらなくてもわかります。言葉を使わない言語的な交流が可能です。

　そういうことをよく楽しんで見抜いていく母親や父親になって欲しいのです。母親や父親の心の根っ子が冷たいか温かいかをていねいに見ていって，「今日，あの人はイライラしているな。今日は何か冷たそうだな。しょうがないわ。私も働いているけれども，仕事をちょっと遅らせて，『いってらっしゃい』と，ちょっとたまには言ってみようかな」というふうに送り出したら，共働きでも専業主婦と変わりなく，奥さんの優しさに送られて，ご主人が出かけることができます。

　そういうことを実は私は実践しています。「私は実践しています」というとちょっと威張っているみたいな感じですけれども，最近になってみて，やっと気がついたということです。子どもがいなくなりまして，自由になったかと思ったら，中年期に入ったパートナーがいます。中年期に入っているパートナーは大変です。中間管理職であったり，それから古い時代の教育を受けていますから，男だというので，かなり我慢しています。中年期の男性こそ，私ども40歳代，50歳代の女性の本当の優しさに触れてみて，そして「オーッ，この優しさは！　やっぱりおふくろよりもうんと優しい妻がいたんだ」というふうに発見させてあげたらどうですか。

　ところが，「民主主義だ。男女同権だ」と言って，女性たちがやけにきついのです。あのきついのが，帰宅恐怖症候群とかを作っているのではないかと思います。女性がきつくなるのは，男性が女性に「ご苦労さま」と言ってくれないからです。つまり，女性が淋しいわけです。

　私たちは，世間が恐くて両親の喧嘩が恐くて，人に叱られるのではないかと思ってビクビクしながら，心の奥の方に本音を押し殺してしまって，お利口さんにしていれば，うまくいくのではないかという未熟さを身につけてしまっていないでしょうか。

　私は子どもを育てている日本の母親たちが，どうしてもっとわが子のために

発言しないのかと思います。わが子のためにというのは，先生を叱るとかそういうことではないです。「うちの子どもは私に似てゆっくりです。ですから，体育はどんなに頑張っても5段階でしたら1しか取れません。1は，うちの子にとって5に等しいです。ですから，そんなにキリキリと怒鳴らないでください」というふうに言ったらどうでしょう。そういうことを私はどんどん言っていったらよいと思います。

息子が初めて学校に入った家庭訪問の時には，私はどんな先生かと思って張り切っていました。その先生に言ったことは，「先生。先生が通信簿に3をつけたら，先生の指導が3だと思います。先生が2をつけたら，先生の指導が2だと思います。あっ，違った。うちの息子と先生との関係が2と思った方がよいのかな。まあ，いずれにしても先生，子どもって無限の可能性があるので，点数なんかつけないでください。点数をつけてもよいけれども，少なくともうちは小学校の間は通信簿を見ません」

本当に見なかったです。ですから，子どもが出し忘れました。とくに冬場は学校が終わって，冬休みになったとたんにスキーに行かなければいけない。一刻も早くスキーに行かなければいけない。スキーに行く荷物づくりは大変です。ですから，子どもがうっかり通信簿を出し忘れていて，3学期の朝，大慌てです。「お母さん，ハンコ，押してよ」「見てないじゃないか，おまえは」みたいな感じで，やられてしまうわけです。「ああ」などと言って，中を見ずに判をポンと押して終わりです。通信簿など夫は1度も見ていないです。「だって，うちの子は私たちが点をつけるもん。うちの子はオール5だもん」という親バカがいるわけです。そういう親バカみたいな羊水，子宮があったら，子どもはどんな子どもだって，つぶされないでいくのではないでしょうか。

子どもをけなす，比べる，脅す，決めつける，からかう，約束を破る。これは止めましょう。これはビジネスの原理ではとてもよいです。品物をけなす，比べる，「こんなもの，買わないぞ。これは返すぞ」と言って脅すと，メーカーは一生懸命に向上してよいものが作れて，そして安くなっていきます。しかし，ビジネスの原理は育児の原理と相容れないのです。どんどん仕切っていくことは，うまくいかない。それを思うと，なぜ保育士さんの子どもたち，先生の子どもたち，医者の子どもたち，裁判官の子どもたち，警察官の子どもたちが心の病気のリスクを持つのかというのがよくわかります。ですから，心のことを専門にしている人たちは気をつけてください。ただの自分になって，ただ

の羊水になって，ポヤーンとしなければ親にはなれないということです。親であることは，学歴とは関係ありません。

X　かけがえのない命の原理

　私は最近，すごくうれしかったことがあります。それは今年のノーベル化学賞を受賞した田中耕一さんのことです。田中耕一さんという人は本当にすばらしい人です。今年一番印象深かったのは，田中耕一さんのインタビューです。田中耕一さんは学歴とか，何か肩書きがあると自分の好きなことができないので，そんなものはいらないと言っているわけでしょう。今朝私が，「広島に行く」と言ったら，「おい，おまえ，広島に新幹線で行くのか？」というふうにパートナーが言いました。「ううん，飛行機で行くんだけど」と言ったら，「ああ，なんだ。田中耕一さんは新幹線で東京に行ったんだよ。ノーベル賞をもらったおかげで，生まれて初めて新幹線に乗ったというふうに言ってたよ」と言いました。その時にお互いに言ったのですが，あの田中耕一さんね，あの人は，インタビューに「今，やりたいことは何ですか？」と聞かれたら，「早くここから抜け出したい」と言いました。早くこんなインタビューから抜け出したい。それはそうでしょう。あの人は有名なんかになりたくない。自分が本当に生まれて一番やりたいことをやっていて，そして彼の脳は永遠にどんどん子どものように成長し続けるのではないかと思います。

　ビジネスの原理で品物が売れて，日本は高度経済成長を遂げましたけれども，これが家庭の中にもちこまれたら大変です。もし夫が帰って来てあなたに向かって，「おい，おまえ。何だ，この掃除の仕方は。ホラホラホラ」などと夫に言われたら，私はもう「自分で掃除しろ！」と蹴飛ばします。それから「隣の奥さんの方が何か優しい声で送ってくれるな」と言ったら，「ああ，隣の奥さんと結婚しろ！」と言います。夫にやられて嫌なことを，どうして私たちは子どもに言うのか。それはやってはいけないわけです。ましてや，子どもにとってみれば，母親も父親もすごく大事なすごく信頼している人でしょう。だから，子どもこそ私たちの未来であり，本当に純粋な感性の持ち主ですから，うっかり罵倒したら一生覚えています。そういうことを気をつけないといけないと思います。それから約束を破ることはダメです。約束を破ったらすぐに謝りましょう。

そこで，これは簡単な図ですが（図1），先ほど「オレたちの子だよな」と言った父親はおそらく小さい時から，田中耕一さんみたいにありのままの自分としてかわいがられて，背伸びもさせられないで，生き生きとのびやかに自分からわいてくる意欲，感性，要求で，甘えたいときには甘え，自分1人でやりたいときには1人でやったりしながら，遊び，仲間と喧嘩したり，仲良くしたりしながら大きくなった方でしょう。そういう方はいざとなった時に，たとえば直下型地震が起きた時に，ハッと自分のことではなく妻のことを考えることができるわけです。そして，かばうことができるわけです。

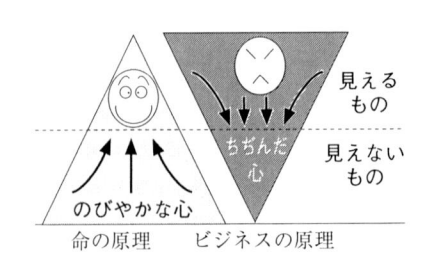

図1

ところが気をつけないと，私たちは点線の上の目に見えたところで比べっこをしている社会です。あの人の収入はどうなの，着ているものはどうなの，学歴はどうなの，器量はどうなの，能力はどうなの，資格はどうなのということで，目に見えたところで比べっこしていると，逆三角形型の心の人は，その上だけ比べていると立派そうに見えるけれども，緊張した顔をしています。こういう緊張している人がひとり家にいると，家庭は得てして，逆三角形になりがちです。そうなると何が悲劇かというと，一番土台の本音のところが未熟になってしまうわけです。富士山型の心の人は，12歳であれば，12歳なりの本音とそれから社会性をもっています。だけど，逆三角形型だと，どういうことが起きるかというと，その人が12歳だとしたら，「12歳＋12歳＝24歳」，24歳並みの世間体，お行儀や能力が高い24歳並みの能力をもっている人が，実は心の奥が12歳ではなくて，「12歳－12歳＝0歳」，0歳並みのキレやすさ，0歳並みの嫉妬心，0歳並みの怒り，そういうものをもっている場合があります。

私がそれですぐに思い浮かぶのは，ヒトラーです。ヒトラーは世界制覇を夢見ていましたが心根は恐がりの劣等感の塊でした。日本人の一見，有能に見える男性の中にも，そういう人たちがいっぱいいます。そういう人たちを見抜いて，私たちは伸びやかな富士山型になって，そういう人たちをもう少し大人にしていかないと，日本は大変になると思います。

XI　世代間伝達と心の病

　現代の母親は孤独です。母親は，赤ちゃんが自分の孤独を感じているとは気がつかない。父親もボロ雑巾のように疲れ果てていると，夜中に夜泣をしている赤ちゃんに「うるさい」と怒鳴ってしまう。その時に母親は「ああ，この人を選ぶんじゃなかった。私は男を見る目がなかった」と本気で思います。これでは大変です。育児をしている時には，自分がされたようにわが子にするという『世代間伝達』の問題があります。かわいがられた母親，泣き虫だけれども「おう，よしよし」と言ってもらった母親は，わが子の泣き声を聞くと，「おう，よしよし」と言ってくれた母親を思い出します。そして，泣いていた自分と，「おう，よしよし」と言ってもらった自分を思い出して，その愛おしさからわが子がますますかわいくなるわけです。ですから，人類を幸せにしていくには，赤ちゃんと母親を幸せにしていくことが一番よいことなのです。予防精神医学は，母親と赤ちゃんを幸せにしていくことに尽きると思います。

　ところが，日本には「見ざる，言わざる，聞かざる」で，日光のお猿さんではありませんけれども，見えても見えないふり，聞こえても聞こえないふり，そうやって本音を押し殺せという至上命令がありました。これは貧しい日本がヨーロッパの列強から生き延びて植民地にならないために，みんなが自分を捨てて一丸になるために仕方がなかった。その結果が第二次世界大戦です。その結果，原爆が落ちたわけです。

　その痛ましいトラウマを誰よりも知っているのが，広島の皆さんです。皆さんのご両親の世代はすごく理不尽な国家間の虐待にあったわけです。だけど，多くの人々がみんなそうだったのです。そして，墓場まで持っていってしまっているわけです。何を持っていっているかと言うと，自分たちのトラウマをあまりにも痛ましいから，わが子たちに話していない。でも，そうではなくて，トラウマというもの，負の体験というものは，しみじみとふり返ってねぎらってもらったり，温かくもう1度包み直してもらったりすると，本物の肥やしになっていきます。ちょうどブドウの実を踏んづけられて，踏んづけられたままではダメだけれども，そこにブドウの酵母，ワインの菌が入りますと，ワインの菌というのはお互いにねぎらい合います。それが入っていくとブドウ酒になっていくように，トラウマから肥やしができたり，トラウマから本当にブドウ

酒ができる。だから，家の恥，個人の恥と言わずに，お互いに恥をさらけ出していくことが大事です。

というわけで，多くの母親たち，とくに真面目な母親たち，自分の本音が出せない母親たちは，育児をしながら恐い体験をしています。実は自分の母親が犯罪者だったとか，実は自分の父親が倒産したとか，それを夫にも言っていないとか，いろいろなケースがあります。そういう母親たちはものすごく暗くなります。私自身が小児科のまっただ中で診療していてわかったことは，その背景には，赤ちゃんや子どもたちのおじいちゃん，おばあちゃんの戦争体験のトラウマが，子どもたち，息子や娘たちを必要以上に生真面目な人間にしていて，育児の喜びを味わえないために，孫の世代が不登校になったり，拒食症になったりしていることがわかりました。

丸木俊さん（1912-2000）は，親戚が広島にいたために原爆が落ちた6日後か何かに広島に来て，自分の目で見て，そのあと一生，原爆の図を描き続けた人です。俊さんの原爆の図の中の端の方に，赤ちゃんを抱く母親がいます。母親が命をかけて赤ちゃんを抱こうと思っても，母性がいくら強靭であっても国家という父性が戦争をしている時には，母親はわが子さえも守れない。

そして，自分は死んでもわが子だけは生き延びてほしいと思って，水に飛び込んだ。飛び込んだ水から出て，火が消えてみたら，赤ちゃんは死んでいた。これを私どもに伝えているのだと思います。「文明などに頼ってはいけない。もっともっと素朴な命を本気で守る私たちになっていかないと，これは繰り返すぞ」と言っているのだと思います。その通り，今や世界中に核爆弾が置かれて，核戦争の危機を孕んでいます。

そういうわけで，日本は残念ながら，戦時中のトラウマを受けているおじいちゃんとおばあちゃんとの間で体験が違います。日本は，残念ながら生き延びるために戦争をしたために，日本の夫婦の性の問題はすごくすさんでしまいました。（本書154-158頁参照）

その結果が今，世代間伝達して援助交際が起きています。女の子たちが，今度は男を手玉に取っています。これは悲しいことです。その子たちがやりたくてやっているのではないのです。その子たちは孤独です。おじいちゃんとおばあちゃんが仲が悪かったのを見て育った息子たちは，自分を産んだ母親を幸せにしようと思って，母親との心の臍の緒が切れない。そうなると，おふくろの味が一番よいと思うと，妻に自分の本音を出して妻をけなすことになる。する

と，妻はおもしろくないから，自分の子どもにのめり込んで，夫婦の関係がまた冷たいまま次の世代に行く。そういうふうにして，男女のちぐはぐな関係がどんどん世代間伝達しているのが日本の現状です。

　日本は父親と母親が幸せでない中で，子どもたちが家族の危機を知らせるサイレンを鳴らしてくれていて，その1つが拒食症なのです。決して父親や母親の育て方が悪いのではありません。父親や母親自身が，豊かで幸せな「父」や「母」になっていけるようなモデルを子どもの時に見ていないのです。それも社会の変動，時代が悪かったのです。ですから，私どもはそういう父親や母親たちを応援しているのです。

　「よく生き延びてきた」ということを，ふり返ってしみじみと感じます。私は54歳ですけれども，私より年配の方々もしみじみと自分をふり返ってください。よく生き延びたと思うでしょう。戦時中も，戦後も大変でした。私も戦後の共働きだった母親として，今，不器用なりにも自分としては精一杯やったと思います。だから，自分にはご褒美を心の中でひそかに与えるようにしています。しみじみふり返ると，やっとバツ印が丸に包まれて，肥やしになっていくのです。私どもが優しい先輩になっていかないと，若い世代がかわいそうです。若い世代にとって世の中は大人中心の社会でしょう。電車の中で子どもが鳴き声をたてただけで大人の目がカッと赤ちゃんの方に向いたりします。もうそれは止めましょう。赤ちゃんの泣き声が聞こえたら，「ウワーッ，かわいい泣き声だ」と誰かがつぶやけば，そのバスの中や電車の中がみんなよい雰囲気になると思います。

　大事なことは，向き合っていくことです。血のつながらない保育士さんと赤ちゃんでも，赤ちゃんは保育士さんが素敵な人だということを文句なく知っています。赤ちゃんはよい人に反応します。そして，これは理屈を抜きにしてこの素敵な人は，母親と父親が選んでくれた人だと思っています。子どもは，学校の先生が意地悪だったら，それは父親と母親が選んだと思っています。ですから，意地悪な先生だと思ったら，母親が行ってその先生をほめなければいけません。そして，その先生の心をほぐして，「私どもは先生を応援するから，先生も心を大きく持って。先生が子どもと楽しく過ごしてくれれば，私は満足ですよ」と応援しなければいけないと思います。

　赤ちゃんは，出会った人の顔の中にどんな顔を見るでしょう。「泣き顔」を見るか，「仏頂面」を見るか，「ニッコリ笑っている顔」を見るか，それが心を

作っていく勝負です。これはどこでも瞬時にして起きることです。今日，家に帰って「ただいま」と言った時に，奥さんがまたは旦那さんがあなたを見た時，あなたはどちらの顔をするでしょうか。「洗濯物，干しておいてくれた？　干しておいてくれなかったの？」などとやらないでください。だって，人生なんて短い。もう，私たちは泡みたいな存在でしょう。だとしたら，ニッコリ笑って，露と消えていった方がよいのではないですか。

　私たちは大人として大人の実力を子どもに見せたい。援助交際をしている若者たちに，「そんなことをしなくても，もっとおもしろいことがあるんだ」「もっと本当の出会いがあるんだ」ということを教えたい。教える時に一番大事なことは，個人プレーをしないことです。「私が正しい」のではなくて，もし母親の場合だったら，「私はね，こんなすごいお父さんに支えられているのよ」と言って，瞳の中に父親の姿が見えることが大事です。母親である皆さんの瞳の中には父親を格好良く映し出して見せられますか。それから父親は，自分の瞳の中に，「おまえ，お母さんにたてついていて，『クソババア』なんて言っているけれども，俺にとっては世界一の女性だ」と言うことができますか。

　それがある時は，母親も父親も頑張れるし，子どもたちは，「ウワーッ，素敵だな。こんちくしょー。僕はお父さんよりももっと格好良い男になって，お母さんよりももっと素敵な女性と結婚してみせる」。娘は，「お母さん，良いなあ。やっぱりお母さんはずるいな。お父さんは私の方が好きだと思ったけど，お父さんはお母さんなのか。チェッ，私はお母さんより素敵な人になって，お父さんより素敵な人と結婚するわ」というふうに前向きになってくれると思うのです。

　ですから，私たちが何をしなければいけないかというと，自分自身の幼児性を見つめ直すことが必要だと思います。私どもの心の中の赤ちゃんはどうですか。健やかですか。心の中の母性はどうですか。心の中の父性はどうですか。もう30歳代を越した人は，そろそろこの自分の中の「赤ちゃん性」と「母性」と「父性」をふり返っていく必要があると思います。

XII　最後に
──忘れられぬ人々──

　最後に，実際に私に教えてくれた人たちについてお話をしましょう。まず，

イギリスのアーバーズ教会の統合失調症の女性です。アーバーズ教会では「患者さん」と呼ばずに,「お客さん」と呼んでいます。お客さんに対して,ホテルのような部屋を用意していて,3人のスタッフで迎えます。統合失調症の人は,年に何回か急性の不安状態が起きます。これは一種心の嵐です。季節が来ると必ず来る嵐です。その時にこの人が電話をして,「そろそろ嵐が来た」と言うと,「じゃあ,トランクを持っていらっしゃい」と迎えて,3カ月ほどの間ここで過ごします。ここは,泣いても,わめいてもよい,救急センターです。急性錯乱状態で来る急性のセンターでは,ほとんど薬を使わずに,人手で話し合っていくというシステムです。

この人が私に,「私の部屋にいらっしゃいよ。日本から来たの? 私はね,自分の嵐がもう自分でわかるようになったから,嵐の時にここに来て,大好きな絵を描いているの」というふうに言っています。それから,拒食症の女の子です。体重が40キロだったのが20キロになってしまいました。結婚もしていない小児科の先生が真心をこめて,ミルクを飲ませるみたいに食事を介助しています。今,慶応病院の小児科では,若い先生たちが3度の食事を心を込めて食べさせています。これは,スプーン・フィーディング(spoon feeding)といいます。

だんだん身体が回復してきたら,先ほど申し上げたように,赤ちゃん性が出てきた時に,看護師さんも一緒になって,おんぶ,抱っこをしています。そして,もう1度,心の中を炊き上げています。私はこういうふうに言っています。「あなたはよいお米よ。あなたのお父さんもお母さんもよい炊飯器よ。お母さんもお父さんもあなたを洗って,よいお米を炊こうと思って炊飯器のスイッチを入れたけれど切れてしまっていた。うまく炊けていると思っていたのに。ところが,自分の中に芯があることはあなただけが知っていたのよね。なぜ芯が残ったと思う? それはね,私たちが作り出している社会の電圧が低いのよ。社会が犯人探しをしたり,競争したり,比べっこをしたり,どうでもよいことで噂話をしたりするからね。電圧が低い社会だってことは,あなたが誰よりも敏感な子だからわかったのよね。だからもう1度,本音で自分を炊き上げてごらんなさい。私たちは冷凍卵だと思って,冷凍卵をもう1度孵化するような気持ちで何年でも付き合うわよ」と言っています。拒食症の子どもは一度引き受けると,治療に7年間は絶対にかかります。

ある女の子が弱視のために,里親のところに行きました。この里親にはすで

に 3 人の子どもがいました。誰かが今，この子を引き受けなかったら，もうこの子は一生施設だよというふうに言われて，この母親が引き受けました。この母親のもとできれいに赤ちゃん返りをしているところです。この父親と母親は看板屋さんです。育て上げた息子さんが今，24歳です。その息子さんに，この間，心理学者たちの前で話をしてもらいました。子どもたちは父親，母親から 5 歳の時に本当のことを知らされています。本当のことを子どもに告げてどうなったかと言うと，正直な話し合いができる親子になりました。父親から，こんな話を聞いたそうです。「子どもたちはもうすっかり忘れているだろうけれども，僕にこんなことを言ったことがある。ある日，3 人のうちの 1 人が，『お父さん，僕たちはいらない子だったの？』と聞いてきた。とんでもないと思ったので，『生まれたら人間だ。人間はみんな同じなんだ。いらない子どもなんて世界中にどこにもいない』と言ったんだよ」と。

それから，地域社会にも全部ありのまま言ってありますから，小学校 5 年生の時にやはりいじめられたわけです。息子さんは覚えていなかったそうですけど。子どもは「もらわれっ子。親なしっ子」といじめられて，しょげて帰って来ました。母親はしっかりと抱き止めました。その時に，母親は何て言ったと思いますか。「本当のことだから，いいじゃないの」と言いました。次の日，母親は学級会に行って，「本当のことを言うのですからかまいません。うちは真実を語り合って，本当のことを言うというところから親子になった家族ですからかまわないです。けれども，自分が言われたらどう思うかくらい考えてくださいよ。想像してくださいよ。そういう想像力のない子どもたちに，お母さんたちは育てないでくださいよ」と言いました。それで終わりです。

ある赤ちゃんが生まれた時に，小児科医ははっきりと真実を告知しました。「この赤ちゃんは，まずしゃべれないでしょう。まず歩けないでしょう。18番目の染色体の異常があるわけです。そして，あなたに向かって，言葉で語りかけることもないし，1 歳で亡くなるかもしれません」と。この母親は，その日から眠れなくなりました。目がらんらんとし，ギラギラし，おかしくなりました。そこで，私はポケットベルで呼ばれまして，私が会った時に，母親は発狂寸前でした。かわいそうでした。私が，「食べられないの？」と聞くと，母親がうなずきました。そして「眠れないの？」と聞くと，また，うなずきました。母親には私が人間としてまだ見えていないなと私は思いました。そこで私は，「あなたと私の間には，黒雲と悪魔がいっぱいいて，恐いのね」と言いました。

母親は，うなずきました。「あなたは今，わが子のために闘っているのよ。これが母親になるっていうことなの。これが親心なのよ。あなたはもう食べている暇がない。眠るどころじゃない。わが子を救いたくて，今，必死なんでしょう」と私が言ったら，母親は初めて私を1人の人間として認知してくれました。「悪いことは言わないから，眠剤を飲んでちょうだい。お薬を飲んでちょうだい。そして，生き延びてちょうだい。あなたの声，あなたの匂いを待っている子がいるのだから」と言って励ましていきましたら，この赤ちゃんが母親をじっと見るようになりました。

　そして，今日，10月30日は，この子の誕生日です。今年で2歳になりました。この子は今，母親にとってはかけがえのない喜びです。よく笑います。ものごともよくわかります。人間として立派に生きています。生まれたらみんな人間だなということがよくわかります。

　それから，小さい時からカメラが大好きな自閉症の子がいました。この子の母親は，離れ島で育った素朴な母親でしたけれども，「いろいろな障害児教育が厳しすぎる。やらせすぎる。この子のやっている姿を見ると，ロボットみたいだ。本当の喜びがあるような感じで，ゆっくりペースでやればよいじゃないか」と感じている母親でした。子どもは今35歳くらいで，りりしい青年です。私は小さいときから診ています。今は1人の人間としていろいろな仲間がいた方がよいということで，自閉症児の施設にいます。その施設の先生が母親から聞いた情報どおり，この子は色に反応します。この子は言われたら言う通りにやるけれども，顔がとたんに死んでしまう。だから，この子が自らの意思で絵を描くように，何年かかってもやってやろうと，この先生は部屋中にクレヨンや色鉛筆を置いて，自分自身がウワーッと楽しそうに描いて見せました。この子は色が好きだから，自分も描きたいから，イライラして爪をかんだりしながら，先生の見本を見ていました。そうしたら，何と2年後に描き始めたのです。

　その時描いた絵を見ると，この子は心の中にふるさとがあって，この子を母親が守ってくれ，近所の人が守ってくれている。愛されるふるさとがあり，心の中にその実家のイメージをたくさんため込んでいたことがわかります。殻を破ることを手伝ってくれた先生のおかげで，今や障害者のアーティストです。

　最後に，私が育てた中学生の女の子についてお話しします。彼女は「先生，私，よい人生を送っているよ」と言います。12歳のときに幻覚妄想状態にな

りまして，そして温かいお母さんが丸1年冬眠させましょうと言って，家でこんこんと寝かせました。ゴロゴロさせました。そして，全然プレッシャーをかけなかったのです。

そうこうしているうちに，私どもの地域で一緒に子育てをした母親たちが作業所を作ってくれました。作業所とか，グループホームを作りました。そして，今や綱島（横浜市港北区）という普通の繁華街の前に喫茶店を作って，そしてその奥にはパン工場，ケーキ工場もあります。そこで，胸を張って，楽しそうに生きています。

というわけで，私はいろいろな人たちから人間として生まれて生きて，そして次にバトンタッチをしていくという喜びを教えていただきました。皆様もご自分の生きた分の人生だけ，豊かな宝をいろいろな出会いでもっていらっしゃると思います。それをみんなでチームワークとして出していって，羊水と子宮のような地域のネットワークをぜひお作りいただければと思います。

（平成14年広島市精神保健福祉センターにおける講演）

あとがきにかえて

　本書は，私が日々，診察室で悩みや症状を抱えた幅広い年代の子どもと家族から学びつつ考えたことをまとめたものである。診察室で朝から夕方まで過ごす凝集された時の流れの中で，特に理不尽な状況に押しつぶされかけながら，受診してくる方々との出会いには，人間の心の底力について深く考えさせられる。

　臨床35年目になる今，私には，「子育て」とは「子どもが親を育てること」に思える。子どもと日々誠実に向き合うことにより，予想外の思わぬ自分に出会いながら，人はより内省的に己を見つめ成長させられていく。個性的な資質の子どもとの生活において，親はなおさら子どもにより深く育てられることであろう。

　そのことを考えさせてくれるケースを紹介しよう。10歳のひろちゃんである。ひろちゃんは7年前，3歳で受診してきた時，精神科医からの紹介状には「自閉症。自宅で育てるのは無理な異常さ。施設を紹介して下さい」とあった。

　ひろちゃんはデリケートでシャープな感性の持ち主。診察室で初めて出会ってすぐに，気持ちが通いあい，この子は敏感な資質に苦しんではいても"異常"ではないと診断した。はっとするような優しさを示すひろちゃんは，純金のような柔らかい感性の持ち主。おそらく周りの対応は冷たく硬いダイアモンドのように感じられ，傷つくのであろう。言葉の遅いひろちゃんは，自分のつらさをうまく伝えられず，泣き喚き，暴れて噛み付くほかないようであった。これらはしかし，発達障害の徴候ではなかった。

　初診時の私の所見に母親はもの静かにうなずいた。「ひろの気持ちは，周りの人にはわからないのです。だから私が味方になってやらないと」。ご近所からもキレやすいおかしな子，と嫌われ，母子は孤立した日々を送っていた。「ひろは悪くないです。きつい言い方をされるのがいやなだけです。気持ちをわかってくれる人には穏やかです」と，母は冷静に観察し丁寧に応じていた。

　しかし敏感なひろちゃんとの生活は大変で，母親はしばしば胃潰瘍をわずらっていた。「大丈夫？」と私が案じると，母親は寂しそうに呟いた。「私は満身

創痍です。敏感なひろはかっとなる。すると世間が冷たい目で非難する。ひろをかばう私は，背中に何本も槍をさされるのです。でもひろをわかってやれない時，ひろは裏切られた，というように怒る。そんな時ひろを抱きしめながら私は，前からも槍で刺されるのです」。

このつらさを抱え続けながら，母親は粘り強くわが子とかかわりを深めていった。小学校に入り，友となぐりあいの喧嘩をして帰宅するひろちゃんを，母親は叱るかわりに，「どうしたの？　ひろがなぐるには必ず訳があるでしょう？」とありのままを言っていいんだよ，という姿勢で，向き合い続けた。次第にひろちゃんは，学校であった一部始終を，そのまま母親に話すようになった。この丁寧なかかわりが積み重なるにつれ，ひろちゃんはかっとせずに，思ったことを言葉で上手に表現するようになった。

小学4年生になったひろちゃんは，今見違えるように穏やかである。いろいろなお友達と穏やかに仲良く遊び，成績もよく，自然なふつうの子どもである。「この子を自閉症だなんて診断したお医者さんがいたんですよね」と母親は当時をふりかえり，静かに微笑む。

誰にけなされようと，わが子を理解し続けたこの母親の地道な姿勢は見事であり，私はこの母親の子育ての原点を知りたかった。ある日私は尋ねた。「あなたの心には，きっといいお母さんが棲んでいるのね」。すると思いがけない言葉が返ってきた。

「母には何もしてもらわなかったんです。母は私が12歳の時に亡くなりました。実は私は母にお弁当を作ってもらったことも，服を縫ってもらったこともないのです。全部小さい頃から自分でやりました。母は私を産んでからずっと産後うつ病で精神病院に入院していました。

ものごころついて父につれられて母に会いにいく病院には，鉄格子があり，子どもごころに嫌でした。幼稚園のお昼には，私だけが菓子パンと牛乳でした。お弁当を作ってもらえない私に，幼稚園の先生はいつも冷やかだったのを覚えています。姉は成績もよく，先生や近所の人にほめられたけれど，私は暗く，できも悪く，無口でいつもいじめられていました。姉は近所のおばさんの前では私を可愛がり，家の中ではいじめました。私は小さい頃にみたくないものをたくさんみてしまい，人に期待もしないかわりに，恨みもしないようになりました。

そんな私のよりどころは母でした。病院の母に会いにいくと，母はしずんでいる私に，『お前はお前でいいのだよ。お前にはお前のよさがあるのだよ』と

優しく言ってくれました。何もしてくれない母だったけれど，母のこの言葉で私は救われ，生き延びることができました」

　この母親の話は，私には目から鱗であった。世間の一般通念からみれば悲惨な子ども時代である。世の中からはうつ病で育児放棄とみなされる実母を，女子であったこの母親は，かけがえのない実母として，寂しい時に一途に会いに行ったのである。そして限られた面会時間の中で，自分が母親に愛されていることをはっきりと確認し心に刻み込み，再び孤独な世界に戻っていったのである。

　子育ては子どもが親を育てる。育てにくいひろちゃんを育てながら，母親がさらに親として育てられたことは間違いない。しかしこの母親は小さい頃，自分の面倒を見てくれる母親は家にはおらず，子どもの自分は素手でありのまま生きるしかなかったのである。限られた時間の中で，寂しい自分としっかり向き合い，ありのままを肯定してくれた実母の，優しい声と眼差しを，母親は忘れることがない。

　この無口で寂しげな女の子は，精神病院の日常に沈殿していく実母を，母親として育てたのかもしれない。「あなたはあなたのよさがある」という実母の言葉を，心の中で抱きかかえながら，母親は，ひろちゃんとの辛い日々にも，ありのままを肯定し，かかわり続けることができたのであろう。この母親は子ども時代から，逆境の疎外感の中で，ありのままの自分と向き合い続けて育ち，うつ病の実母にも，異常といわれたわが子にも，深い共感を抱き続ける基盤をもてたのであろう。

　このような一人の無名の母親との交流から，私は生きた子育ての本質を無限に学ばせていただいている。あるべき姿やきれいごとの育児論では，掘り下げることのできない人間の底力を，逆境を素手で生き延びる子どもたちや親の中に見いだすのである。

　このたび世界乳幼児精神保健学会（World Association for Infant Mental Health: WAIMH）の，アジア初の第11回世界大会が横浜で開催されることになった。2008年8月1日から5日にわたり，みなとみらい「パシフィコ」で開催される。大会のテーマは，「赤ちゃんに乾杯！」Celebrating the Baby: Baby in Family and Cultureである。（http://www. waimh-japan. org/）。すべての人が赤ちゃんの時から祝福されるように願いながら，より豊かな子育て論を展開したい。

■初出一覧

子どもの心のケアと母子のコミュニケーション
  精神療法29巻5号「母子臨床の最近の動向」, 2003／『乳幼児：ダイナミックな世界と発達』「乳幼児精神医学から乳幼児精神保健へ」安田生命社会事業団, 1995,

成長・発達からみた思春期の特徴
  小児内科29巻4号, 1997

児童虐待と心的外傷
  臨床心理学3巻6号, 2003

子どもの心に影響を与える家族の問題
  小児科臨床54巻増刊号, 2001

乳幼児のプレイ・セラピー
  精神療法18巻3号, 1992

家庭内暴力への対応
  小児科42巻10号「家庭内暴力」, 2001

子どもの自殺企図
  小児内科32巻9号「自殺企図」, 2000

少子化時代の子どもの死
  『現代日本文化論6 死の変容』岩波書店, 1997

生殖補助医療で生まれた子どもの心
  助産婦雑誌56巻2号, 2002

転移・逆転移と世代間伝達
  FOUR WINDS NEWS LETTER 6, 2003

心のあけぼの
  『母と子・思春期・家族』金剛出版, 1998

子どもを育てる心のネットワーク
  心の健康づくり大会講演集, 広島市精神保健福祉センター, 2003

あとがきにかえて
  そだちの科学10号「私の子育て論」, 2008

■著者略歴

渡辺久子（わたなべ・ひさこ）
慶応義塾大学医学部卒業，同大学小児科学教室助手，精神科学教室助手，小児療育相談センター，横浜市立市民病院神経科，老人リハビリテーション友愛病院，ロンドン，タビストック・クリニック臨床研究員を経て，現在，慶応義塾大学医学部小児科学教室専任講師
世界乳幼児精神保健学会副会長（アジア地区担当）
児童青年精神医学・心理学ジャーナル編集顧問
NPO精神保健を考える会「まいんどくらぶ」理事長

著　書
『心育ての子育て』白石書店，『抱きしめてあげて』彩古書房，『乳幼児精神医学の方法論』（編著）岩崎学術出版社，『母子臨床と世代間伝達』金剛出版

子育て支援と世代間伝達
母子相互作用と心のケア

2008年8月20日　発行
2023年9月10日　六刷

著　者　渡辺　久子
発行者　立石　正信
印刷・製本　デジタルパブリッシングサービス
発行所　株式会社 **金剛出版**
〒112-0005　東京都文京区水道1-5-16
電話03-3815-6661　振替00120-6-34848

ISBN978-4-7724-1042-7 C3011　Printed in Japan ©2008

子育て支援ガイドブック
「逆境を乗り越える」子育て技術

［編］＝橋本和明

●A5判 ●並製 ●276頁 ●本体 **3,700**円＋税

発達障害、虐待、家庭内葛藤、非行、いじめで停滞した
「むずかしい子育て」をできることから解決する
〈方法としての子育て技術〉リソースブック。

子育ての問題をPBSで解決しよう！
ポジティブな行動支援で親も子どももハッピーライフ

［監訳］＝三田地真実　［訳］＝神山努　大久保賢一

●B5判 ●並製 ●216頁 ●本体 **2,800**円＋税

PBSとは、罰ではなく前向きな方法で、
子どものできる行動を増やすアプローチである。
日常生活にPBSを取り入れることで、
子どもも親もハッピーライフ！